JN219454

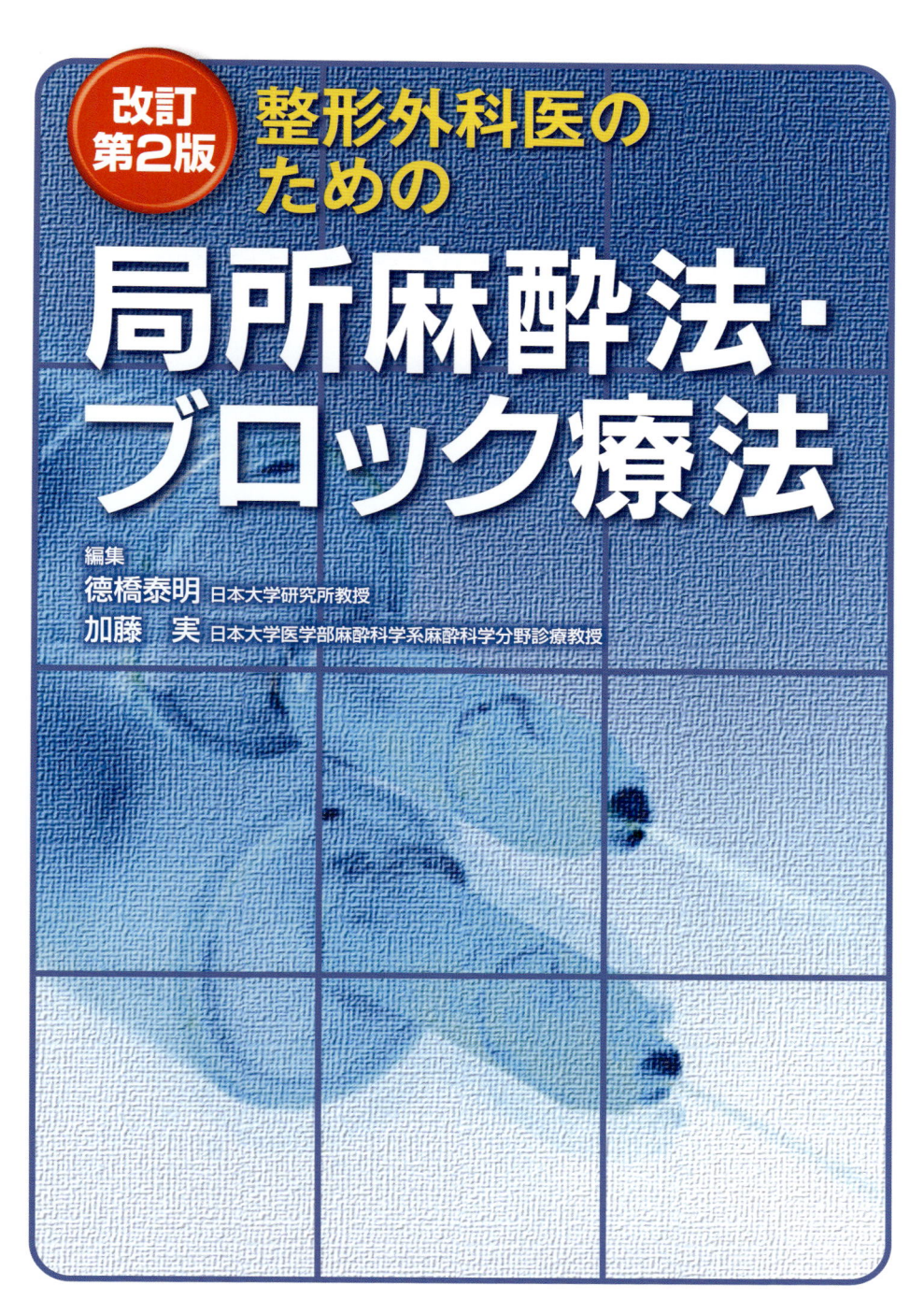

改訂
第2版

整形外科医の
ための

局所麻酔法・ブロック療法

編集

徳橋泰明 日本大学研究所教授

加藤　実 日本大学医学部麻酔科学系麻酔科学分野診療教授

MEDICAL VIEW

本書では，厳密な指示・副作用・投薬スケジュール等について記載されていますが，これらは変更される可能性があります。本書で言及されている薬品については，製品に添付されている製造者による情報を十分にご参照ください。

Regional Anesthesia and Block for Orthopedic Surgeon, 2nd edition
（ISBN978-4-7583-1870-9 C3047）

Editors：Yasuaki Tokuhashi
　　　　　Jitsu Kato

2001. 2. 1　　1st ed
2019. 12. 30　2nd ed

©MEDICAL VIEW, 2019
Printed and Bound in Japan

Medical View Co., Ltd.
2-30 Ichigayahonmuracho, Shinjyukuku, Tokyo, 162-0845, Japan
E-mail　ed @ medicalview.co.jp

執筆者一覧

■ 編　集

徳橋　泰明　日本大学研究所教授

加藤　　実　日本大学医学部麻酔科学系麻酔科学分野診療教授

■ 執筆（掲載順）

加藤　　実　日本大学医学部麻酔科学系麻酔科学分野診療教授

松井　美貴　日本大学医学部麻酔科学系麻酔科学分野

山本　悠介　川口市立医療センター麻酔科

長尾　聡哉　板橋区医師会病院整形外科部長

小松　太一　日本大学医学部整形外科学系整形外科学分野

森本　祐介　日本大学医学部整形外科学系整形外科学分野

李　　賢鎬　日本大学医学部整形外科学系整形外科学分野

富田　裕子　日本大学病院麻酔科

鈴木　秀典　山口大学大学院医学系研究科整形外科学

青田　洋一　ふれあい横浜ホスピタル整形外科部長

黒澤　大輔　JCHO仙台病院腰痛・仙腸関節センター

村上　栄一　JCHO仙台病院院長

吉田　明生　所沢第一病院整形外科

　本書の第1版が発刊されてから，18年余が経過しました。第1版は龍　順之助名誉教授（日本大学）により編集され，多くの読者の方々にご愛顧いただいて参りました。さらに外国語に翻訳され，海外でも高く評価されてきました。今回の改訂にあたっては，第1版の「整形外科疼痛疾患のブロックならびに整形外科手術や処置における局所麻酔法・ブロック療法の基本手技をわかりやすく解説し，安全に，簡便に手技が行える手助けとなる」という基本コンセプトを継続しつつ，時代の変化を反映して新しい技術も追加し，より末永く臨床で使える書籍を目指しました。

　主な改訂点は次のとおりです。

・局所麻酔法・ブロック療法は，現在日常臨床で汎用されているものに選びなおしました。その結果，最近行われることが減った5項目を削除し，あらたにトリガーポイント注射（上殿皮神経ブロックを含む），仙腸関節ブロック，腱周囲炎に対するブロック（膝蓋腱，アキレス腱）を追加しました。

・現在，臨床現場で多く行われているエコーガイド下の麻酔法についても追加しました。部位によってはエコーガイド下のほうが主流のブロックもあり，結果的には全23項目中10項目で「エコーガイド下」の内容を掲載しました。

・「局所麻酔・神経ブロック実施時のフロー：留意点と緊急時の対処法」の項目を追加しました。局所麻酔法・ブロック療法は，非常に有効ですが時に大きな合併症が発生するリスクもあります。そのため，加藤　実 診療教授（日本大学医学部附属板橋病院麻酔科）に「ブロック前評価→準備→計画→実施→実施後の観察・評価・対応の留意点」というように，実際に局麻・ブロックを実施する際のフローを解説いただきました。同時にリスク管理（注

射時の注意点，合併症，その対処法，薬剤の用量など）の具体的な内容を記載いただきました。
・第 2 版では解剖図をオールカラー化し，初版よりもさらに画像・イラストを増やしました。よりわかりやすく，また必要なときにすぐに手技の掲載ページを探せるように，部位別に色分けしました。

　最後に私どもの趣旨にご賛同いただき，多大なご協力をいただいたメジカルビュー社関係者に心から御礼を申し上げます。

2019 年 12 月

徳橋泰明

　この度，『整形外科医のための局所麻酔法・ブロック療法 ABC』を出版することになりました。今回の出版は，整形外科診療に際し疼痛疾患のブロックならびに整形外科手術や処置における全身麻酔以外の麻酔法をわかりやすく解説し，安全に，簡便に手技が行える手助けとなることを目的としました。

　本書は頚部，肩，肘，手関節，手指，腰部，大腿，膝，足関節の部位別に分けられており，それぞれを専門の先生方に執筆していただきました。診療の合間や術前に活用できるように，文字を少なく，図を多くすることによりわかりやすく，見やすくされており，実用に即して手技が行えるように構成されております。各部位の手技に際し，適応を明確にし，手技に必要な周辺解剖をイラストで十分に理解していただき，主要ポイントがわかりやすいように要約されています。また，実際に手技を行う順序を細かくチャート形式で流れるように記載しましたので，初めての手技でも正しく安全に行うことができると考えます。また，最近しばしば医療事故が取り上げられていますように，局所麻酔・ブロックにても重篤な合併症を生じることが報告されています。本書では，とくに重要な点である，使用する薬剤量，生じやすい合併症，まちがいやすい注意点については各項目に記載しました。

　本書は日常の整形外科診療に役立つものと出版しましたが，注意すべき点，また追加すべき項目等がございましたら是非ご一報下さいますようお願いいたします。この小冊子が日常の整形外科診療に少しでもお役に立てれば幸いに存じます。

2000 年 12 月

龍　順之助

CONTENTS

Introduction

安全で確実な神経ブロックのための留意点

安全で確実な神経ブロックのための留意点

加藤　実 日本大学医学部麻酔科学系麻酔科学分野

はじめに

　神経ブロックは，局所麻酔薬を末梢神経に作用させ，手術侵襲に伴い発生する痛み信号を中枢神経系に伝わらないようにする麻酔法である。従来の神経ブロックは，解剖学的特徴を背景に表在のランドマークを指標として実施してきたため，ランドマーク法とよばれている。

　ランドマーク法は，主として四肢の手術麻酔，加えて痛みの治療（ペインクリニック）で広く用いられてきた。ランドマーク法の利点と欠点として，表1 に示すようなことが挙げられる。

　2000年代に入り，超音波画像診断装置の解像度の向上に伴い，末梢神経自体を描出できる時代を迎え，ランドマーク法の欠点を改善させるエビデンスを築いてきた。しかし，超音波ガイド下法はまだ臨床の現場に導入されて間もないために，誰もが簡単に実施できるわけではない。神経ブロックで一番大切な点は，患者の安全を守ることにつきる。このため，ターゲットとなる神経の位置，施行者の精通した方法に基づいて，ランドマーク法か超音波ガイド下法を選ぶ必要がある。神経が可視化できる超音波ガイド下法でも，学習および訓練不足であれば，患者の安全はむしろ守れないことを強調したい。

表1／ランドマーク法の利点と欠点

利点	欠点
①少ない器具 ②安さ ③手軽さ ④全身への影響が少ない 　　など	①低い成功率 ②遅い効果発現時間 ③出血 ④感染 ⑤局所麻酔薬中毒 ⑥神経損傷 　　など

神経ブロックを実施する際の流れにおけるポイントと留意点

ブロック前評価

ブロック前の診察における評価では，次の2つのチェックポイントがある。

①手術予定部位における感覚や運動障害の有無の確認：神経障害を認める場合や，糖尿病・血流障害などに起因する二次的な神経障害により触覚鈍麻や過敏を認める場合は，局所麻酔薬により神経障害が悪化する可能性があり，神経ブロックは避けたほうがよい[1]。

②抗凝固薬の服薬状況の確認：抗凝固薬服用中の神経ブロックの施行は血腫が想定される。合併症の予防のためには，使用している個々の薬物の休止期間を経てからの実施が基本である。

計画

評価の後に，神経ブロック実施のために次の3つについて計画を立てる。

①手術部位に応じた神経ブロック手技の選択

②ランドマーク法か超音波ガイド下法の選択

③患者説明・同意書の作成

準備

①ブロック針は鈍針

ブロック針の太さと長さはターゲットとなる末梢神経までの距離を参考に選択するが，太さは22G，23G，25Gが，長さは30～50mmが標準的なブロック針である。なお，神経損傷を減らすために，鈍針を選択する。

②局所麻酔薬の選択と留意点[2]（表2）

麻酔の目的，例えば，麻酔を短時間あるいは長時間効かせたいか，痛みだけもしくは運動神経も遮断したいかなどを基準に，各種局所麻酔薬と濃度を選択する。

3

表2／神経ブロック（伝達麻酔）時の各種局所麻酔薬の推奨使用濃度と最大投与量

局所麻酔薬	推奨使用濃度（%）	最大投与量（mg）	各濃度の最大投与量	
リドカイン （キシロカイン®）	0.5〜1.0	400	0.5% 1.0%	80mL 40mL
レボブピバカイン （ポプスカイン®）	0.2〜0.25	150	0.25% 1.0%	60mL 15mL
ロピバカイン （アナペイン®）	0.25〜0.3	300	0.3% 1.0%	90mL 30mL
ブピバカイン （マーカイン®）	0.2〜0.25	175	0.25% 1.0%	70mL 17.5mL
プロカイン （プロカイン®）	0.5〜1.0	400	0.5% 1.0%	80mL 40mL

（文献2より引用）

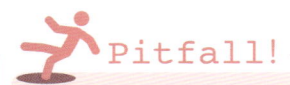

Pitfall!

◉ 局所麻酔薬の使用量が多くなると，血液中の局所麻酔薬濃度の上昇に伴い，中枢神経症状や循環器症状が出現する局所麻酔薬中毒が発症する。神経ブロックの施行部位により局所麻酔薬血中濃度の上昇の仕方に差があるため，最大投与量を明確にすることはできない。日常臨床では，患者個々の局所麻酔の1回使用時の目安として最大投与量を確認し，麻酔薬総量を投与量以下に留めることが大切である。なお，表2に示したように，濃度の濃さに伴い最大使用量は減らさなければならない。

【短時間作用の麻酔薬】
リドカイン（キシロカイン®）には，0.5%，1%，2%濃度と，エピネフリンが添加された1% Eという製品がある。短時間の麻酔作用で痛みの伝達遮断のみが目的であれば，1%濃度のプレフィールドシリンジ（10mL）があり，利便性が高い。

【長時間作用の麻酔薬】
レボブピバカイン（ポプスカイン®）には，0.25%，0.5%，0.75%の製品がある。長時間作用で痛みの伝達遮断のみが目的であれば，0.25%濃度のプレフィールドシリンジ（10mL）があり，利便性が高い。
同様にロピバカイン（アナペイン®）には，0.2%，0.75%，1.0%がある。1990年代までは，長時間作用型の局所麻酔薬としてブピバカイン（マーカイン®）が主に用いられていたが，高用量で心毒性が指摘され，現在ではこの点を改善させた安全性の高いレボブピバカイン（ポプスカイン®）とロピバカイン（アナペイン®）が臨床現場で積極的に使用されている。

麻酔実施の手順と患者観察のポイント

①基本モニターの装着，バイタルサインの評価

②局所麻酔薬中毒対応手順シート，薬物，酸素，マスクバッグの確認：2012年にアメリカ区域麻酔学会から局所麻酔薬中毒対応手順が紹介された[3]。これを参考に当科で作成した対応シートを図1に示す。

③手術部位の確認とマーキング：左右誤認を防ぐために，医師，看護師，患者の三者で手術部位を確認し，マーキングする。神経ブロックの領域でも，神経ブロック側の左右誤認，あるいは局所麻酔薬を取り違えて筋弛緩薬を誤注したという報告がある[4]。この防止策として，神経ブロック施行前のタイムアウトの導入，神経ブロック専用の滅菌トレイの準備などが提案されている。

④点滴の確保：緊急対応薬物の投与経路として必須である。

⑤神経ブロック時の患者の不安対応：患者への継続的な呼びかけ，バイタルサイン，表情の観察・評価を基本とする。不安や緊張が強い場合は，施行者が慣れている鎮静法を実施する。

図1 / 日本大学医学部附属板橋病院麻酔科における局所麻酔薬中毒の対応手順シート

局所麻酔薬中毒時の対応手順（アメリカ局所麻酔学会編 2012）

□人を集める

□初期治療
・気道確保　100％酸素
・痙攣対策　ミダゾラム（ベンゾジアゼピン系薬物）
・一次、二次救命処置

□心臓、不整脈に対する薬物療法！！！

☆薬物使用に注意点あり！！！・ボスミン静脈内投与は少量から！！！
　　　　　　　1mcg/kg 以下から
　　　　　　　1 mg/ml（1A）を希釈　1A を生食で 20ml にする
　　　　　　　1ml づつ投与、50 mcg から開始

☆心室性不整脈　アンカロン（一般名：アミオダロン）300 mg　静脈内投与
　　　　　　薬品カートの最下段の透明ボックス内

☆避けるべき薬物　禁忌　！！！　・リドカイン
　　　　　　　　　　　　　　　　・バゾプレシン
　　　　　　　　　　　　　　　　・カルシウム拮抗薬
　　　　　　　　　　　　　　　　・ベーター遮断薬

□20％脂肪製剤の投与　イントラリポス（一般名：イントラリピッド）
　　　　　　　　　　　救急カート最下段内
・イントラリピッド　1.5ml/kg（標準体重）の静脈内投与　1 分以上かけて
　　　　　　　　　　50 kg だと　75ml を静脈内投与
・0.25ml/kg/min　で維持
・循環虚脱の反復時は、1.5ml/kg を反復
・血圧低下の持続時は、0.5ml/kg/min　に増量
・循環動態安定後も 10 分以上は、持続投与が必要
・投与量の上限は、最初の 30 分間で 10ml/kg　50 kg で 500ml

□人工心肺の準備　（PCPS）
　　　　　　　作成　2012.7.10. 文責　麻酔科　加藤　実

⑥ランドマーク法：皮膚へのマーキング，超音波ガイド下法：超音波診断装置の配置決定

⑦各神経ブロックに応じてプレスキャンの実施

⑧「安全に行うための10のポイント」（表3）[5] の順守

表3 / 安全な超音波ガイド下神経ブロックを行うための10のポイント

1	構造物を描出（血管，筋肉など）
2	短軸像で神経・神経叢を同定
3	解剖学的構造の異常の有無を判断
4	ブロック針による組織損傷を防ぐ刺入経路の立案
5	無菌手技の確保
6	ブロック針先端を常に確認
7	神経刺激装置などの神経を同定できる方法の併用
8	ブロック針先端の位置確認（少量の局麻投与）
9	ブロック針先端の位置修正
10	神経ブロック実施時に行ってきた安全対策の徹底

（文献5より引用）

こうすれば うまくいく！

超音波診断のプローブ，ブロック針の扱い方

プローブを皮膚に密着させたまま，ゆっくりと皮膚を這うように連続性に移動させることで，良好な超音波画像が得られる。

ブロック針の先端位置の確認において目視を容易にするためには，先端が2重に描出されるように針先端の切り口を上に向ける。さらに，平行法（超音波ビームと針が平行になるように刺入する方法）での針の先端位置の確認において，針を前後あるいは上下に動かす方法も知っておくと便利である。

血管穿刺の有無確認

刺入した注射器を吸引して血液の逆流がないかどうかを確認するだけでは，血管穿刺を完全には除外できない。超音波ガイド下法では，局所麻酔薬1mL注入後の残像確認は血管非穿刺を意味する大切な所見であり，画像の保存をお勧めする。

神経刺激装置の併用

麻酔のターゲットとする神経が深部にある場合は，神経刺激装置を併用することで神経の同定が容易になる。また，浅い場合にも併用すると，ブロック

針の尖端が想定外に神経へ近づいていた際に，動きから警告信号を教えてくれる道具でもある。ただし，本装置を使用する場合は，針先が絶縁されていない神経刺激装置付きのブロック針を使用する必要がある。

基本的な使い方としては，体表に不感電極を貼り，刺激幅 0.1ms，刺激頻度 2Hz の条件で，1.0mA から開始する。ブロック針で皮膚を穿刺後，ゆっくりと標的神経に近づけていき，運動反応が得られたら刺激の強さを 0.5mA まで低下させる。その強さでも運動反応が得られることを確認し，ブロック針先端が神経外膜を穿刺してしまい神経外膜内に入っていないかを確認するために，さらに刺激の強さを 0.2mA に低下させる。運動反応が得られた場合は針が神経外膜内に入っているため，局所麻酔薬を注入してはいけない。0.2mA で運動反応が得られないところまで抜針してから，局所麻酔薬を注入する。

実施後の観察，評価，対応

　局所麻酔薬を全量注入した後も，継続的にバイタルサインの記録・評価，患者の表情観察，患者への呼びかけを行う。この繰り返しが，医療者が患者の異常事態に気づくためには非常に大切であり，異常事態の早期発見と適切な初期対応につながる。

　特に注意すべき代表的な異常事態として，局所麻酔薬中毒がある。循環器系および中枢神経系の症状のどちらか，あるいは両者が出現する。

　古典的な局所麻酔薬中毒の初期症状としては，多弁や興奮が紹介されているが，これは体表からの浸潤麻酔時に使用する局所麻酔薬の使用量が推奨量を超えて，徐々に局所麻酔薬の血中濃度が上昇した場合の症状である。一方，神経ブロックでは，ブロックの種類によっては 1 回に高用量の局所麻酔薬が注入されたり，ランドマーク法ではこれまで局所麻酔が通常注入されていなかった体の深部や筋膜間に，超音波ガイド下法では高用量の局所麻酔薬が注入されたりする。このため，局所麻酔薬中毒となる血中濃度まで上昇する時間の予測は難しく，かつ臨床症状として必ずしも多弁や興奮が出現するとは限らない。短時間で急速に，かつ長時間にわたり血中の局所麻酔薬が高濃度となり，突然の循環系症状や中枢神経症状が出現することが想定される。

　このような事態にも適切に対応するためには，注意深い患者観察に加えて，局所麻酔薬中毒対応シート（図 1）をあらかじめ準備し，シートの内容を確認しながら対応することが推奨されている。特に，局所麻酔薬中毒を疑ったら，躊躇せず速やかに脂肪乳剤を使用することの大切さが強調されている。局所麻酔薬中毒の発症頻度は，予防ならびに対応教育のために継時的に減少し，現在では 0.3/10,000 まで低下改善しているが消失はしていない[6]。

神経ブロックに起因する神経障害の機序・予防策

　神経ブロック施行患者において術後末梢神経障害が推定される原因は，患者因子，手術因子，そして神経ブロック因子の3つに大別される（表4）。

　そのなかでも神経ブロック因子において，ブロック針による神経損傷がどのような場合で生じるかを解説する。通常，ブロック針の先端は神経外膜の外に位置させ，神経外膜周囲に局所麻酔薬を注入する方法が基本手技となる（図2）。しかし，ブロック針先端が神経束内に位置すると，神経が障害されてワーラー変性が生じる。ただし，神経外膜内かつ神経束の外側にブロック針先端が位置しただけでは，ワーラー変性は生じない。局所麻酔薬を注入すると神経障害が発生するか否かについては，明確なエビデンスが示されていない。このため日常臨床では，神経外膜内かつ神経束の外側への局所麻酔薬の注入は慎重にすべきであり，積極的に行うべきではない。

　術後神経障害の発症頻度は，術後2～3カ月では3%，術後6～12カ月で2～4/1,000，永続的な神経障害は1/65,000と報告されている[7]。

表4 / 術後末梢神経障害が推定される原因

患者因子	・術前合併症：糖尿病 ・ブロック前からの末梢神経障害の存在 　など
手術因子	・術中体位 ・手術手技 ・術後体位 　など
神経ブロック因子	・ブロック針による直接的神経損傷 ・局所麻酔薬の神経外膜内注入 ・局所麻酔薬の神経毒性 　など

おわりに

　安全な超音波ガイド下神経ブロックの確立を目指して日常臨床でわれわれが今すぐできることは，各種の神経ブロックを実施する際に，想定されている合併症を意識し，早期に異常を感知し，対応策を施すという3つの臨床力（想定力，感知力，対応力）を身につけることである。本稿が，皆様の日常臨床において安全な超音波ガイド下神経ブロックの確立を目指す一助になれば幸いである。

図2／神経ブロック時の局所麻酔薬の適切な注入部位

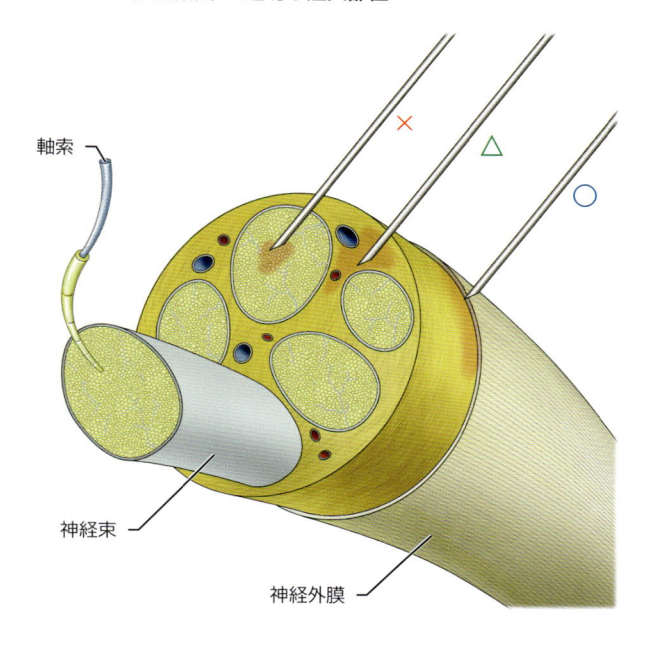

軸索

神経束

神経外膜

【文献】

1) 加藤 実. 安全な超音波ガイド下神経ブロックの確立を目指して −合併症報告から学ぶ神経ブロックの留意点−. ペインクリニック 2014；35：753-64.

2) 林田眞和. 局所麻酔薬とは 局所麻酔薬の薬理. 小外科手術のための局所麻酔. 花岡一雄 編，東京：克誠堂出版；2014. p18.

3) Neal JM, Mulroy MF, Weinberg GL, et al. American Society Of Regional Anesthesia and Pain Medicine checklist for managing local anesthetic systemic toxicity：2012 version. Reg Anesth Pain Med 2012；37：16-8.

4) Edmonds CR, Liguori GA, Stanton MA. Two cases of a wrong-site peripheral nerve block and a process to prevent this complication. Reg Anesth Pain Med 2005；30：99-103.

5) Site BD, Chan VW, Neal JM, et al. The American Society of Regional Anesthesia and Pain Medicine and the European Society of Regional Anaesthesia and Pain Therapy Joint Committee recommendations for education and training in ultrasound-guided regional anesthesia. Reg Anesth Pain Med 2009；34：45-6.

6) Gitman M, Barrington MJ. Local anesthetic systemic toxicity：a review of recent case reports and registries. Reg Anesth Pain Med 2018；43：124-130.

7) Neal JM. Ultrasound-guided regional anesthesia and patient safety：update of an evidence-based analysis. Reg Anesth Pain Med 2016；41：195-204.

頚部・肩関節

1 星状神経節ブロック

松井美貴 日本大学医学部麻酔科学系麻酔科学分野

適応

頭部，頚部，上肢の疾患のうち，交感神経をブロックする，あるいは血流を改善することで痛みが緩和する疾患に適応がある。

- ・顔面痛
- ・胸郭出口症候群
- ・突発性難聴
- ・頚肩腕症候群
- ・頚椎症
- ・帯状疱疹後神経痛
- ・幻肢痛
- ・レイノー症状

　など

刺入部位の周辺解剖

　解剖学的に星状神経節はTh1-2レベルに位置することが多く，本稿で説明する手技は，実際には頚部交感神経と星状神経節をつなぐ神経線維をブロックするコンパートメントブロックである（図1a）。

　椎骨動脈は，C7までは横突起の前面を走行するが，C6レベルで横突孔内に至るため，C6レベルで刺入すると椎骨動脈を損傷するリスクを減らせる（図1b）。

　反回神経，腕神経叢，横隔神経の位置に留意する（図2a）。

患者体位と刺入時のランドマーク

- ●枕を使わない仰臥位：軽く開口させ，頚の筋肉の緊張をとる（図3）。
- ●輪状軟骨の高さにあるChassaignac結節（第6頚椎横突起前結節）

図1／星状神経節の解剖学的位置

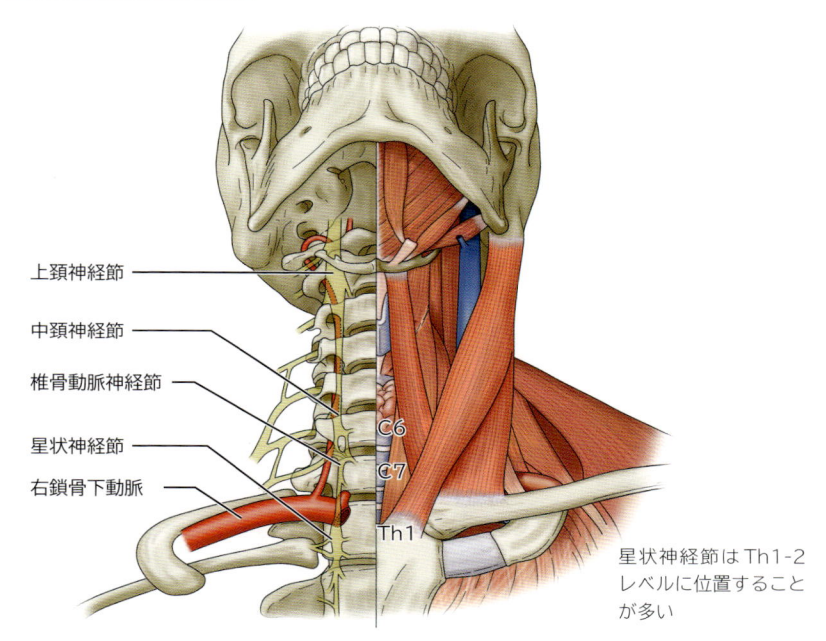

上頚神経節

中頚神経節

椎骨動脈神経節

星状神経節

右鎖骨下動脈

C6
C7
Th1

星状神経節は Th1-2 レベルに位置することが多い

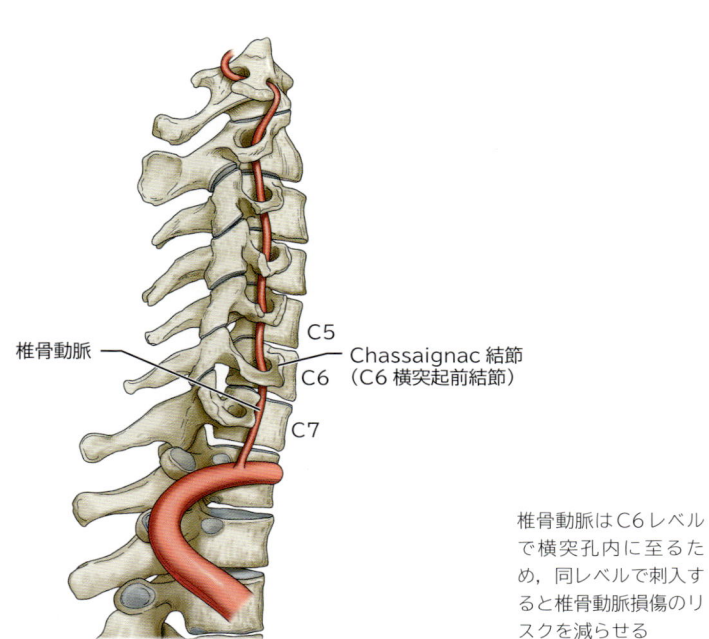

椎骨動脈

C5
Chassaignac 結節
C6 （C6 横突起前結節）
C7

椎骨動脈は C6 レベルで横突孔内に至るため，同レベルで刺入すると椎骨動脈損傷のリスクを減らせる

13

図2／C6レベルの横断面とエコー像

横断面

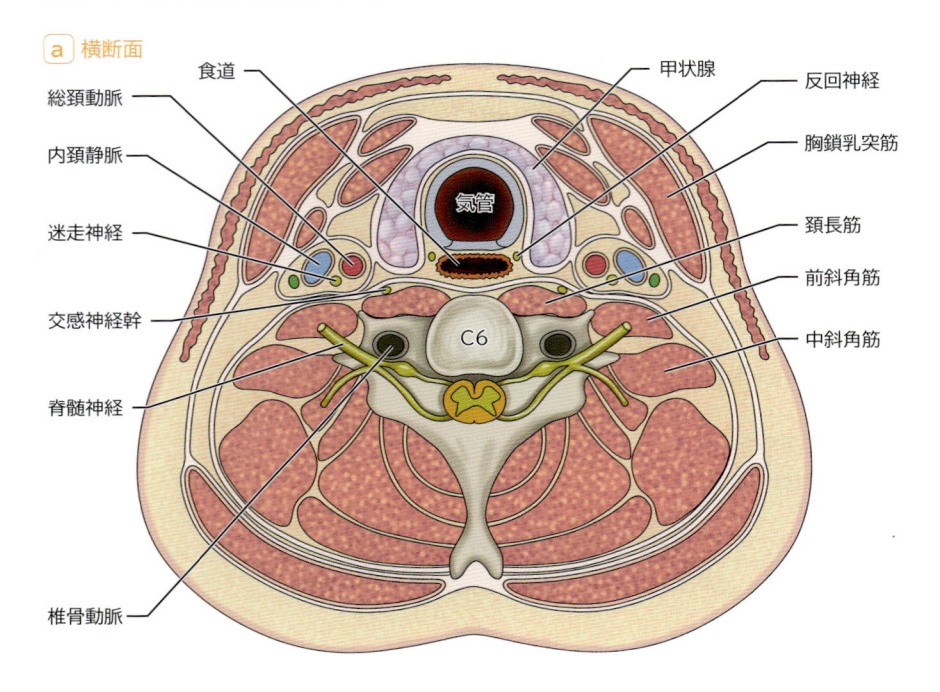

- 食道
- 総頚動脈
- 内頚静脈
- 迷走神経
- 交感神経幹
- 脊髄神経
- 椎骨動脈
- 甲状腺
- 反回神経
- 胸鎖乳突筋
- 頚長筋
- 前斜角筋
- 中斜角筋
- 気管
- C6

b エコー像（右図はシェーマ）

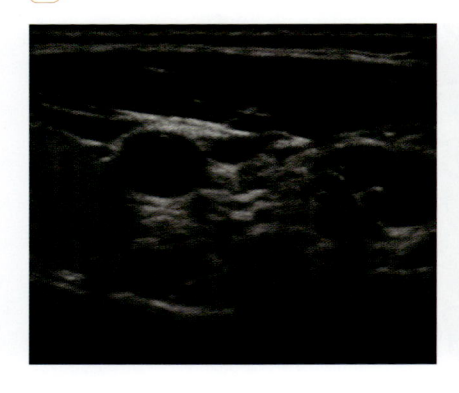

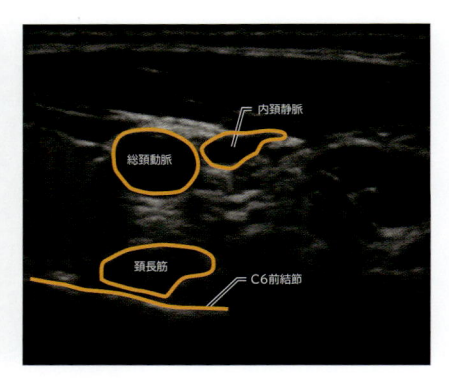

- 内頚静脈
- 総頚動脈
- 頚長筋
- C6前結節

図3／患者体位

枕を使わない仰臥位

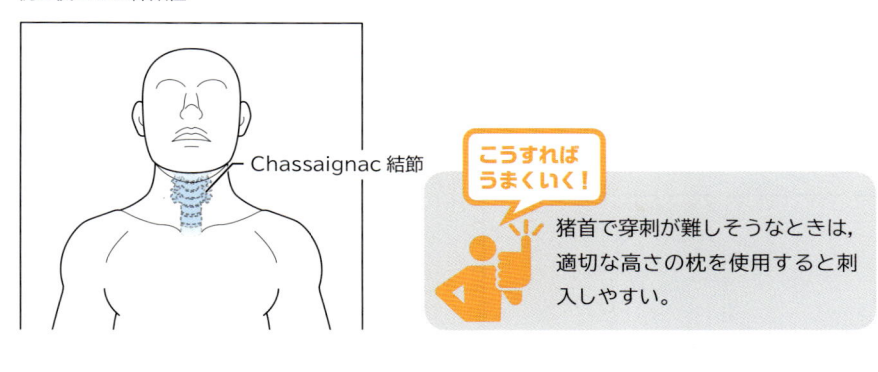

Chassaignac 結節

**こうすれば
うまくいく！**

猪首で穿刺が難しそうなときは，
適切な高さの枕を使用すると刺
入しやすい。

手技の流れ

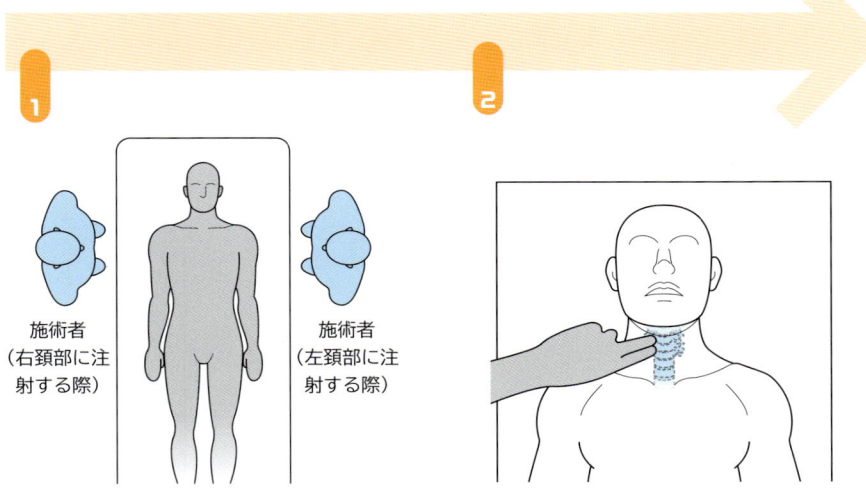

1

施術者
（右頚部に注
射する際）

施術者
（左頚部に注
射する際）

針は25G鈍針を用いる。施術者
はブロック側に立ち手技を行う。

2

輪状軟骨の高さで，示指と中指を気管に
沿わせるように胸鎖乳突筋や頚動脈など
の組織を外側に圧排していき，深部を探
るとChassaignac結節に触れる。

3

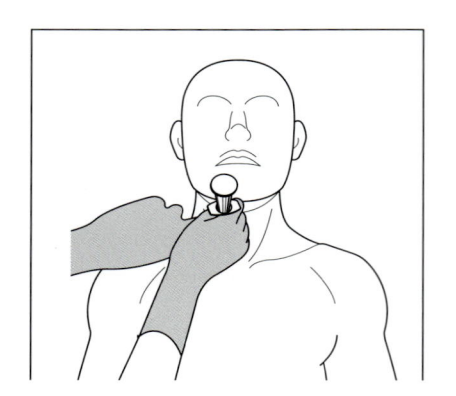

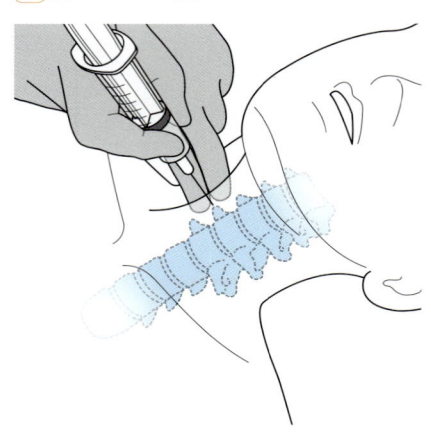

a 正面から見た図   b 斜めから見た図

示指と中指をChassaignac結節に沿わせ，垂直に針を刺入する。

4

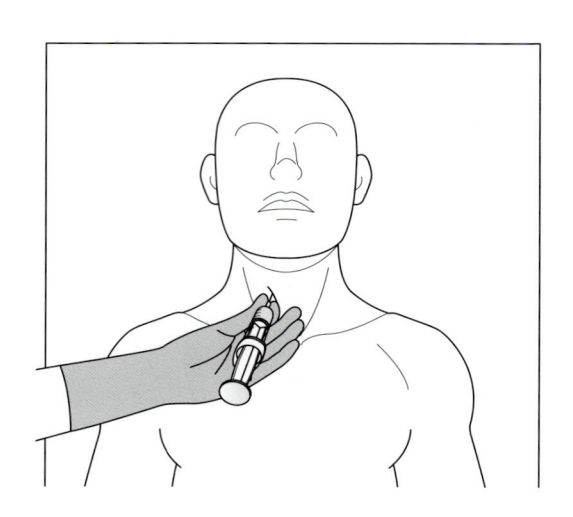

Chassaignac結節に針先が当たったら，左手を鎖骨に当てるように固定し，針先が動かないよう母指と示指でハブを把持する。

5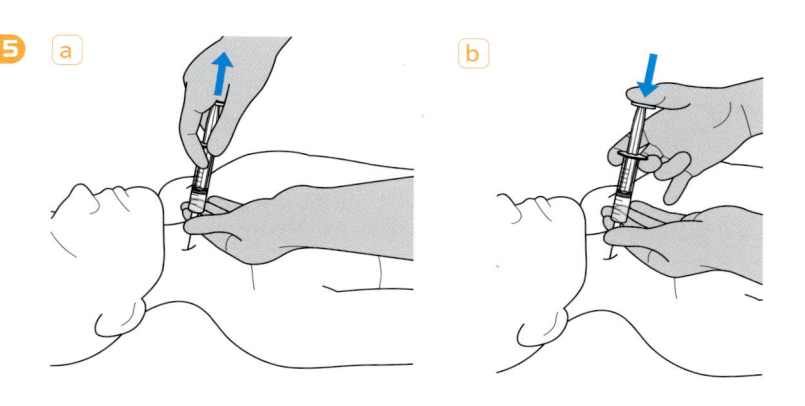

吸引し，逆血がないことを確認したら，0.5～1mL局所麻酔薬を注入する。以降，吸引と注入を繰り返しながら，ゆっくりと注入する。

6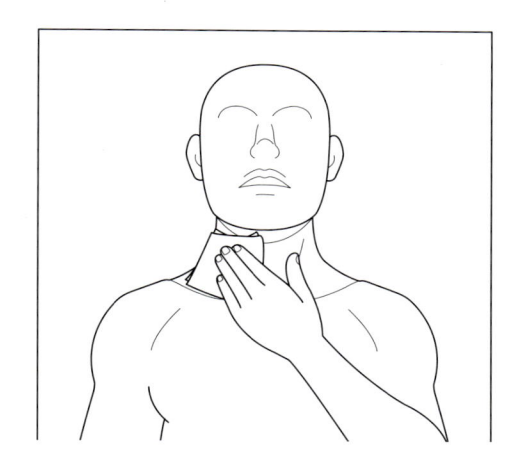

抜針後は患者の健側の指を刺入部に誘導し，患者自身に5分ほど圧迫させる。

7 ブロック後，20～30分の安静時間をとる。その間は5分ごとに声かけをして，表情の観察に加え，気分不快，嗄声，腕神経叢麻痺の出現がないかなど，合併症の初期症状の有無を確認することが大切である。

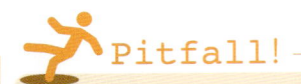

Pitfall!

- 患者の体型にかかわらず，Chassaignac結節を触知しないことがある。そのような場合は無理にブラインド法でのブロックを行わず，エコーガイド下で行うようにし，種々の合併症を避けることが望ましい。エコーガイド下ブロックは頚長筋を目標とし，筋肉内に局所麻酔薬を注入する（図2b 参照）。
- 筆者は以前，吸引テストで逆血があったため局所麻酔薬を注入する前に抜針したが，直後に患者が意識障害を起こした。椎骨動脈は脳へ直接流入するため，ごくわずかな局所麻酔薬でも患者が意識障害を起こすことがあり，こまめな吸引テストが大切である。

使用する器具・薬剤と投与量（図4）

- **25G鈍針**
- **10mLディスポシリンジ**
- **0.5～1%リドカイン（キシロカイン®）：5mL**

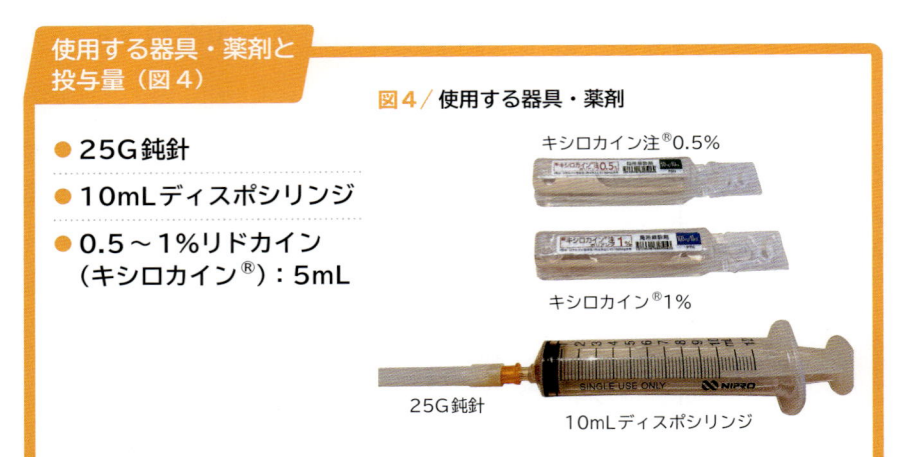

図4／使用する器具・薬剤

キシロカイン注®0.5%

キシロカイン®1%

25G鈍針　　10mLディスポシリンジ

本手技に特異的な合併症とその対処法（表1）

　星状神経節ブロックにおいて頻度の高い合併症としては，嗄声（反回神経麻痺），腕のしびれや筋力低下（腕神経叢麻痺）がある。いずれも一時的であり，特に治療をすることなく時間経過で完全回復する。

　一方，重篤な合併症としては，局所麻酔薬の総頚動脈や椎骨動脈内注入による意識障害，痙攣，呼吸停止がある。このため本ブロック施行時は，酸素，アンビューバッグ，静脈路の確保，抗痙攣薬などの緊急時の準備をし，何かあったらすぐに対応できる体制を整えておくことが重要である。

表1／星状神経節ブロックに特異的な合併症とその対処法

合併症	症状	原因	対応	予防
反回神経麻痺	嗄声，嚥下障害	反回神経にまで局所麻酔薬が広がることで生じる	・嗄声は局所麻酔薬の効果時間が過ぎれば必ず消失することを患者に説明する ・嗄声が生じている間は誤嚥の可能性があるため，飲食を控えるよう説明する	局所麻酔薬注入時に針先がChassaignac結節から離れないよう注意する。
腕神経叢麻痺	ブロック側上肢の感覚運動障害	腕神経叢にまで局所麻酔薬が広がることで生じる	・局所麻酔薬の効果時間が過ぎれば必ず消失することを患者に説明する ・上肢の運動障害に加え感覚障害もあるため，三角巾で腕を吊るなどして，患者自身が気づかないうちに外傷を負わないよう対応する	
総頚動脈または椎骨動脈内注入	意識障害，痙攣，呼吸停止	局所麻酔薬が椎骨動脈や頚動脈内に投与されることで生じる。脳を循環するこれらの動脈は，ごくわずかな局所麻酔薬の注入でも症状を生じる	・意識障害が出現したらすぐに人を集め，まずアンビューバッグで呼吸の管理を行う。同時に静脈路を確保し，痙攣が出現していたら抗痙攣薬を投与する ・バイタルサインを確認しながら，意識が回復するまで呼吸と循環の管理を行う	－
硬膜外腔注入・くも膜下注入	急激な意識障害，呼吸停止，血圧低下	局所麻酔薬が硬膜外腔やくも膜下に投与されることで生じる	・意識障害が出現したらすぐに人を集め，まずアンビューバッグで呼吸の管理を行う。同時に静脈路を確保し，血圧低下があるようなら昇圧剤を投与する ・バイタルサインを確認しながら，意識が回復するまで呼吸と循環の管理を行う	－
気胸	ブロック施行直後より数時間後の呼吸困難や胸痛	ブロック時に針先が尾側に進むと，胸膜や肺胞が損傷されて気胸が生じる	帰宅後に症状が現れることが多いため，院内で気づくことが難しい。患者には，帰宅後に呼吸困難や胸痛が出現したらすぐ病院に連絡するよう，あらかじめ説明する	針を刺入する際はChassaignac結節に向けて垂直に刺すことを心がけ，針先が尾側に進まないよう注意する
血腫	頚部腫脹	針を刺入した際の血管損傷を止血できず，帰宅後も徐々に血腫が増大することで生じる	帰宅後に症状が現れることが多いため，院内で気づくことが難しい。患者には，帰宅後に呼吸困難や頚部腫脹が出現したらすぐ病院に連絡して再来院するよう，あらかじめ説明する	・患者が抗血小板薬や抗凝固薬を内服していないか，施行前に必ず確認する ・ブロック施行後，最低でも5分は施行医または患者自身が刺入部を圧迫する

2 腕神経叢ブロック

山本悠介 川口市立医療センター麻酔科

斜角筋間アプローチ（超音波ガイド下）

適応

①麻酔の場合：肩関節，鎖骨，上腕近位の手術（尺骨神経領域はブロックされにくい）
②痛み治療の場合：頚椎症，頚椎神経根症，頚椎椎間板ヘルニア，頚肩腕症候群など

刺入部位の周辺解剖

　腕神経叢は第5頚神経から第1胸神経（C5～T1）の前枝で構成されている。それぞれの神経根は椎間孔から出た後，前斜角筋と中斜角筋の間を走行し，C5，C6は上神経幹，C7は中神経幹，C8，T1は下神経幹を形成する。前斜角筋と中斜角筋はそれぞれ頚椎横突起の前結節と後結節から起こり，第1肋骨に付着する。前斜角筋と中斜角筋の間隙は斜角筋間溝とよばれ，そこを走る腕神経叢を体表から触知することができる（図1）。3本の神経幹は鎖骨背側で前枝と後枝に分枝した後，鎖骨下で3本の神経束を形成する。

患者体位と刺入時のランドマーク（図2）

● 仰臥位（肩枕を入れるとよい）または半側臥位。患者にブロック側の膝に手を伸ばしてもらうと肩が下がり，スペースができる。頭部を軽くブロック側の反対方向に向ける。
● ランドマーク：前・中斜角筋，斜角筋間溝

図1 / 頚部の周辺解剖

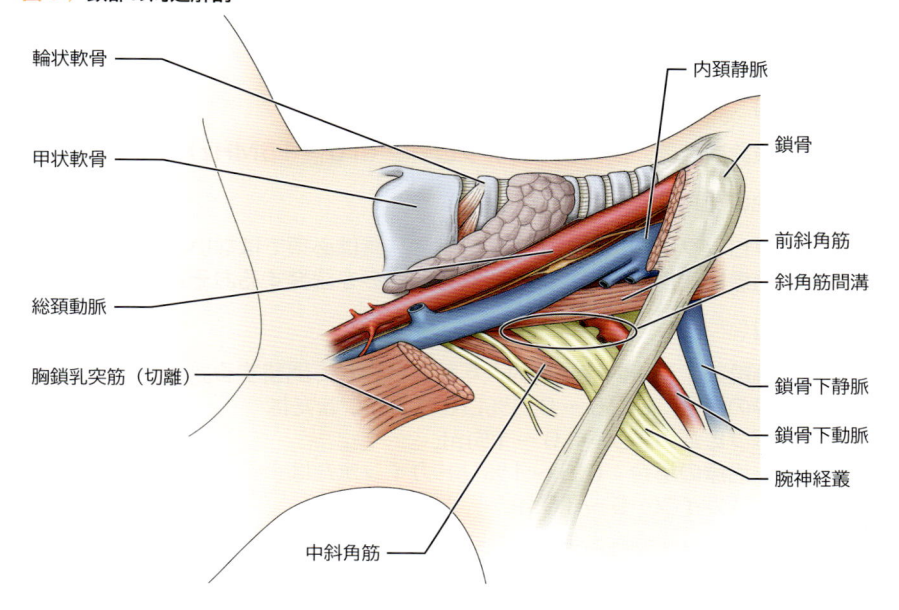

- 輪状軟骨
- 甲状軟骨
- 総頚動脈
- 胸鎖乳突筋（切離）
- 中斜角筋
- 内頚静脈
- 鎖骨
- 前斜角筋
- 斜角筋間溝
- 鎖骨下静脈
- 鎖骨下動脈
- 腕神経叢

図2 / 患者体位と刺入時のランドマーク

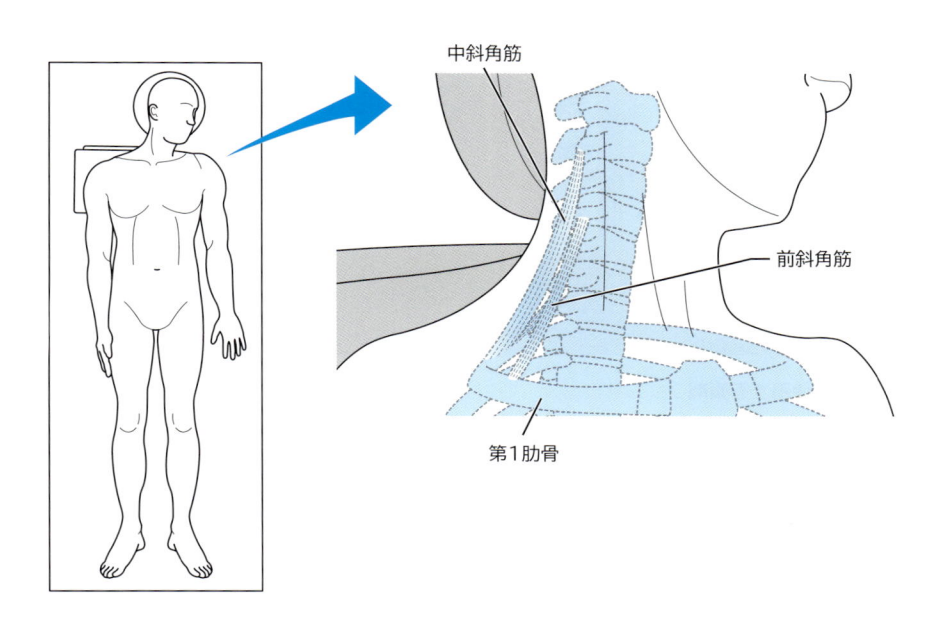

- 中斜角筋
- 前斜角筋
- 第1肋骨

【器　具】

● 超音波診断装置，高周波リニアプローブ（10〜15MHz）

● その他の器具は図3を参照

● 神経ブロック用刺激針および神経刺激装置は必須ではない。特に，
痛み治療に使用する際には神経刺激が痛みを誘発するおそれがある

【薬　剤】（図4）

● 局所麻酔薬：手術内容や目的，年齢に合わせて調整する。
　→麻酔の場合：0.25〜0.5%ロピバカインまたは
　　レボブピバカイン…10〜15mL
　→痛み治療の場合：0.5〜1%リドカインまたは
　　メピバカイン…5〜10mL

図3 / 使用する器具：トレイの内容

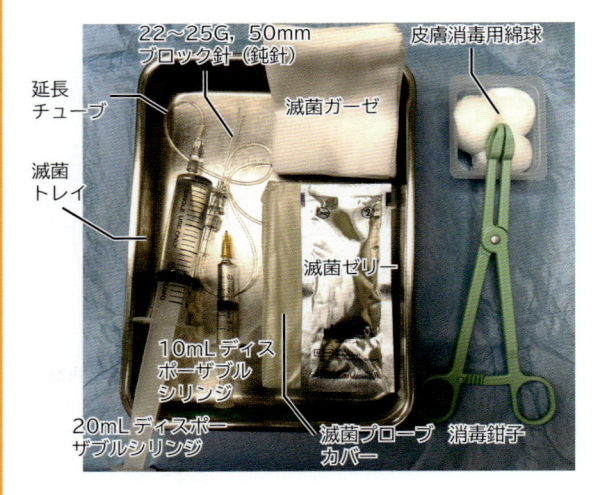

22〜25G，50mm
ブロック針（鈍針）　　皮膚消毒用綿球
延長
チューブ　　　　　滅菌ガーゼ
滅菌
トレイ
滅菌ゼリー
10mLディス
ポーザブル
シリンジ
20mLディスポー　　滅菌プローブ　消毒鉗子
ザブルシリンジ　　カバー

図4 / 使用する薬剤

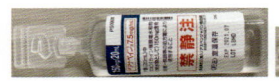
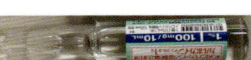
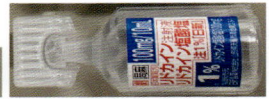

ロピバカイン　　　　　メピバカイン　　　　　リドカイン

手技の流れ

1

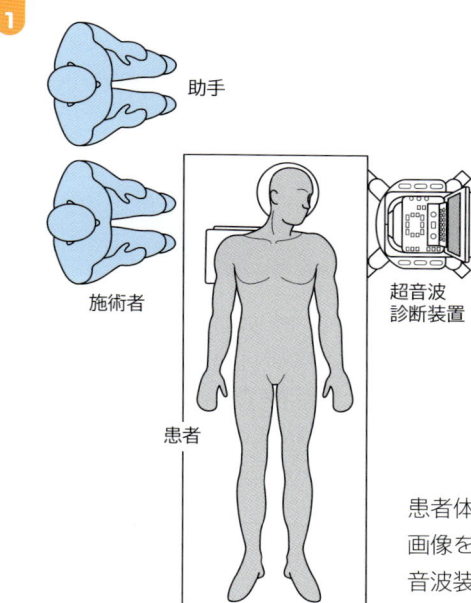

助手

施術者

超音波
診断装置

患者

患者体位を確認し，針の刺入方向と超音波
画像を見る視線の方向が一致するように超
音波装置を配置する。

2

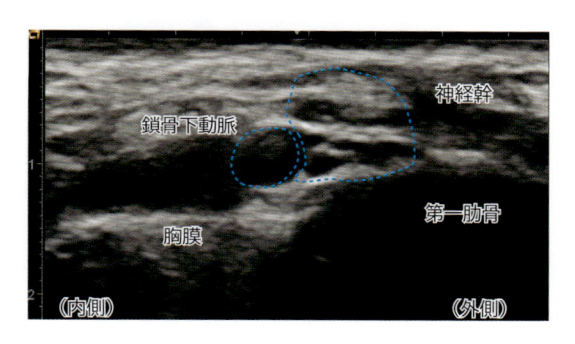

鎖骨下動脈

神経幹

胸膜

第一肋骨

（内側）　　　　　　　（外側）

プローブを鎖骨上窩で鎖骨と
平行に当て，第1肋骨に乗っ
た鎖骨下動脈と，その外側に
ブドウの房状に見える腕神経
叢を描出する。腕神経叢は，
卵円形の低エコー性構造物が
高エコー性の周辺組織に囲ま
れており，ブドウの房状に見
える。

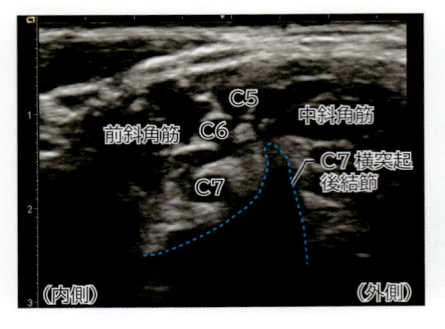

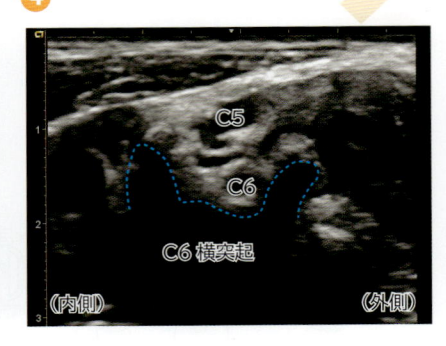

プローブを頚部に沿って頭側にずらしていき，前・中斜角筋の間を走行する神経根（幹）を観察する。C7横突起の後結節の前に低エコー性のC7神経根を描出できる。C7横突起は前結節がないため，容易に同定可能である。

さらにプローブを頭側に移動させると，C6横突起の「カニ爪」様に見える前結節と後結節の間にC6神経根を描出できる。同様にC5神経根を描出する。

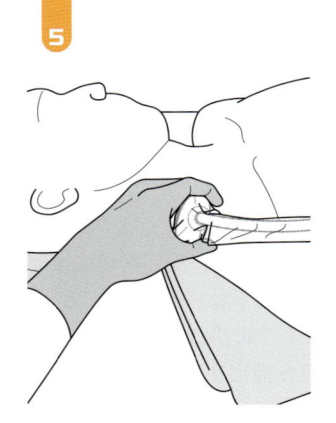

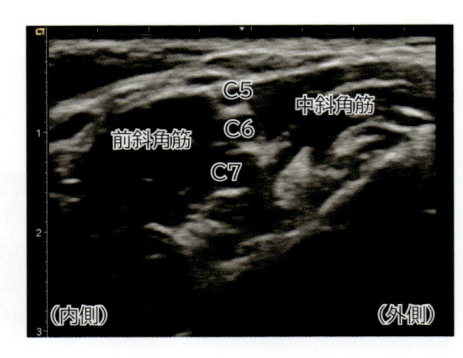

刺入時にはC5・C6を同時に描出できるレベルにプローブを当てる。カラードプラを入れて，針の刺入経路に血管がないことを確認する。皮膚消毒後，滅菌カバーをかぶせたプローブを頚部に当て，目標とする神経根（幹）を描出する。

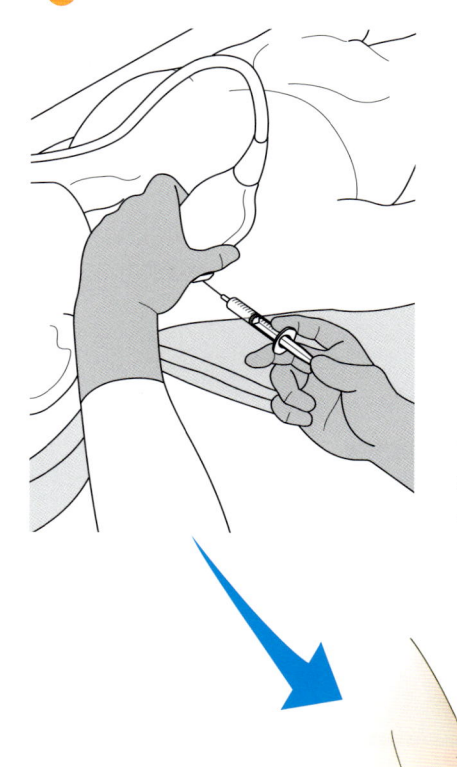

プローブの外側から，25G針を用いて平
行法で局所麻酔薬を皮内と皮下に浸潤麻酔
する。

7 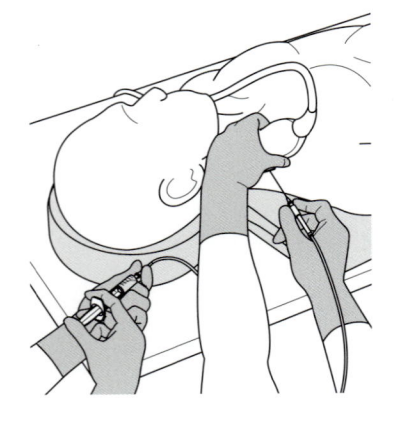 **a**

同様にプローブの外側から神経ブロック針を刺入し，中斜角筋膜を貫き，C5とC6の間に針先を誘導する。シリンジは助手に非清潔下で保持してもらう。

b

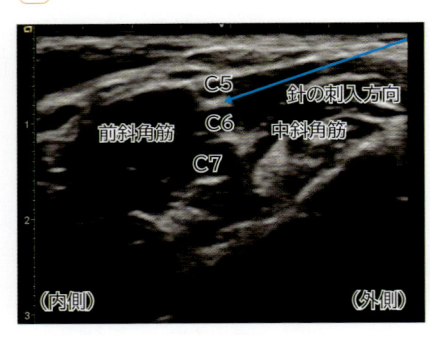

神経ブロック針の刺入方向
C5，C6の間に刺入する。

8 吸引テストを行った後，注入時に強い抵抗がないことを確認して局所麻酔薬を少量ずつ分割投与する。放散痛を得る必要はない。ブロック後は30分間の安静をとらせる。

本手技に特異的な合併症とその対処法

　横隔神経麻痺，反回神経麻痺などのリスクがあるため，両側のブロックは禁忌となる。ブロック反対側の横隔神経麻痺や反回神経麻痺を有する患者や，呼吸機能の著しく低下している患者に対しても施行を避けたほうがよい（表1）。

表1／斜角筋間ブロックに特異的な合併症とその対処法

合併症	症 状	原 因	対 応	予 防
横隔神経麻痺	呼吸機能が約30%低下。健常者ではほぼ無症状。呼吸機能の低下した患者や肥満患者では呼吸困難が生じる可能性が高くなる	前斜角筋の前面を尾側に走行する横隔神経のブロック。従来法ではほぼ必発とされる	呼吸困難が生じた際には，胸部X線像や超音波で気胸と鑑別を行う	超音波ガイド下での施行や局所麻酔薬の減量である程度減らせるが完全ではない
硬膜下・脊髄くも膜下注入，脊髄損傷	呼吸停止，血圧低下。脊髄損傷であれば遠位の運動・知覚障害	斜角筋間法では中枢神経が近いため，神経内注入により全脊髄くも膜下麻酔や脊髄損傷が生じうる	患者がすぐに異常を訴えられるように，覚醒下か浅い鎮静下でブロックする。全脊麻により急激に意識を消失した際には，人を呼びアンビューバックで呼吸管理を行い，同時に静脈路確保して循環管理を行う	脊柱管内に針が侵入しないように31mm（1.25インチ）以上針を進めないことや，針をやや尾側に向けることを心がける[1]。薬液注入時に抵抗があったり，患者が強い放散痛を訴えたりする場合は投与を中止する
血管誤穿刺	頚部の血腫形成。局所麻酔薬の急激な血中濃度の上昇による意識消失，痙攣，呼吸停止	椎骨動脈，下甲状腺動脈，肩甲上動脈，頚横動脈などの誤穿刺	頚部の血腫は時に致死的となるため，外来帰宅後に呼吸困難などの異常が生じた際にはすぐに連絡を入れるよう説明しておく。ブロック施行時に意識消失した際には人を呼びアンビューバックで呼吸管理を行い，同時に静脈路確保して循環管理を行う	穿刺前にカラードプラで血管の位置を確認する。椎骨動脈は頚長筋と前斜角筋の間を通ってC6横突起に侵入するが，まれにC5に向かう破格が存在するので注意する。穿刺後は十分に圧迫止血を行う
反回神経麻痺	嗄声，嚥下障害	反回神経のブロック	時間の経過とともに回復することを説明して患者を安心させる。症状がある間は飲食しないことを説明しておく	－

表1 / 斜角筋間ブロックに特異的な合併症とその対処法（続き）

合併症	症　状	原　因	対　応	予　防
ホルネル徴候	ブロック側の縮瞳，眼瞼下垂や発汗停止，顔面紅潮，結膜充血，鼻閉が生じる	星状神経節に局所麻酔薬がまわることによる交感神経の遮断	特に治療は必要なく，患者に一時的な症状であることを説明し安心させるとよい	－
気胸	呼吸困難	胸膜や肺を穿刺することで生じる可能性がある。鎖骨上法と比較すると極めて少ない	外来で施行した場合，帰宅後に症状が出ることが多い。外来帰宅後に呼吸困難などの異常が生じた際にはすぐに連絡を入れるよう説明しておく	超音波ガイド下に針を画面に描出して穿刺を行い，局所麻酔薬の斜角筋間溝内での広がりを確認する

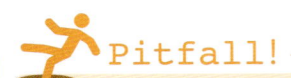 Pitfall!

- 前述のように，斜角筋間アプローチは他のアプローチ以上に神経内注入によるリスクが大きい。C6，C7 は近位で 2 本に分かれることが多い。そのため，C6 とC7 の間に薬液を注入したつもりが，実際には同じ C6 の間に薬液を注入してしまい神経障害につながる可能性がある。また，神経根が斜角筋の中を走行する場合があることに留意する必要がある。神経内注入を避けるためには入念にエコー操作を行い，穿刺前に神経の走行を十分に把握しておくことが重要である。

鎖骨上アプローチ（超音波ガイド下）

適応

①麻酔の場合：上腕遠位，肘，前腕の手術
②痛み治療の場合：頚肩腕症候群，胸郭出口症候群など

刺入部位の周辺解剖

斜角筋間アプローチ，図1を参照。

患者体位と刺入時のランドマーク（図2）

● 仰臥位（肩枕を入れるとよい）または半側臥位。患者にブロック側の膝に手を伸ばしてもらうと肩が下がりスペースができる。頭部を軽くブロック側の反対側に向ける。
● ランドマーク：鎖骨，第1肋骨，鎖骨下動脈

使用する器具・薬剤と投与量

【器具・薬剤】
● 斜角筋間アプローチと同様（図3）
● 局所麻酔薬：手術内容や目的，年齢に合わせて調整する
  →麻酔の場合：0.25～0.5%ロピバカインまたは
    レボブピバカイン…20～25mL
  →痛み治療の場合：0.5～1%リドカインまたは
    メピバカイン…8～10mL

1

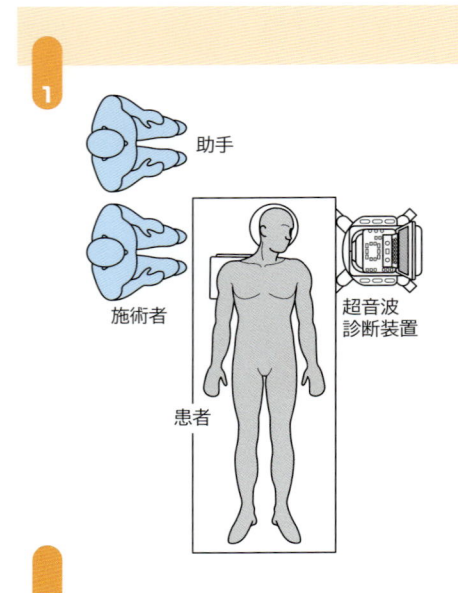

助手

施術者

超音波
診断装置

患者

針の刺入方向と超音波画像を見る視線
の方向が一致するように超音波装置を
配置する。

2

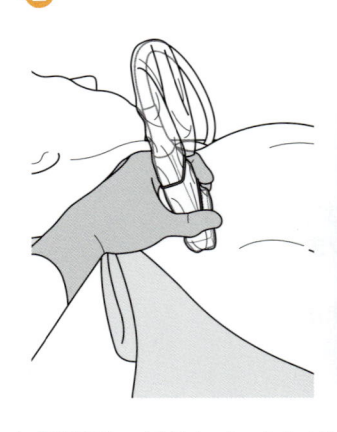

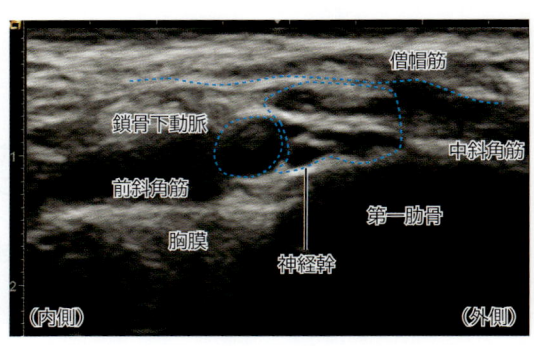

皮膚消毒後，滅菌カバーをかぶせたプローブを鎖骨上窩で鎖骨に平行に当て，第1肋
骨に乗った鎖骨下動脈と，その外側にある腕神経叢を描出する。腕神経叢は卵円形の
低エコー性構造物が高エコー性の周辺組織に囲まれてブドウの房状に見える。プロー
ブをやや尾側に向けると描出しやすい。

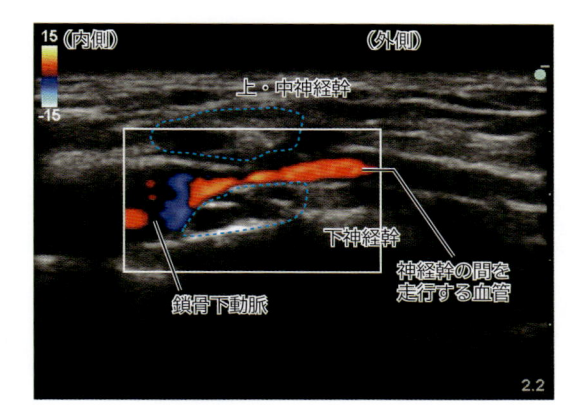

15 （内側）　　　　　　　　　（外側）
-15

上・中神経幹

下神経幹

鎖骨下動脈

神経幹の間を
走行する血管

2.2

神経叢の内部を血管が走行する場合があるので，カラードプラを入れて確認する。

4

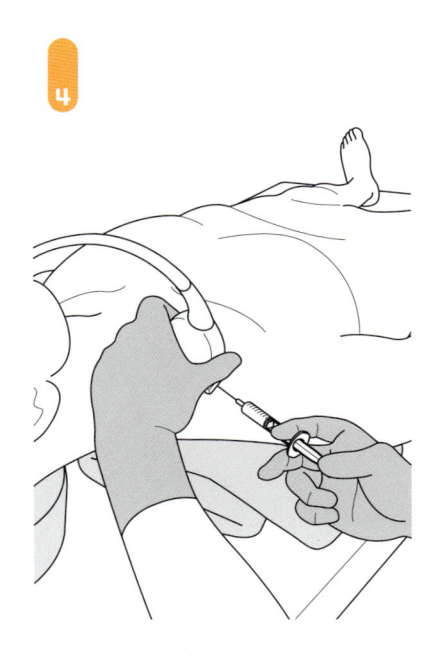

プローブの外側から，25G針を用いて平行法で局所麻酔薬を皮内と皮下に浸潤麻酔する。

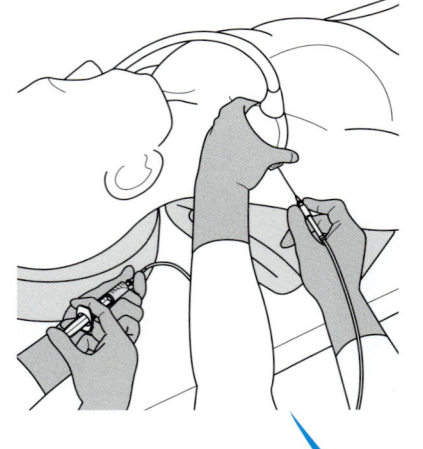

同様に，プローブの外側から神経ブロック
針を刺入する。シリンジは助手に非清潔下
で保持してもらう。

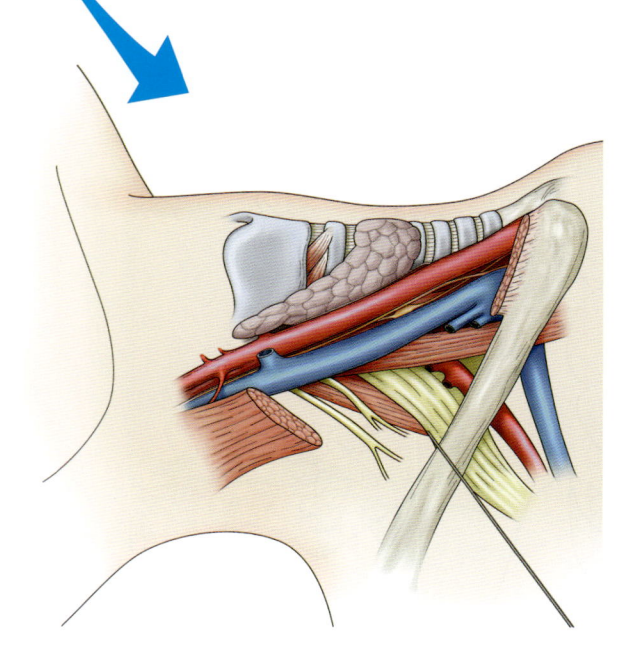

6

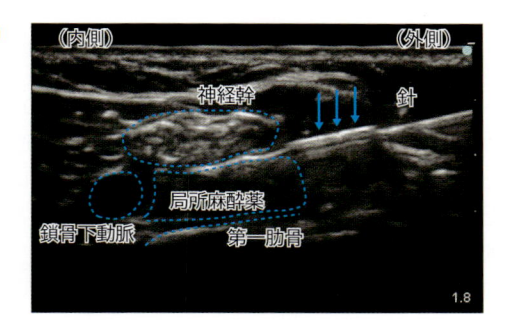

（内側）　　　　　　　　　　　　　　（外側）

神経幹　　　　針

局所麻酔薬

鎖骨下動脈　　　第一肋骨

1.8

下神経幹は深部にあるためブロックされにくく，尺骨神経支配領域の鎮痛効果が不十分になりやすい。まず第１肋骨と鎖骨下動脈の間に針を進め，下神経幹の周囲に局所麻酔薬を注入する。残りの薬液を上・中神経幹の周囲に注入する。局所麻酔薬を注入する際は吸引テストを行った後，注入時に強い抵抗がないことを確認して少量ずつ分割投与する。

7　ブロック後は30分間の安静をとらせる。

本手技に特異的な合併症とその対処法

斜角筋間アプローチ同様，両側の施行は禁忌となる。

- 気胸：従来法では 0.5〜6% の発生率とされる[2]。超音波ガイド法の普及により，まれな合併症となったが，完全に回避することはできない。胸膜の位置を確認して，針の見えない状態では絶対に針先を動かさないようにする。気胸はブロック直後ではなく，数時間以上経過してから症状が出現する可能性があることに留意しておく。診断には胸部X線撮影や超音波検査が有効である。
- 横隔神経麻痺：斜角筋間アプローチよりも頻度は少ないが回避できない合併症であり，呼吸機能が著しく低下している患者に対しては行うべきでない。
- 血管誤穿刺：腕神経叢の近傍もしくは内部を肩甲背動脈，頚横動脈，肩甲上動脈が走行する可能性があるため，穿刺前にカラードプラで確認する。針の通過経路に動脈を認める場合は，プローブをずらして動脈の見えない部位で穿刺するか，他のアプローチ法に変更する。
- 嗄声（反回神経麻痺），ホルネル徴候：表1参照

【文献】

1) 加藤　実；腕神経叢ブロック（斜角筋間ブロック）．痛み治療のための超音波ガイド下神経ブロック実践テキスト．齊藤洋司ほか編．東京：南江堂；2017. p66-68.
2) Brown DL, Cahill DR, Bridenbaugh LD. Supraclavicular nerve block：anatomic analysis of a method to prevent pneumothorax. Anesth Analg 1993；76：530-4.

3 後頭神経ブロック

山本悠介 川口市立医療センター麻酔科

適応

・後頭部痛の診断および治療

刺入部位の周辺解剖

　大後頭神経は第2頚神経（C2）の後枝から起こる。環椎と軸椎の間から出て下頭斜筋の下縁を回り，下頭斜筋と頭半棘筋の間を上行し，半棘筋と僧帽筋を貫いて頭頂部付近まで後頭部の広い範囲に分布する。上項線上では外後頭隆起の2.5cm外側を走行し，後頭動脈のすぐ内側を並走する。

　小後頭神経は頚神経叢の枝であり，第2・3頚神経の前枝から起こる。胸鎖乳突筋後縁を上行し，耳介後方の後頭側頭部の皮膚に分布する（図1）。

　超音波診断装置を用いると，拍動する後頭動脈の内側に隣接して大後頭神経を同定できる（図2）。

図1 ／ 後頭・後頚部の周辺解剖

a 表層

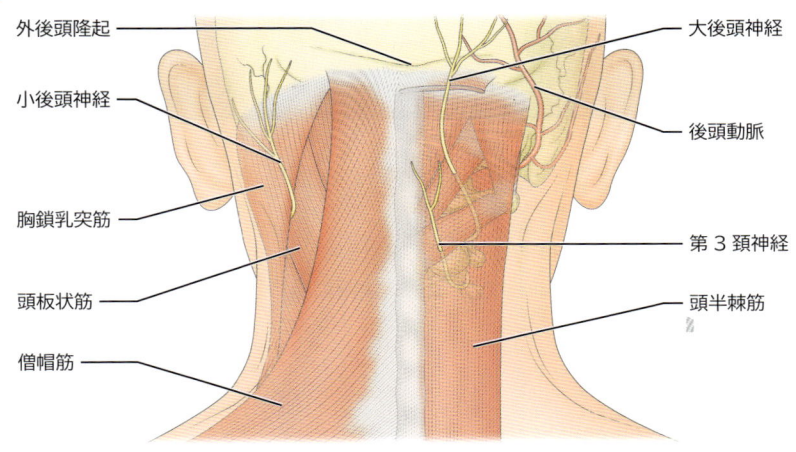

外後頭隆起　　大後頭神経
小後頭神経　　後頭動脈
胸鎖乳突筋　　第3頚神経
頭板状筋　　　頭半棘筋
僧帽筋

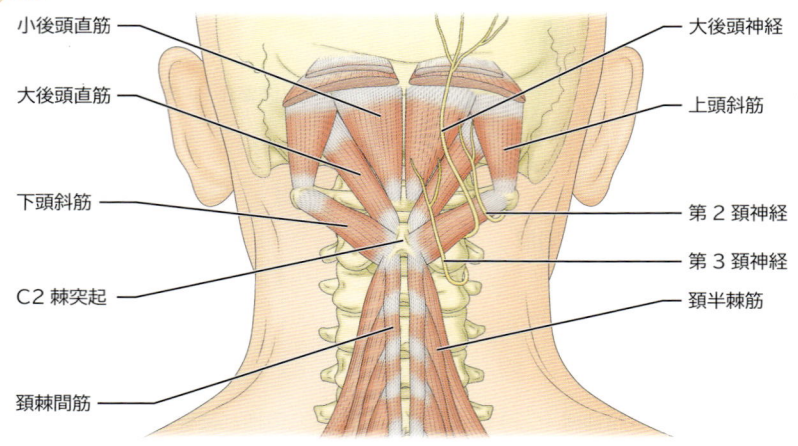

b 深層

小後頭直筋

大後頭直筋

下頭斜筋

C2 棘突起

頚棘間筋

大後頭神経

上頭斜筋

第 2 頚神経

第 3 頚神経

頚半棘筋

図2／大後頭神経の超音波像

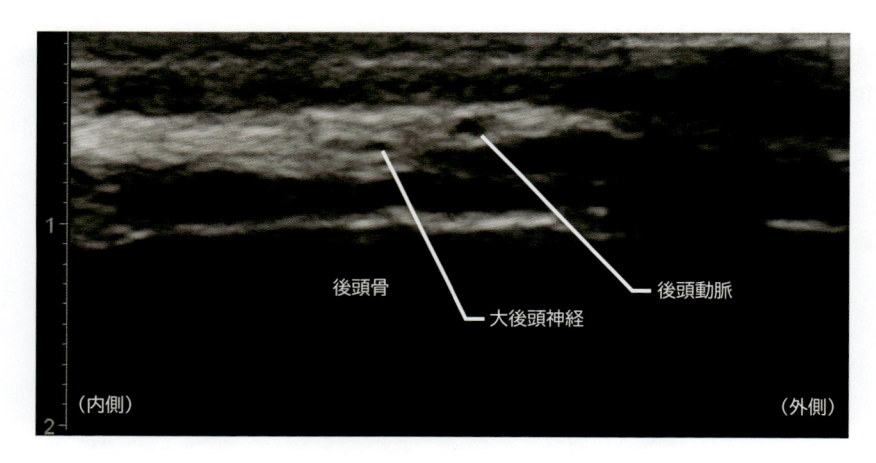

1

（内側）

後頭骨

大後頭神経

後頭動脈

（外側）

2

患者体位と刺入時のランドマーク

● 座位または腹臥位。頭をわずかに傾ける（図3）。
● ランドマーク：外後頭隆起および上項線，後頭動脈（図4）

図3 / 患者体位

図4 / 刺入時のランドマーク

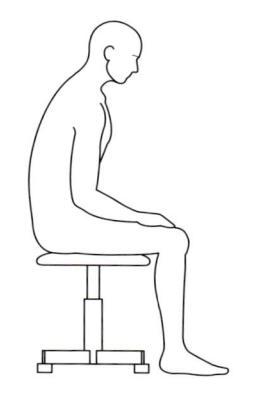

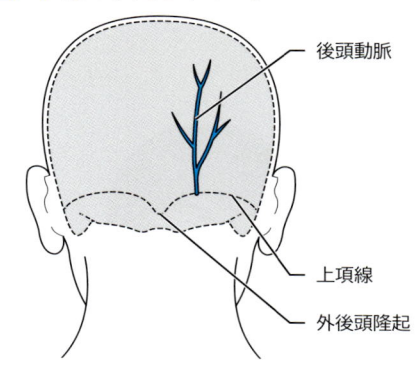

- 後頭動脈
- 上項線
- 外後頭隆起

手技の流れ

大後頭神経ブロック

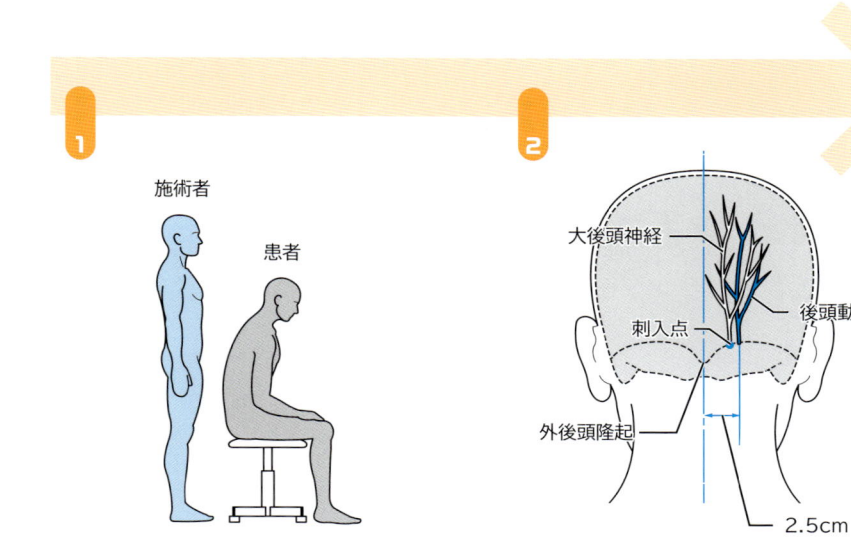

1 患者の体位を確認する。施術者は患者の後方に立つ。

施術者
患者

2 外後頭隆起を触れ，上項線上の正中から2.5cm外側に後頭動脈の拍動を触れ，そのすぐ内側を刺入点とする。

- 大後頭神経
- 後頭動脈
- 刺入点
- 外後頭隆起
- 2.5cm

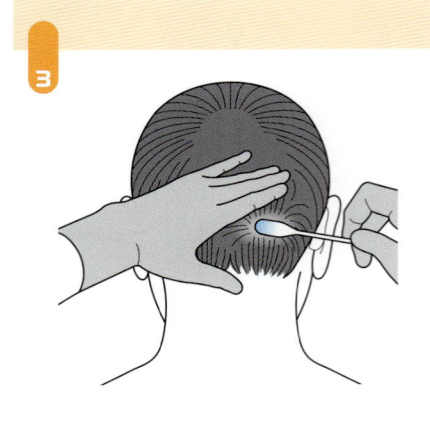

3

毛髪をしっかりよけて皮膚消毒を行う。

4

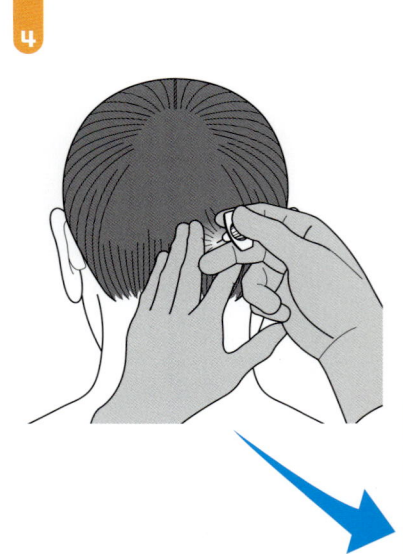

右側を穿刺する場合，示指で後頭動脈を触れ，その内側を刺す。後頭に対して垂直となるように針をやや頭側に向けて進める。

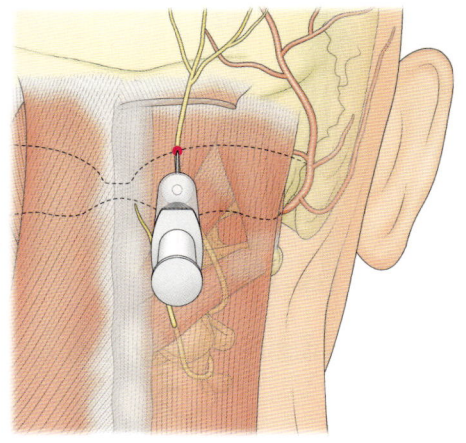

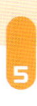

骨に当たったら針先をわずかに引き，吸引テストを行ってから局所麻酔薬を注入する。必ずしも放散痛を得る必要はない。

こうすれば
うまくいく！

・大後頭神経は外後頭隆起の2.5cm外側を走行するとされているが，実際にはかなり距離に幅がある[1]。一方，大後頭神経と後頭動脈の位置関係には大きな変異がないため，後頭動脈の拍動を触れる部位を丹念に探して，そのすぐ内側を穿刺するのが成功のコツである。
・超音波装置を用いれば後頭動脈の拍動をカラードプラで容易に確認することができる。もちろん超音波ガイド下に穿刺を行ってもよい。超音波ガイド下法には，ランドマーク法と同じレベルで神経を遮断する遠位アプローチ法と，より中枢で遮断する近位アプローチ法がある[2]。

小後頭神経ブロック

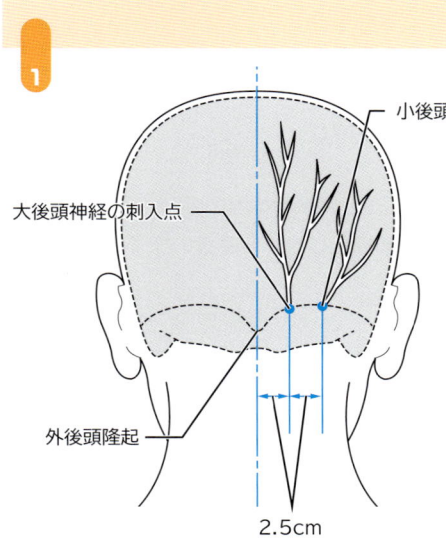

小後頭神経の刺入点

大後頭神経の刺入点

外後頭隆起

2.5cm

大後頭神経ブロックの刺入点の2.5cm外側を刺入点とし，同様に手技を行う。

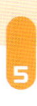

【器　具】

- 25G，25mmブロック針
- 2.5mLディスポーザブルシリンジ

【薬　剤】

- 0.5〜1%リドカインまたはメピバカイン：0.5〜2mL
- 必要に応じてステロイド製剤（デキサメタゾン，ベタメタゾンなど）を
  追加。

図5 ／ 使用する器具・薬剤

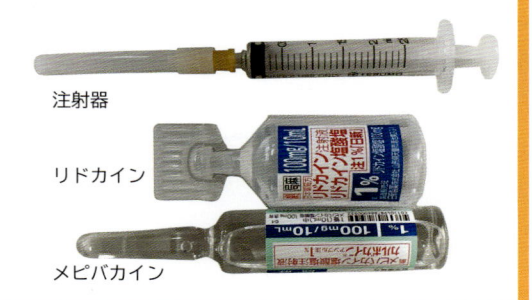

注射器
リドカイン
メピバカイン

本手技に特異的に生じる合併症とその対策

　表層のブロックであるため，特異的な合併症は少ない。

・血腫形成：抜針後，十分に圧迫止血を行う。

・血管内注入：薬液注入前に吸引テストを行う。針先が血管内に入っていても血液が
　吸引できないことがあるため，薬液を少量分割投与しながら患者の様子を観察する。

【文献】

1) Loukas M, El-Sedfy A, Tubbs RS, et al. Identification of greater occipital
   nerve landmarks for the treatment of occipital neuralgia. Folia Morphol
   (Warsz) 2006 ; 65 : 337-42.
2) Greher M, Moriggl B, Curatolo M, et al. Sonographic visualization and
   ultrasound-guided blockade of the greater occipital nerve : a
   comparison of two selective techniques confirmed by anatomical
   dissection. Br J Anaesth 2010 ; 104, 637-42.

4 腋窩神経ブロック

長尾聡哉 板橋区医師会病院整形外科

適応

・上腕以遠の手術：主に肘関節以遠の手術全般に適応があり，近年は超音波ガイド下に施行することが多い。ただし，空気止血帯（air tourniquet）を使用する場合は筋皮神経もブロックする必要があるため，超音波ガイドが必須となる。

刺入部位の周辺解剖

　腋窩部では，上腕動脈を囲むように橈骨神経・正中神経・尺骨神経が走行している（図1）。超音波短軸像（神経・血管を横断した図）では図2の位置関係となる。実際に得られる超音波画像を図3に示す。

図1 ／ 腋窩部の神経・血管の走行

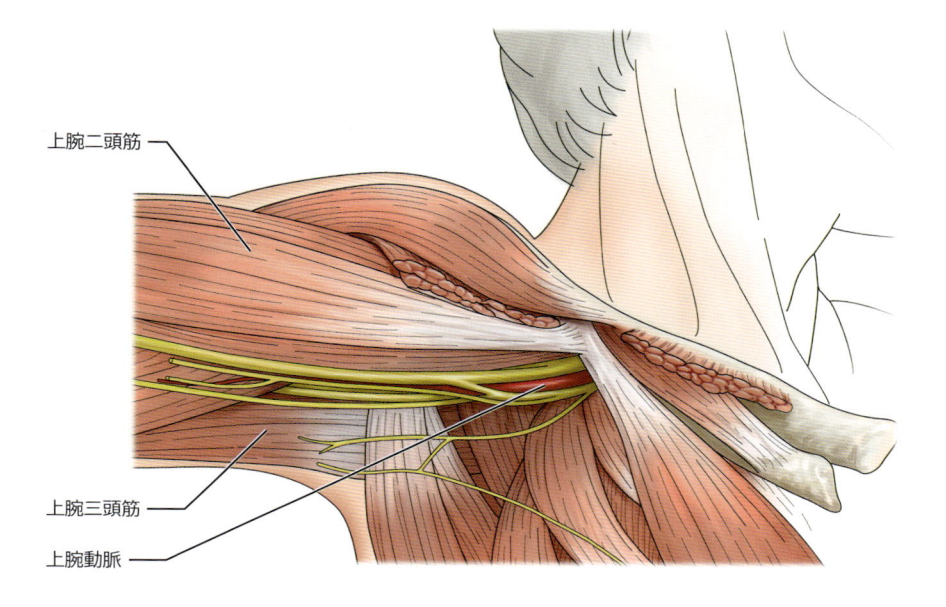

上腕二頭筋

上腕三頭筋

上腕動脈

図2 ／ 超音波解剖

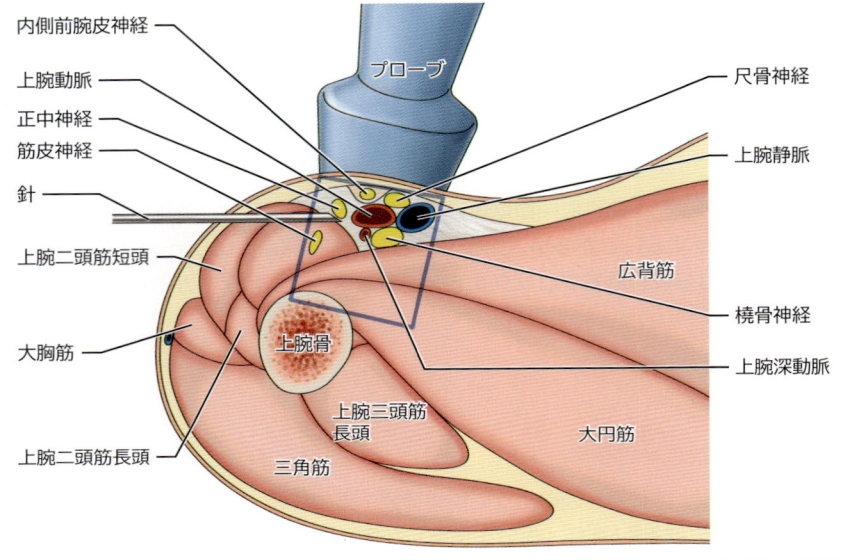

内側前腕皮神経
上腕動脈
正中神経
筋皮神経
針
上腕二頭筋短頭
大胸筋
上腕二頭筋長頭
プローブ
尺骨神経
上腕静脈
広背筋
橈骨神経
上腕深動脈
上腕骨
上腕三頭筋長頭
三角筋
大円筋

（文献1より引用）

図3 ／ 実際の超音波画像

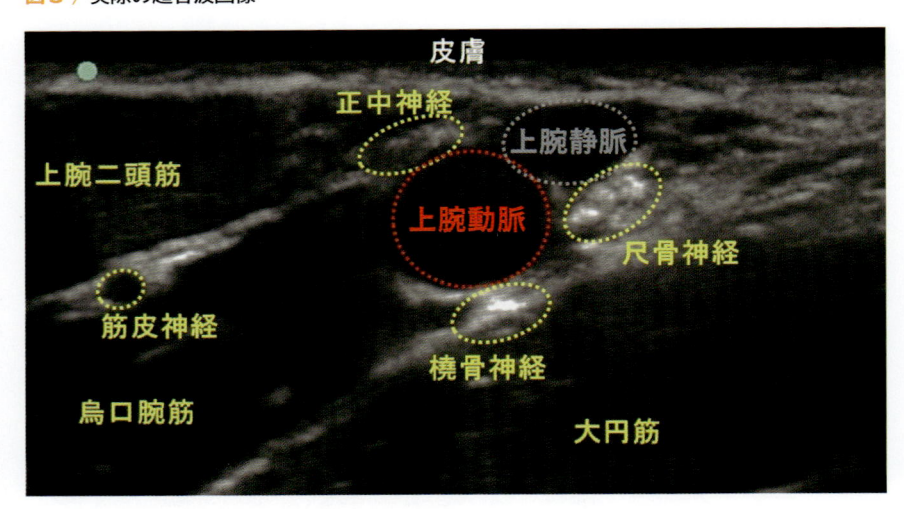

皮膚
正中神経
上腕静脈
上腕二頭筋
上腕動脈
尺骨神経
筋皮神経
橈骨神経
烏口腕筋
大円筋

42

患者体位と刺入時のランドマーク

- 仰臥位で，患側肩関節外転90°・最大外旋位で肘関節屈曲90°の肢位とする（図4）。
- ランドマーク（図1）
  - ・上腕動脈：触知が容易なため。
  - ・上腕二頭筋・上腕三頭筋：上腕動脈は，この2つの筋の間に存在する。

図4 / 患者体位

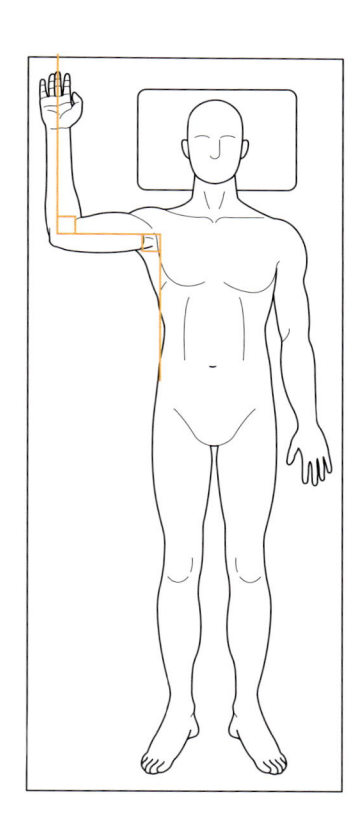

1

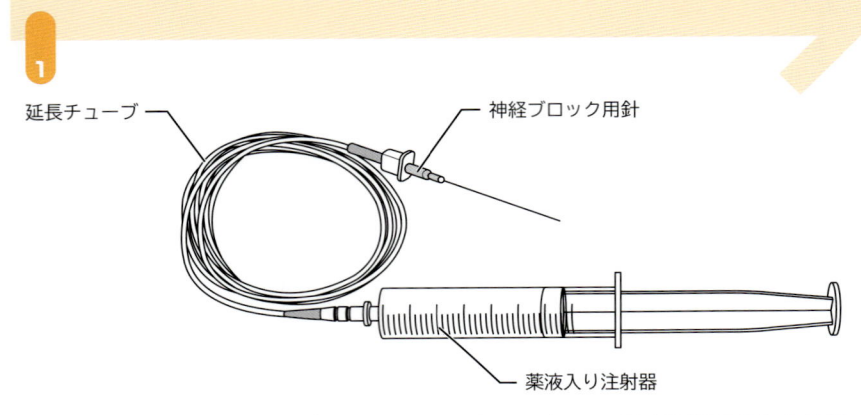

延長チューブ　　　　　　　　　　　神経ブロック用針

薬液入り注射器

神経ブロック用針－延長チューブ－薬液入り注射器（および神経刺激装置）を接続する。

2

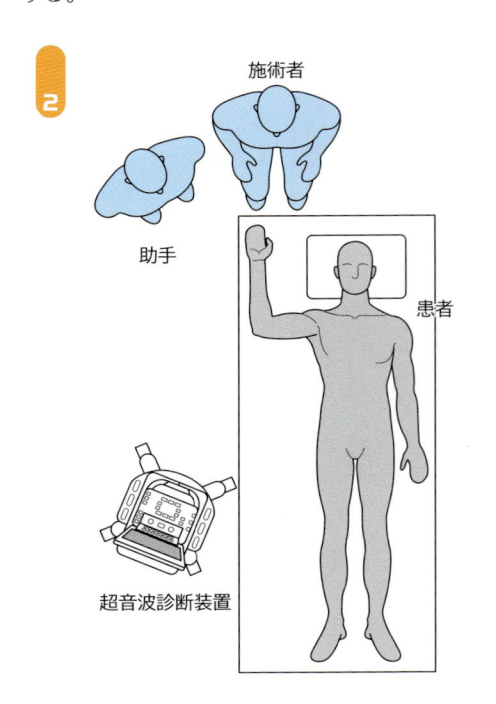

施術者

助手

患者

超音波診断装置

患者体位を確認する。施術者は患者の腋窩部に位置する（椅子に座って行うのが望ましい）。超音波診断装置は刺入部の延長線上に置くと画面が見やすい。

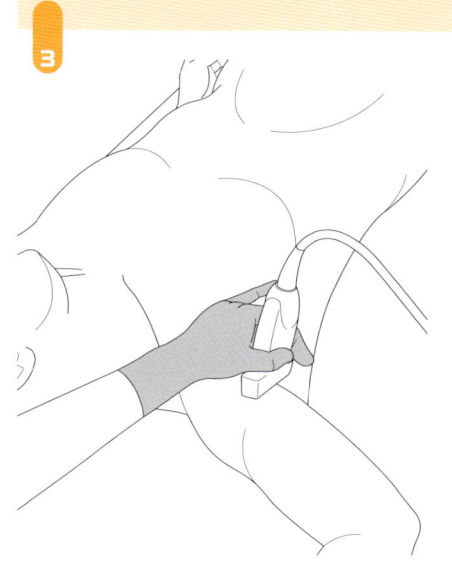

大胸筋外側縁で上腕動脈を触知し，プローブを上腕長軸に対して垂直に当て，超音波像上で上腕動脈（拍動する無エコー野）を同定する。ドプラー法で血管を確認し，プローブを押し付けることで動脈と静脈を鑑別する（静脈は圧迫により内腔がつぶれるのに対し，動脈は内腔が維持される）。

4

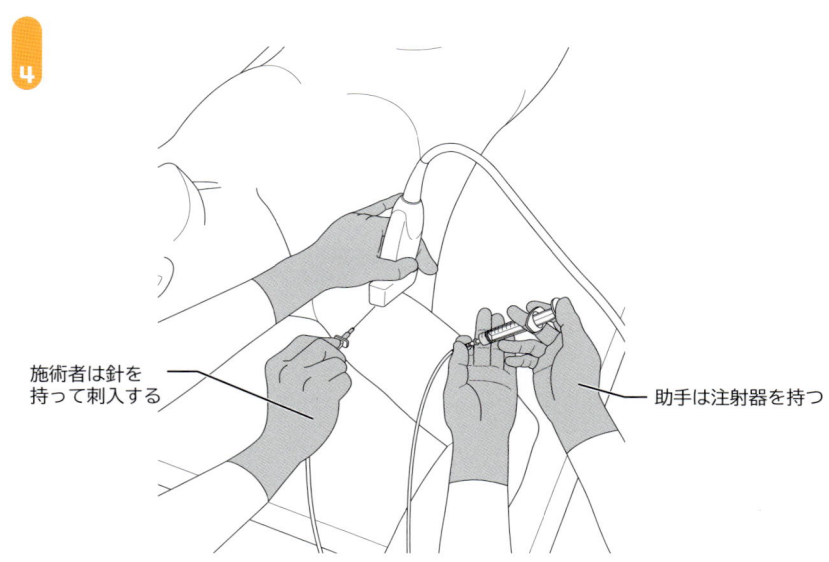

施術者は針を持って刺入する

助手は注射器を持つ

施術者は針を，助手は注射器（神経刺激装置）を持ち，プローブ外側縁より1cm程度外側で皮膚を穿刺する（平行法）。

頸部・肩関節

腋窩神経ブロック

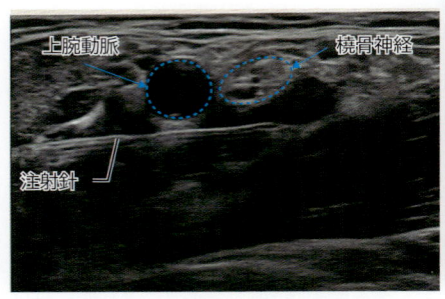

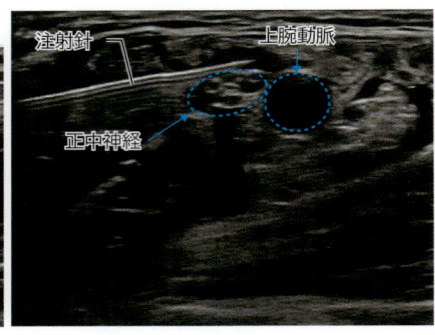

超音波画像で針先を確認しながら，上腕動脈深部の橈骨神経付近まで針先を進める。（神経刺激装置で確認しながら）橈骨神経周囲に薬液を5～6mL注入する。

一度，針を手前まで引き，表層の正中神経方向に向きを変えて正中神経付近まで針先を進める。（神経刺激装置で確認しながら）正中神経周囲に薬液を5～6mL注入する。

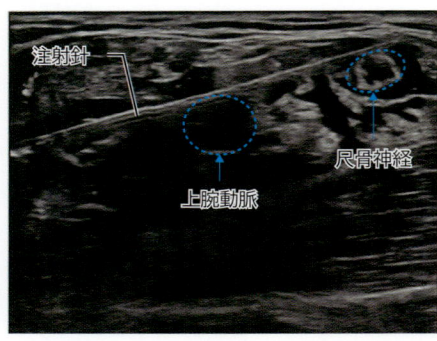

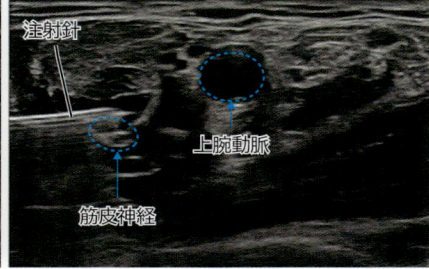

正中神経－上腕動脈間へ針を進め，（神経刺激装置で確認しながら）尺骨神経周囲に薬液を5～6mL注入する。

必要に応じて外側で筋皮神経を同定し，（神経刺激装置で確認しながら）周囲に薬液を2～4mL注入する。

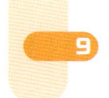 **9** 抜針後は通常の注射と同様に圧迫止血を行い，効果発現を待つ（約30分で麻酔は完成する）。

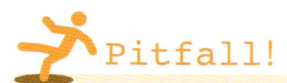 **Pitfall!**

- 複数の神経をブロックする際には，刺入部より一番遠く，あるいは深くて描出しにくい神経からブロックすべきである。先に近くの，あるいは浅い神経に薬液を注入すると，奥の神経がより遠く深くなってブロックしにくいためである。
- 薬液の注入前には，必ず吸引して逆血がないことを確認する。針先を動かした場合も，その都度逆血がないことを確認すべきである。

こうすれば うまくいく！

・正中神経と上腕動脈の間で外側より麻酔薬を用いて"液性剥離"を行うと，正中神経がブロックされると同時に尺骨神経へアプローチしやすくなる。

使用する器具・薬剤と投与量

【器　具】

- 超音波診断装置：探触子（プローブ）…高周波リニアプローブ
- 神経ブロック用針：カテラン針（23G）でも施行可能だが，神経ブロック用針（神経刺激装置の併用が可能）を用いると，より安全・効果的に施行可能となる。
- 延長チューブ
- 注射器

【薬　剤】

- 0.75％ロピバカイン（アナペイン®）：15〜20mL

本手技に特異的に生じる合併症とその対策

　腋窩神経ブロックに限らず，神経ブロックの合併症として最も注意すべきなのは血管内への麻酔薬の誤注入による局所麻酔薬中毒である。前述のように，薬液注入前には必ず吸引で逆血がないことを確認するのはもちろんのこと，静脈路の確保や酸素投与の準備，痙攣に対する抗痙攣薬や心毒性に対する脂肪乳剤の準備などを怠らないようにすべきである。

　また，針による神経損傷の可能性も指摘されているが，超音波診断装置や神経刺激装置の併用により放散痛を起こすことなく麻酔が可能となり，神経損傷の可能性も低くなっている。

【文献】

1)　仲西康顕. 上肢 正中神経. 超音波で探す末梢神経. 田中康仁 監. 東京：メジカルビュー社；2015. p66.

5 肩峰下滑液包内注射法

小松太一　日本大学医学部整形外科学系整形外科学分野

適応

- ・腱板断裂
- ・肩関節周囲炎（肩峰下インピンジメント症候群を含む）
- ・凍結肩
- ・石灰沈着性腱板炎
- ・外傷後の肩関節拘縮
  など

刺入部位の周辺解剖

　肩峰下滑液包は肩峰と腱板との間に存在し，腱板のスムーズな動きを助ける役割を担っている（図1）。

図1／肩峰下滑液包の周辺解剖

a 正面から見た図

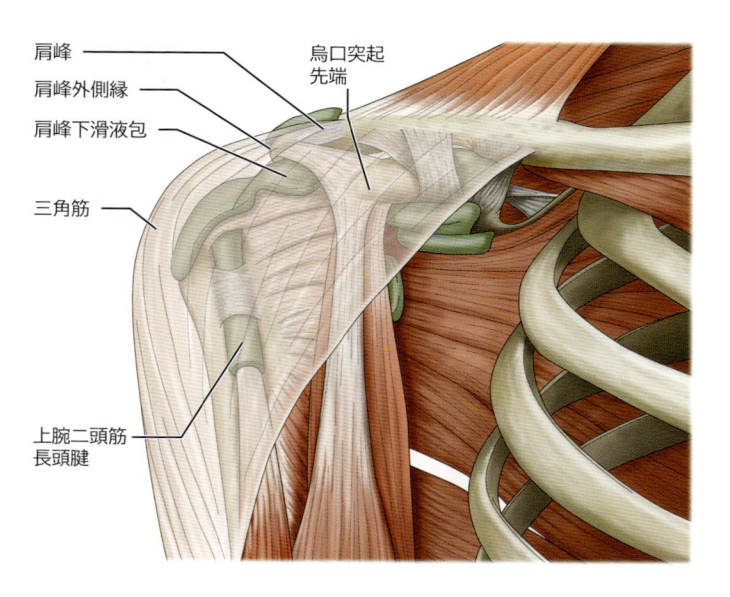

肩峰
肩峰外側縁
肩峰下滑液包
三角筋
上腕二頭筋長頭腱
烏口突起先端

側方から見た図

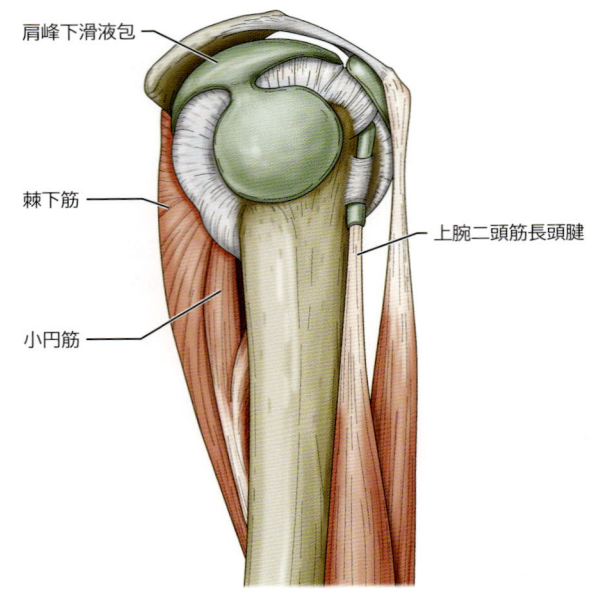

肩峰下滑液包

棘下筋

小円筋

上腕二頭筋長頭腱

頭側から見た図

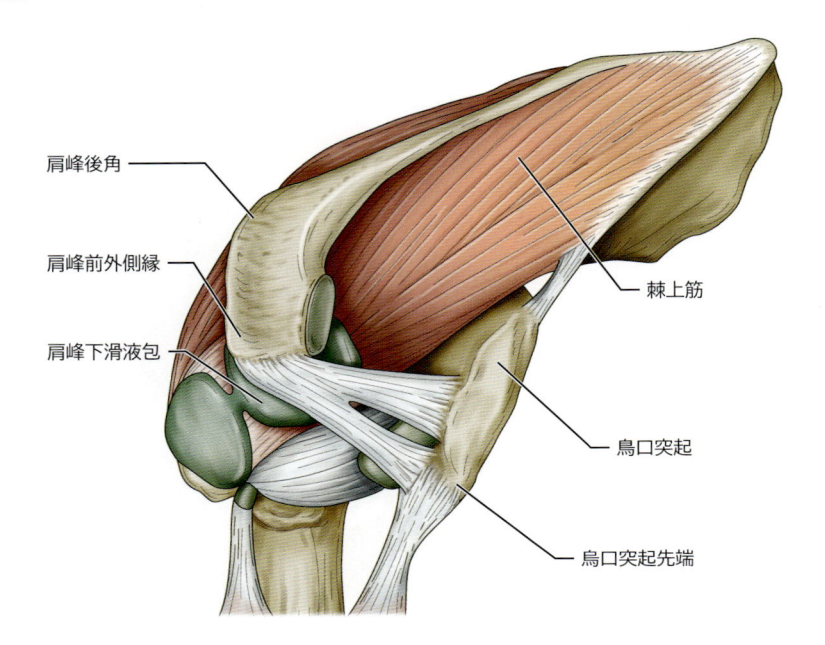

肩峰後角

肩峰前外側縁

肩峰下滑液包

棘上筋

烏口突起

烏口突起先端

患者体位と刺入時のランドマーク

● 座位とする。患側の上肢を下垂させ，十分にリラックスさせる（肩甲骨と上腕骨頭の間を開けるイメージで，図2）。

● ランドマーク：肩峰前外側縁，肩峰後角

図2／患者体位と刺入時のランドマーク

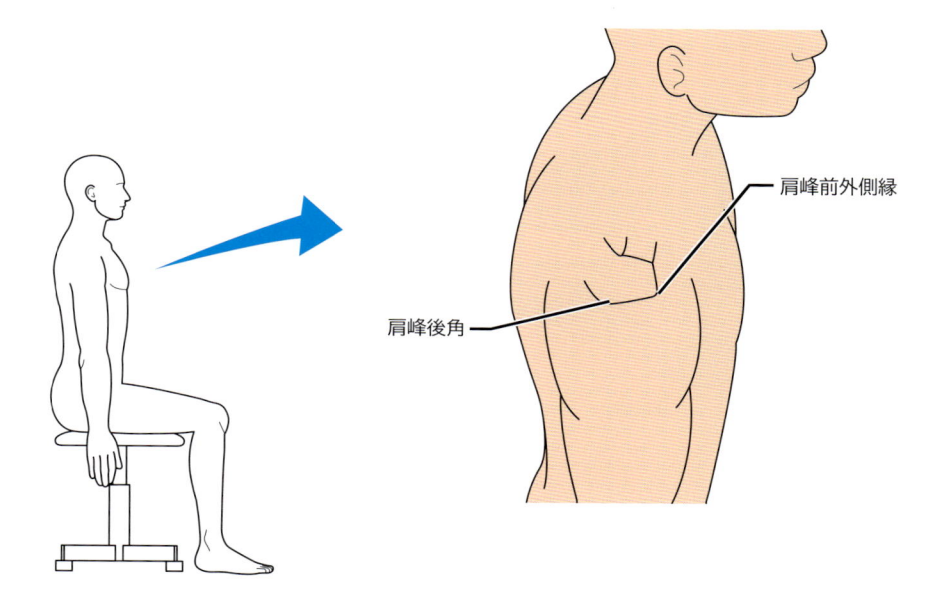

肩峰前外側縁

肩峰後角

手技の流れ

　肩峰後角の下方にある陥凹部からの刺入する方法もあるが，この場合，刺入部と肩峰前方部までの距離が長く針先が届かない可能性があるため，筆者は外側からの刺入を用いることが多い。

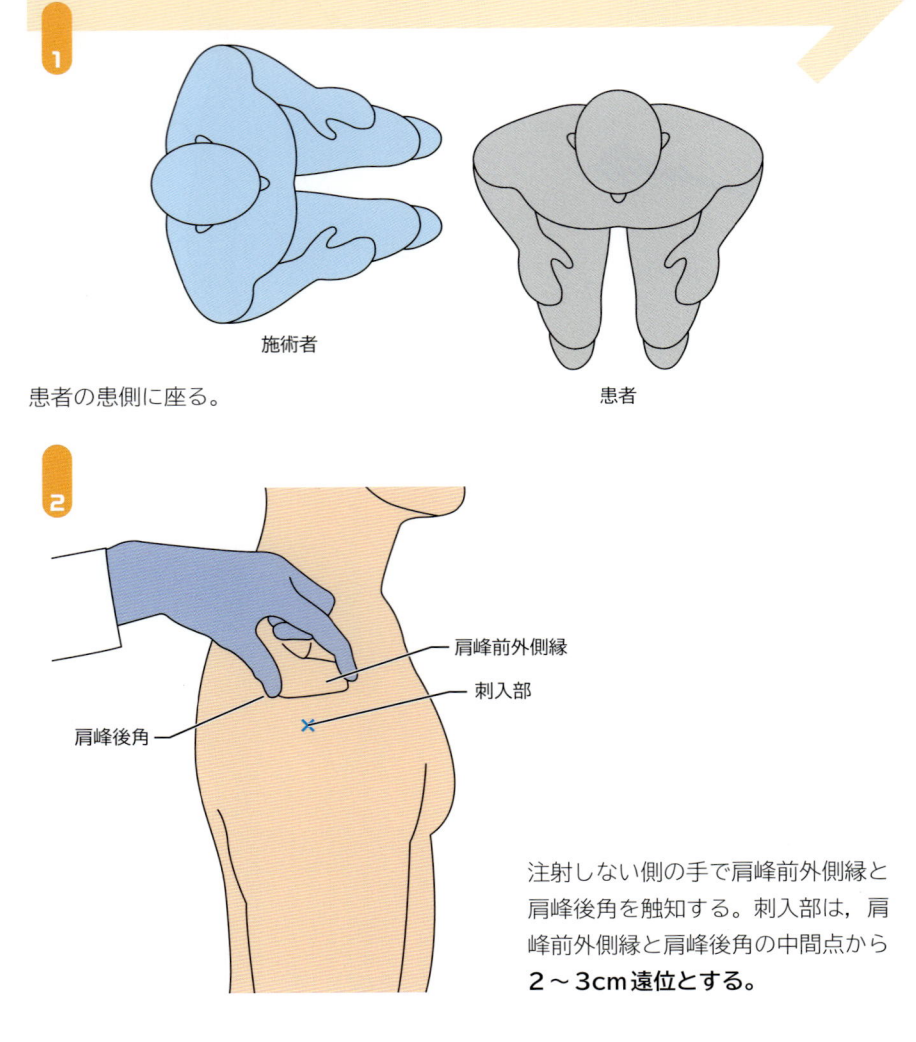

1

施術者　　　　　　　　　　　患者

患者の患側に座る。

2

肩峰前外側縁

刺入部

肩峰後角

注射しない側の手で肩峰前外側縁と肩峰後角を触知する。刺入部は，肩峰前外側縁と肩峰後角の中間点から**2〜3cm遠位とする。**

3 a 横から見た図

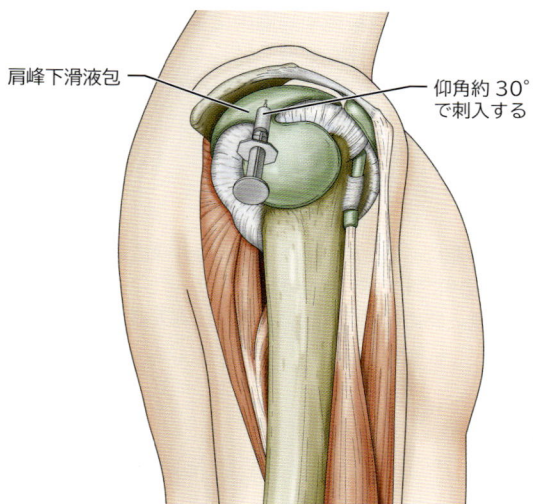

肩峰下滑液包

仰角約 30°
で刺入する

肩峰前方部の肩峰下に針先
を当てるイメージで，**やや
前方に**仰角約30°で刺入
する。

b 上から見た図

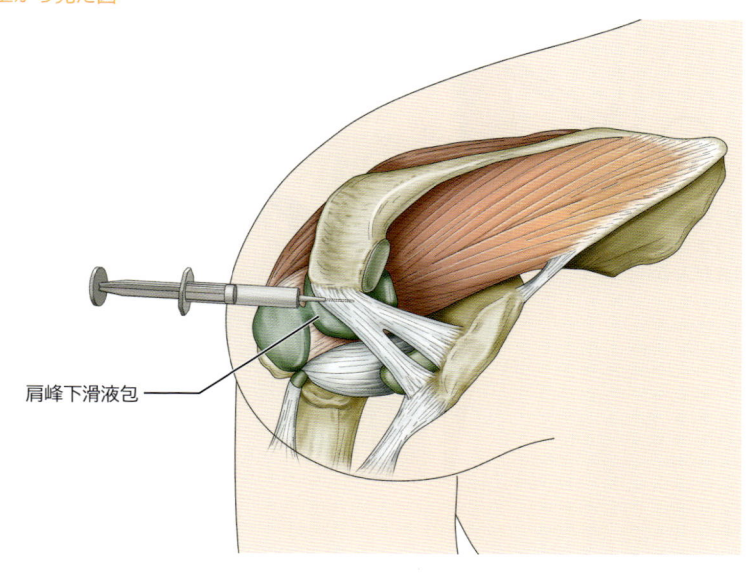

肩峰下滑液包

頚部・肩関節

肩峰下滑液包内注射法

4 肩峰下に針先が当たったら針を数mm引き，血液の逆流がないことを確認して薬液を注入する。

5 肩峰下に針先が当たらなくても正確に滑液包内に注入できていれば通常，抵抗感はない。また，薬液が腱板内や筋層内に入ると患者が疼痛を訴えるため，正確に注入できているか判別がつく。

Pitfall!

● 肩峰外縁よりも上腕骨頭のほうが外側にあるため，刺入部が肩峰外縁に近すぎると肩峰下に針先を当てられず，腱板内に針先が入りやすい（図3）。したがって，十分に遠位から刺入することが重要。特に体格の大きい患者は，刺入部をやや遠位にするとよい。

図3／針の刺入部に注意！

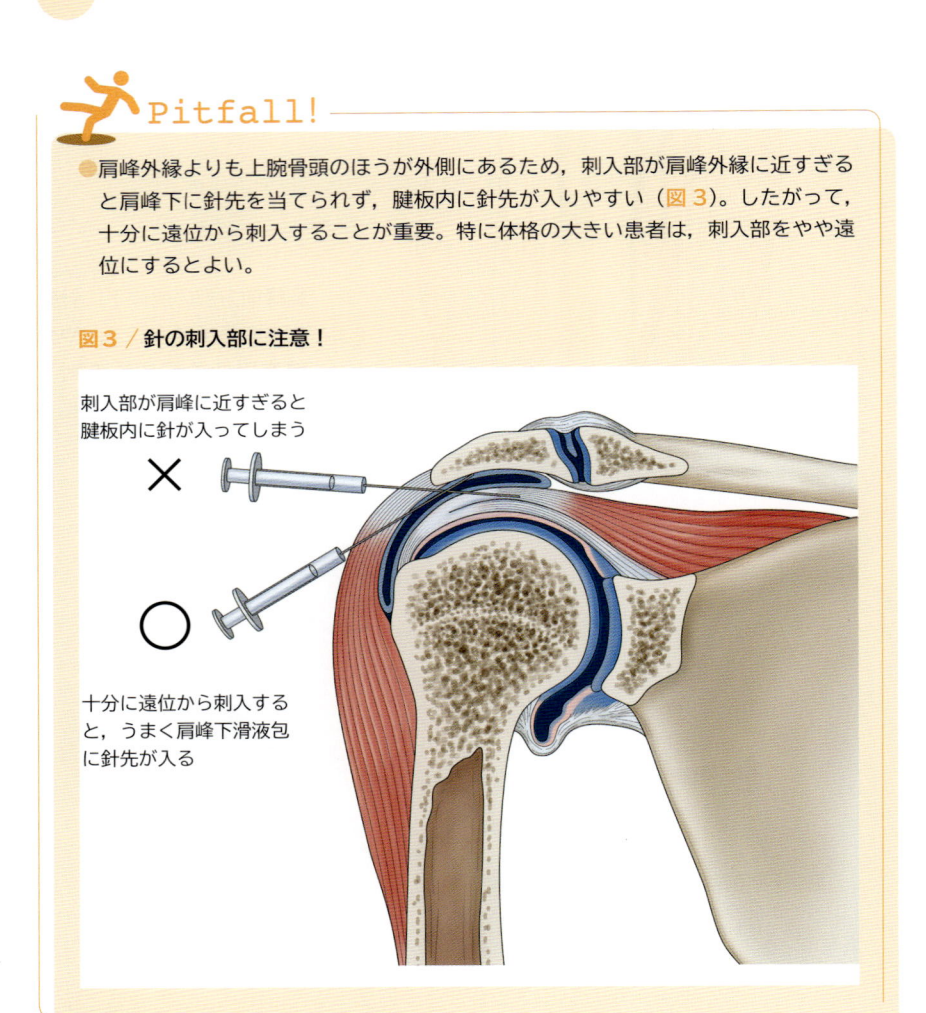

刺入部が肩峰に近すぎると
腱板内に針が入ってしまう

✕

◯

十分に遠位から刺入すると，うまく肩峰下滑液包に針先が入る

使用する器具・薬剤と投与量

【器　具】

- 2.5cmの23G針
- 5mLシリンジ

【薬　剤】

- ヒアルロン酸ナトリウム（アルツ®など）：
  1A［＋1％リドカイン2mL（必要に応じて）］
- 1％リドカイン（キシロカイン®）3mL＋
  トリアムシノロンアセトニド（ケナコルト-A®）8〜10mg

本手技に特異的な合併症とその対処法

・ステロイドを腱板内に注入すると腱板断裂の危険性がある。

【対処法】

・抵抗がある場合には無理に注入しない。

・肩峰下へ確実に針先を当てる。

・超音波診断装置があれば，超音波ガイド下で針先を確認する。

6 肩甲上神経ブロック

小松太一 日本大学医学部整形外科学系整形外科学分野

適応

- ・肩関節周囲炎
- ・外傷後（骨折・脱臼など）の肩関節痛
- ・肩関節術後の疼痛
- ・肩甲上神経の絞扼性障害

- ・悪性腫瘍や帯状疱疹などで生じる肩関節周囲痛
- ・C5，C6神経根症における肩関節痛
  など

刺入部位の周辺解剖

　肩甲上神経は，運動・知覚・交感神経線維を含む混合神経である。肩甲切痕部で上肩甲横靱帯の下を通って棘上窩に入り，棘上筋枝と上関節枝を分枝後，肩甲棘基部外側縁の下肩甲横靱帯の下を通って棘下窩に至る（図1a～c）。その後，棘下筋枝と下関節枝に分かれる。

患者体位と刺入時のランドマーク（図2）

- ●座位で頚部をやや屈曲させ，上肢は膝の上に乗せる（背中を軽く丸めるイメージで，図2）。
- ●ランドマーク：鎖骨，肩甲棘

図1／刺入部位の周辺解剖

a 浅層の解剖：背面から見た図

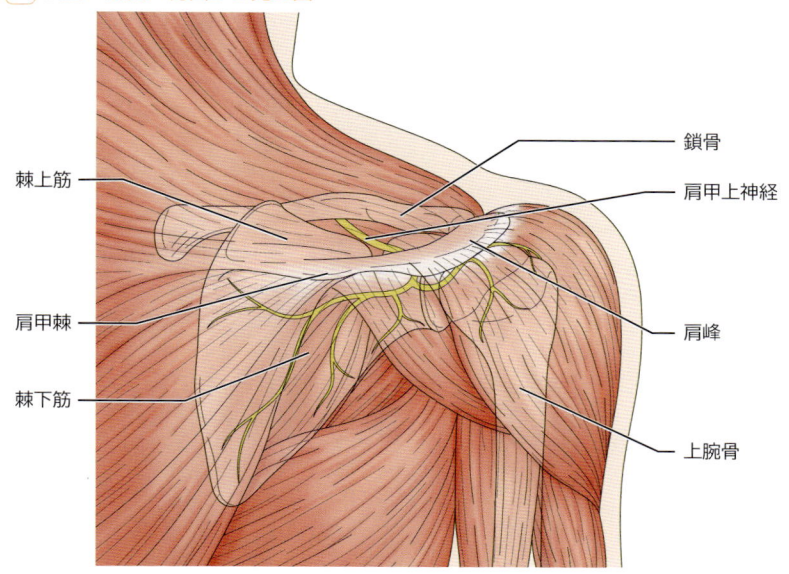

鎖骨
肩甲上神経
棘上筋
肩甲棘
肩峰
棘下筋
上腕骨

b 肩甲上神経の走行：背面から見た図

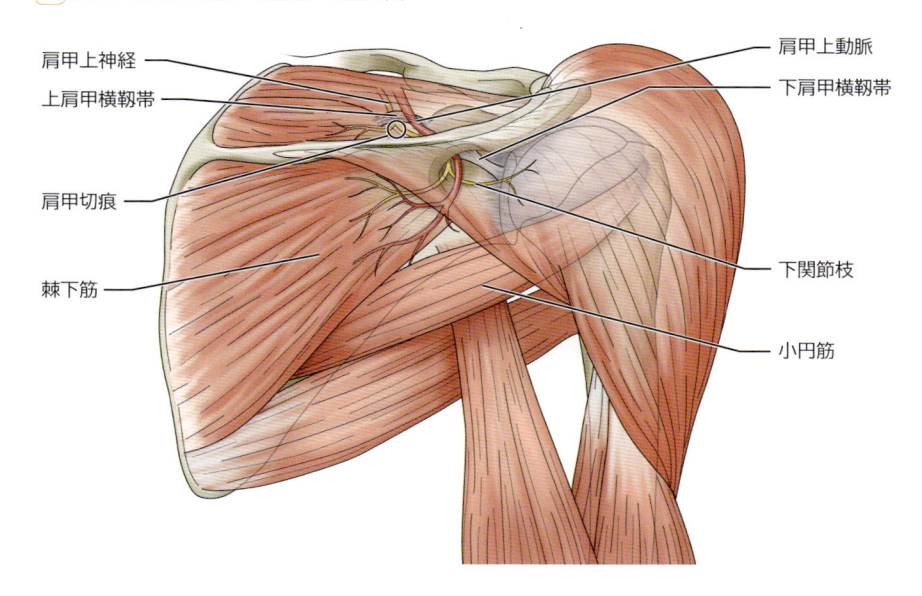

肩甲上神経
上肩甲横靱帯
肩甲切痕
棘下筋

肩甲上動脈
下肩甲横靱帯
下関節枝
小円筋

57

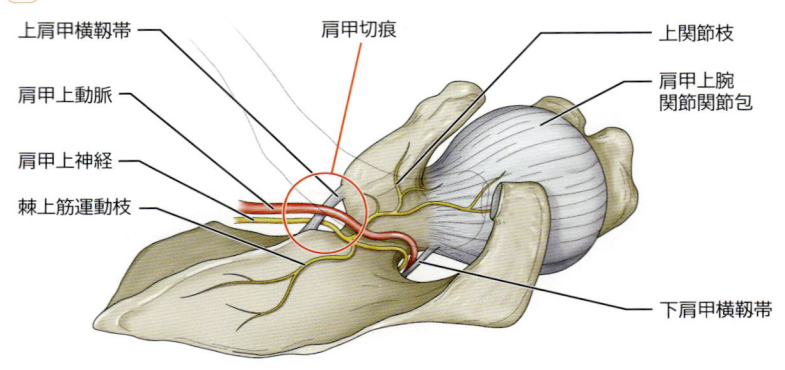

c 肩甲上神経の走行：上から見た図

上肩甲横靱帯　　　肩甲切痕　　　　　　　　　上関節枝

肩甲上動脈　　　　　　　　　　　　　　　　肩甲上腕
　　　　　　　　　　　　　　　　　　　　関節関節包
肩甲上神経

棘上筋運動枝

下肩甲横靱帯

図2 / 患者体位と刺入時のランドマーク

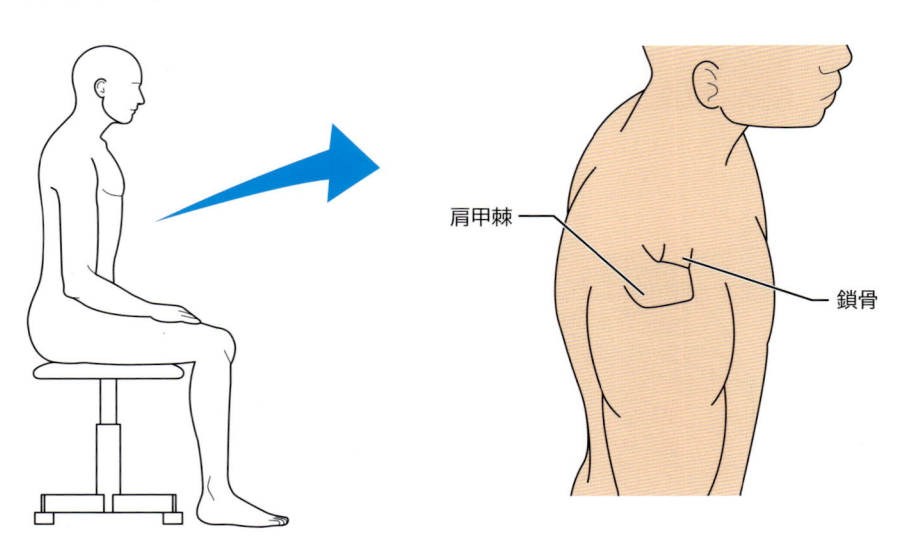

肩甲棘

鎖骨

手技の流れ

　合併症のリスクが少なく，また作図も不要という利点から，筆者は肩甲切痕部の肩甲上神経を直接狙う Moore 法[1] ではなく，神経周囲に浸潤させる簡便法[2] を用いている。

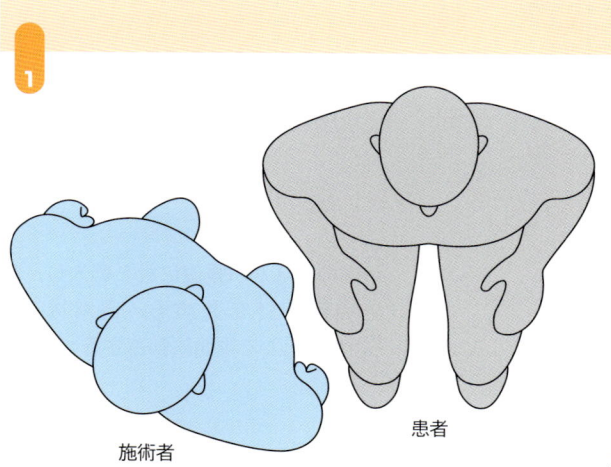

1

施術者　　　　　　患者

患側の斜め前方に立つ。

2

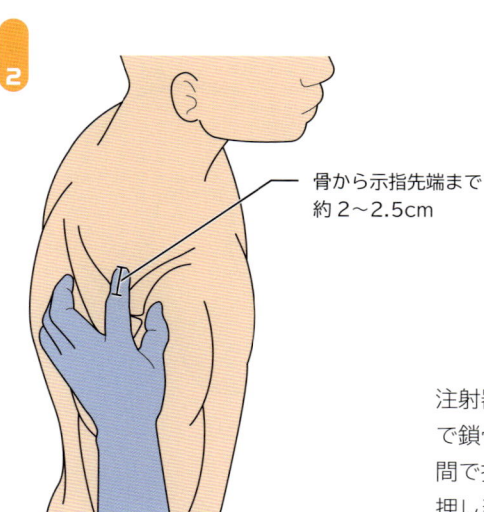

骨から示指先端まで
約 2〜2.5cm

注射器を持っていないほうの母指と中指で鎖骨と肩甲棘を挟み，肩甲棘と鎖骨の間で指先が埋まるくらいの場所に示指を押し当てる。

59

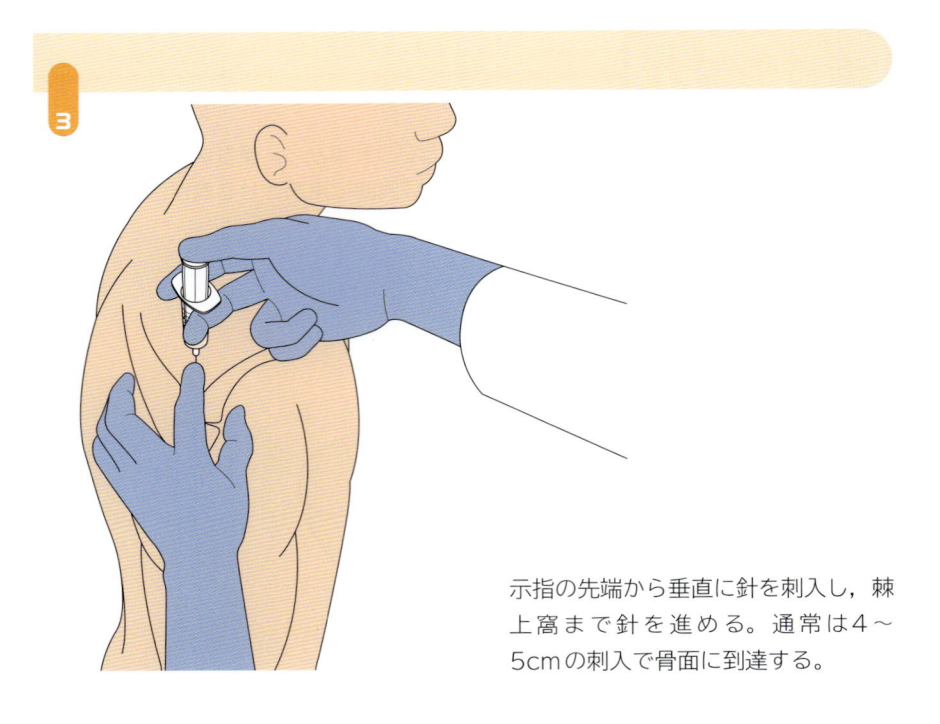

3

示指の先端から垂直に針を刺入し，棘上窩まで針を進める。通常は4〜5cmの刺入で骨面に到達する。

4

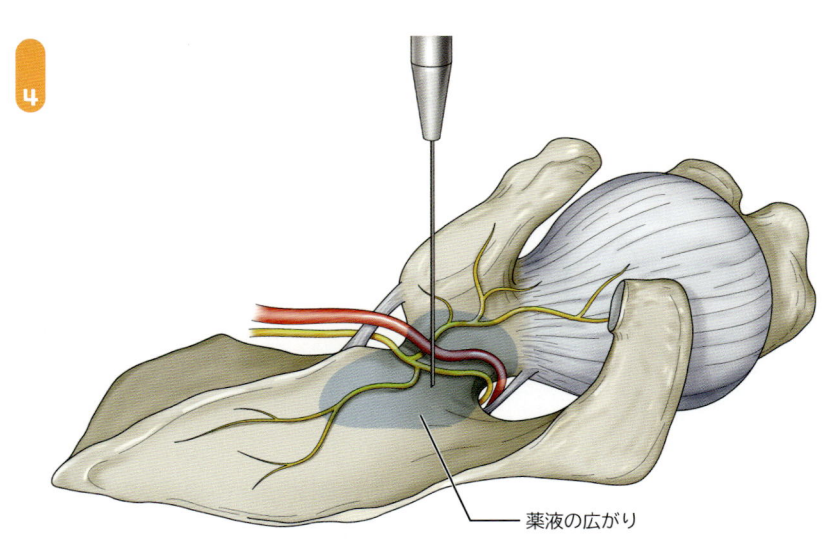

薬液の広がり

針が棘上窩骨面に達したら，血液の逆流がないことを確認し，薬液を注入する。

**こうすれば
うまくいく！**

- 針先を4〜5cm進めても棘上窩骨面に当たらない場合は，前方（肺の方向）に刺入している可能性があるため（図3a），それ以上は刺入しない（気胸や血胸などの合併症を引き起こす可能性あり）。
- 針先を後方に向けて刺入し直し，肩甲棘に針先を当てて深さと方向を再確認（図3b①）する。それから再度，棘上窩に向かって刺入する（図3b②）。

図3 / 針先が棘上窩骨面に当たらない場合の対処法

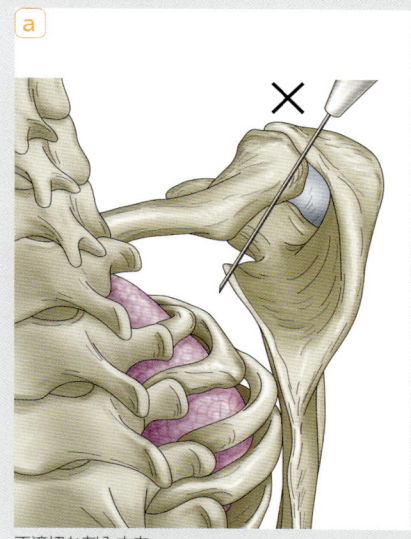

不適切な刺入方向

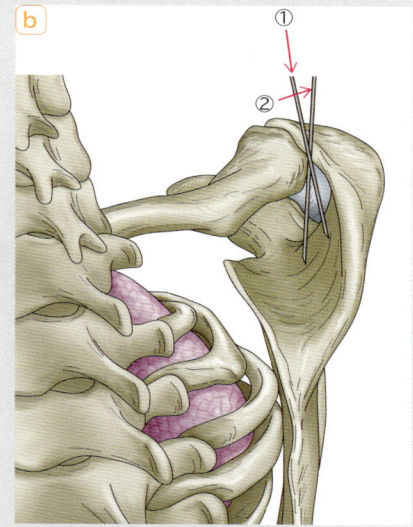

針先を後方に向けて刺入し，肩甲棘に針先を当ててから（①），棘上窩に向かって刺入する（②）

使用する器具・薬剤と投与量

【器　具】

- 6cmの23Gカテラン針
- 5mLまたは10mLシリンジ

【薬　剤】

- 1%メピバカイン（カルボカイン®）5〜8mL
- 1%リドカイン（キシロカイン®）3〜5mL

本手技に特異的に生じる合併症とその対策

肩甲上神経ブロックの合併症を表1に示す。

表1／肩甲上神経ブロックに特異的な合併症とその対処法

合併症	症　状	原　因	対　応	予　防
気胸，血胸	呼吸苦，息苦しさ	刺入方向が前方で深く差しすぎると，針先が肩甲切痕を抜けて肺尖部に向かい発症する	X線像や呼吸状態の確認（SpO_2など）	針の刺入方向に気をつける。おかしいと思ったらそれ以上針を進めない
肩甲上神経損傷	放散痛	神経を直接穿刺した場合に起こる	自然回復することが多いので経過観察	無理に肩甲切痕の方向に針を向けず，垂直方向に刺入することが重要
血管穿刺		肩甲上動脈を誤って刺すことで起こる	圧迫	薬液注入前に必ず血液の逆流を確かめる
上肢挙上不能	ー	麻酔薬の効果が強く出すぎると棘上筋・棘下筋麻痺を起こすことがある	通常は一過性であり，自然回復する	ー

【文献】

1) Moore DC. Block of the suprascapular nerve. Regional block. 4th ed. Springfield：Charles C Thomas Publisher；1975. p300-3.
2) 増田　豊. そのほかのブロック. 整形・災害外科 1979；22：1197-210.

7 肩関節内注射法

小松太一 日本大学医学部整形外科学系整形外科学分野

適応

- ・腱板断裂
- ・関節唇損傷
- ・変形性肩関節症
- ・反復性肩関節脱臼
- ・凍結肩

- ・外傷後の肩関節拘縮
- ・投球障害肩（SLAP損傷，internal impingement，Bennet病変など）

など

刺入部位の周辺解剖

　肩甲上腕関節（いわゆる肩関節）は，上腕骨頭と肩甲骨関節窩で構成される球関節であり，上腕骨と関節窩を取り囲むように肩関節包が存在する（図1a，b）。

　肩関節の解剖学的特徴として関節面が矢状面に対して約20～25°傾いているため（図1c），針の刺入時にその方向を意識する必要がある。

図1／肩甲上腕関節

a 斜め前から見た図

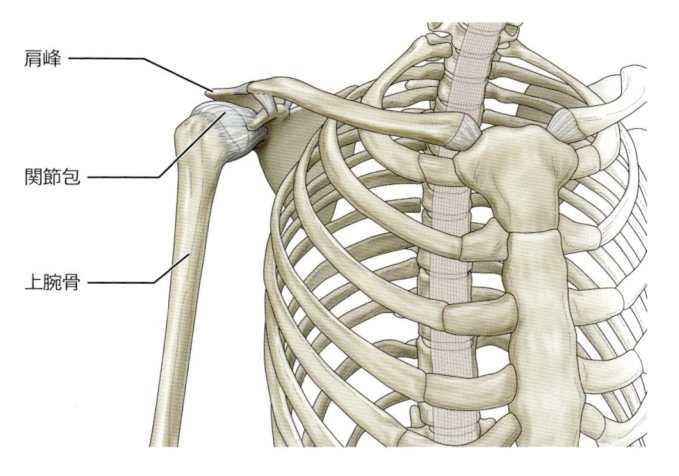

肩峰

関節包

上腕骨

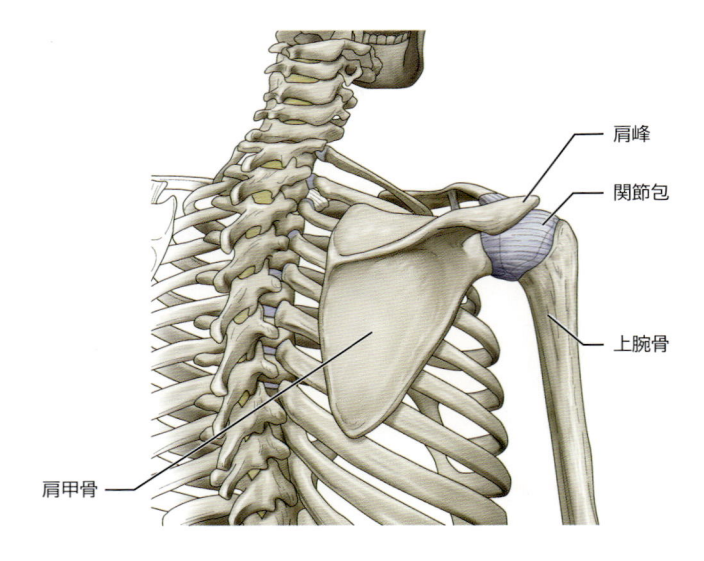

肩峰

関節包

上腕骨

肩甲骨

c 肩関節水平断（右肩関節）

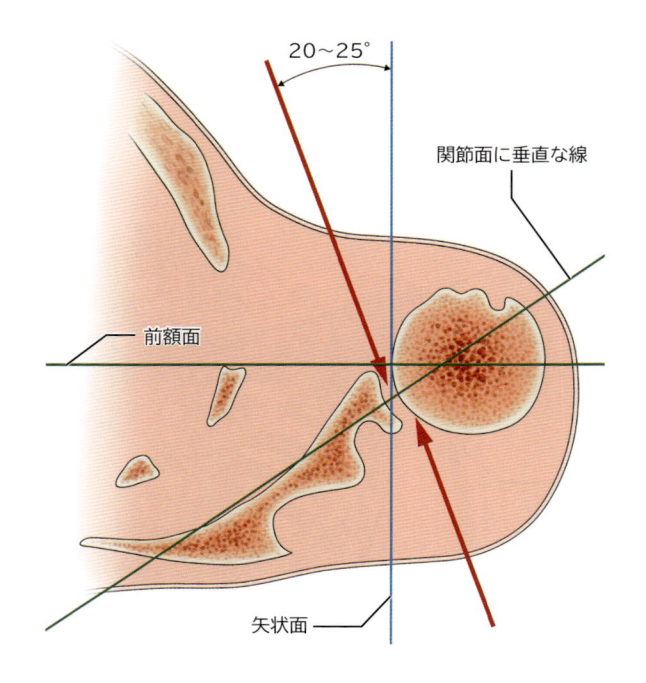

20〜25°

関節面に垂直な線

前額面

矢状面

患者体位と刺入時のランドマーク

● 座位（図2）。
● ランドマーク：烏口突起先端，肩峰後角

図2 ／ 患者体位と刺入時のランドマーク

a 正面から見た図

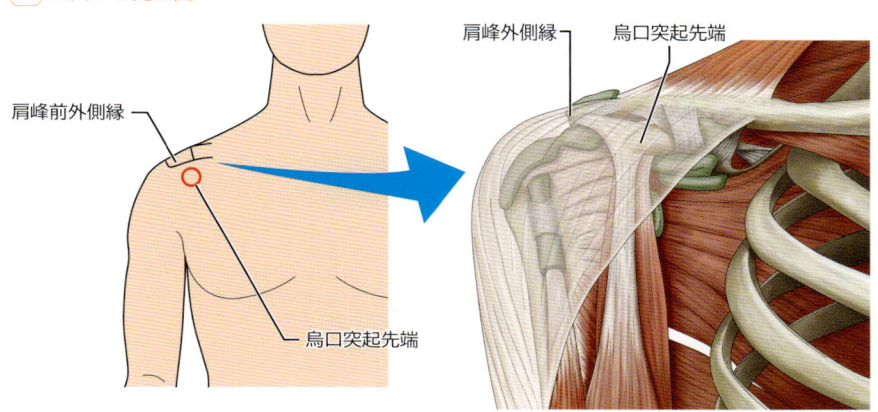

肩峰前外側縁
肩峰外側縁
烏口突起先端
烏口突起先端

b 背面から見た図

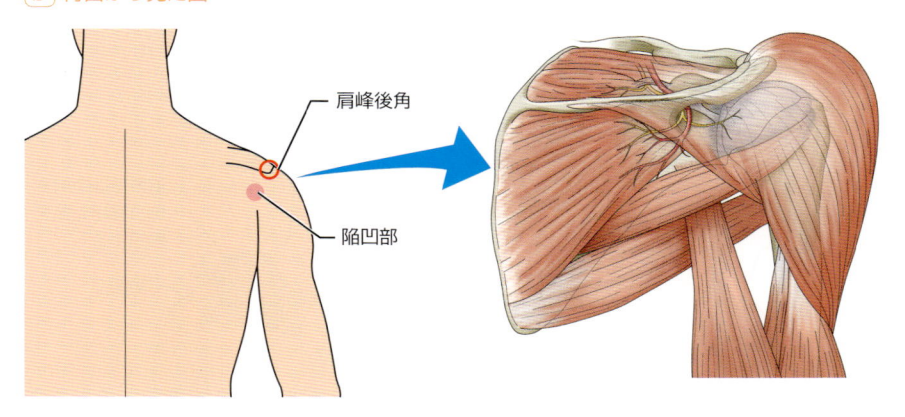

肩峰後角
陥凹部

手技の流れ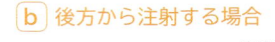

a 前方から注射する場合　　　　　**b** 後方から注射する場合

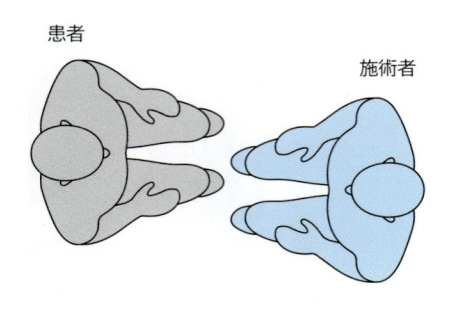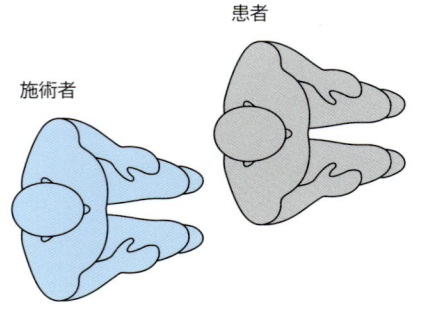

前方から注射する場合は患者の正面に座る（**a**）。後方から注射する場合は患者の後ろに座る（**b**）。

a 前方からの触知　　　　　**b** 後方からの触知

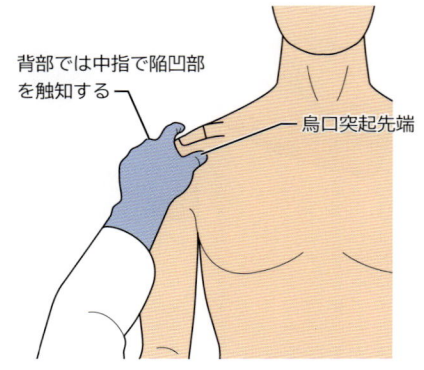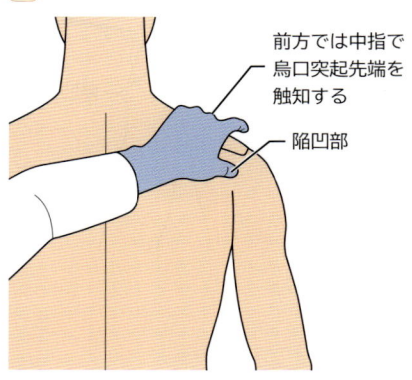

注射器を持たないほうの母指と中指で，烏口突起先端と，肩峰後角から約1cm下方・1cm内側にある陥凹部をはさみ込むように触知する。

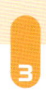

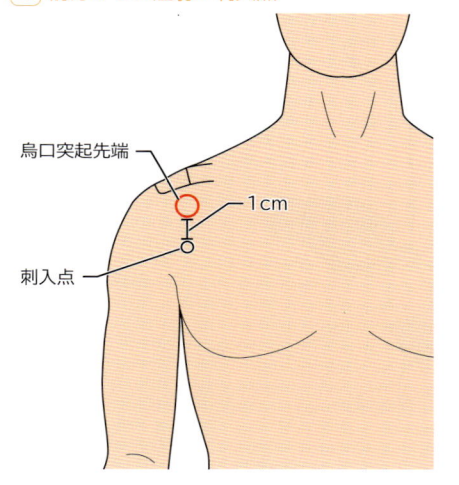

[a] 前方からの注射：刺入点

烏口突起先端

1cm

刺入点

前方から注射する場合は烏口突起先端の下方約1cmを刺入点とし，背部の陥凹部に向かって針を進める（a～d）。

[b] 側方から見た図

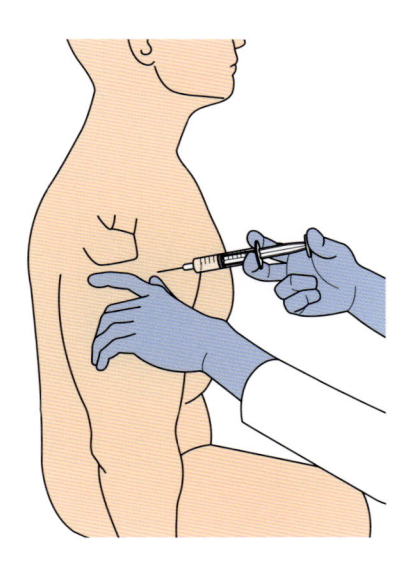

c 上方から見た図

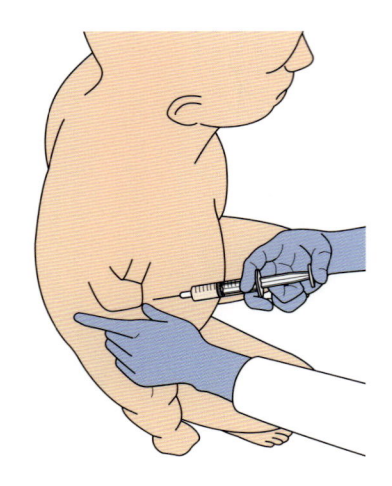

d 前方からの注射。刺入方向のイメージ

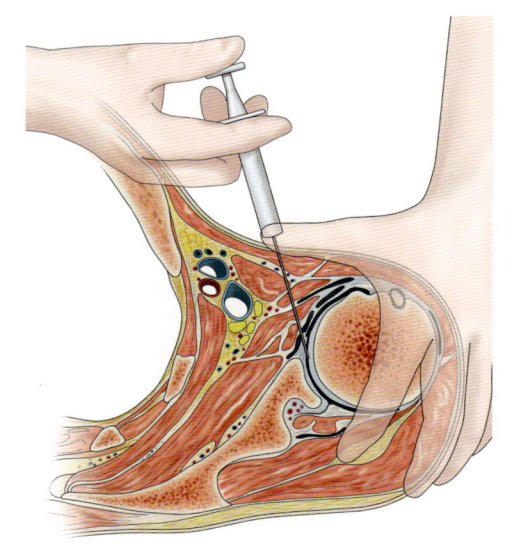

e 後方からの注射：刺入点

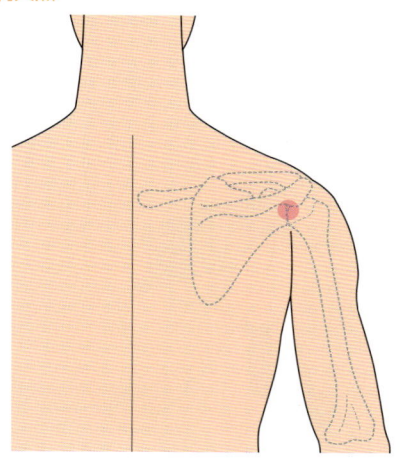

f 側方から見た図

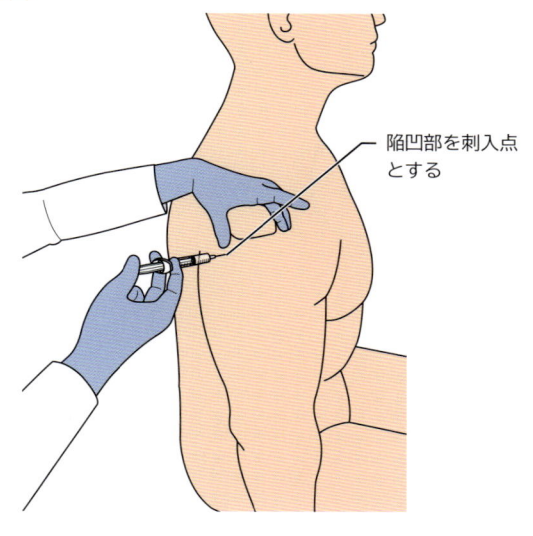

陥凹部を刺入点
とする

頚部・肩関節

肩関節内注射法

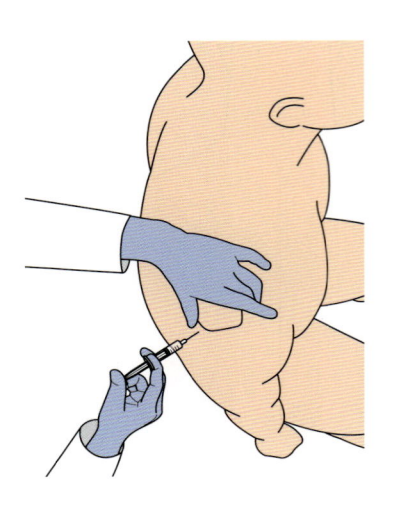

g 上方から見た図

h 後方からの注射。刺入方向のイメージ

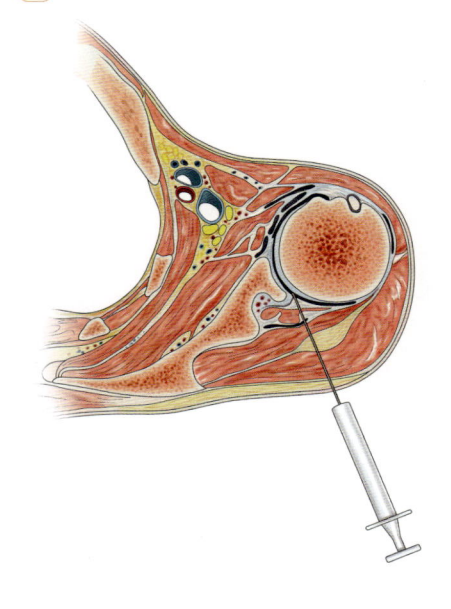

後方から注射する場合は肩峰後角内下方の陥凹部を刺入点とし，烏口突起先端に向かって針を進める（e〜h）。

4 針が抵抗なく進めば，関節内に針先が入ったことになる。上腕骨頭に針先が当たった場合は，針先を数mm引いて，抵抗なく薬液が注入されれば針先は関節内にあると考えてよい。

使用する器具・薬剤と投与量

【器　具】
- 2.5cmの23G針（前方注射）
- 6cmの23Gカテラン針（後方注射）
- 5mLシリンジ

【薬　剤】
- ヒアルロン酸ナトリウム（アルツ®など）：
  1A［＋1％リドカイン2mL（必要に応じて）］
- 1％リドカイン（キシロカイン®）5mL＋
  トリアムシノロンアセトニド（ケナコルト-A®）8〜10mg

**こうすれば
うまくいく！**

【前方・後方共通】

・針先が骨のどの辺りに当たっているかわからないときは，上腕骨を内外
旋してみよう

→上腕骨の内外旋で針先が動けば針先は上腕骨頭に当たっている。動か
なければ関節窩に当たっている可能性が高い。

・針先が上腕骨頭に当たって関節内に入っていかない

→上腕骨頭に針先が当たったら，前方からの注射では上腕骨頭を軽度内
旋，後方からの注射では外旋することで針先を関節方向に誘導し，関
節内に針先を入れることができる（図3）

【後方から注射する場合】

・針が関節内まで届かない

→後方は前方に比べて筋肉が厚いため，針先が関節内まで届かないこと
が多い。カテラン針など長めの針を用いるとよい。

図3／針先を関節内に誘導する方法

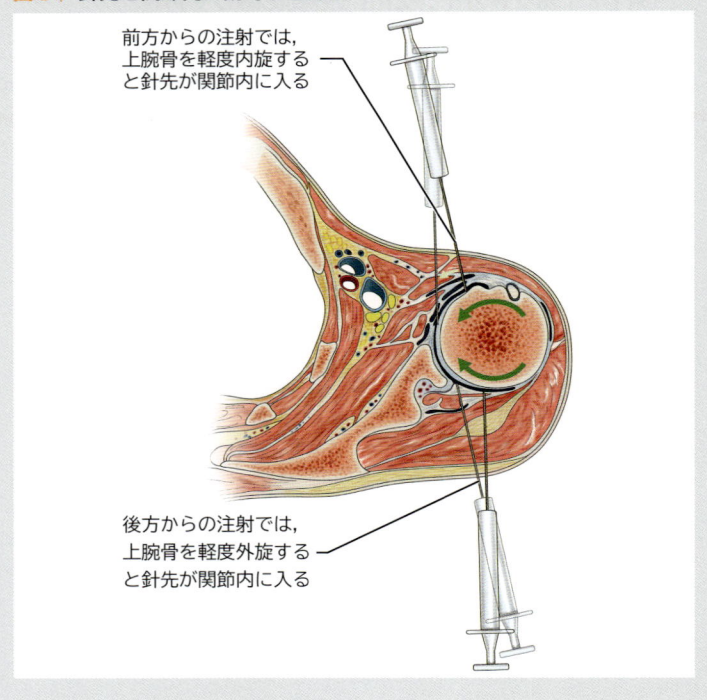

前方からの注射では，
上腕骨を軽度内旋する
と針先が関節内に入る

後方からの注射では，
上腕骨を軽度外旋する
と針先が関節内に入る

肘関節・手指

1 肘関節内注射法

森本祐介 日本大学医学部整形外科学系整形外科学分野

適応

肘関節の注射は，関節炎の治療のためにステロイド注射を行うことがほとんどである。そのため，関節内に炎症を生じる疾患が適応疾患となる。また，急性の関節炎や感染の場合は，関節液の採取を目的に穿刺を行う。

- ・変形性肘関節症
- ・関節リウマチ
- ・肘関節滑膜炎
- ・上腕骨小頭離断性骨軟骨炎
- ・肘関節内遊離体
- ・上腕骨内外側上顆炎
- ・化膿性肘関節炎

刺入部位の周辺解剖

　肘関節は腕尺関節，腕橈関節，橈尺関節より構成される。関節の橈側には橈骨神経，尺側には尺骨神経，前方には正中神経が存在する（図1）。

患者体位と刺入時のランドマーク

　患者に座位をとらせて上腕を台に乗せ，肘関節屈曲位で前腕を下垂させる（図2）。
　肘頭外側縁と腕橈関節裂隙を触知し，その間にある脂肪体（soft spot）を刺入点とする。腕橈関節裂隙は，前腕を回内外させて橈骨頭を回転させると，容易に確認できる（手技の流れ②参照）。

図1／肘関節周辺の解剖

a 浅層

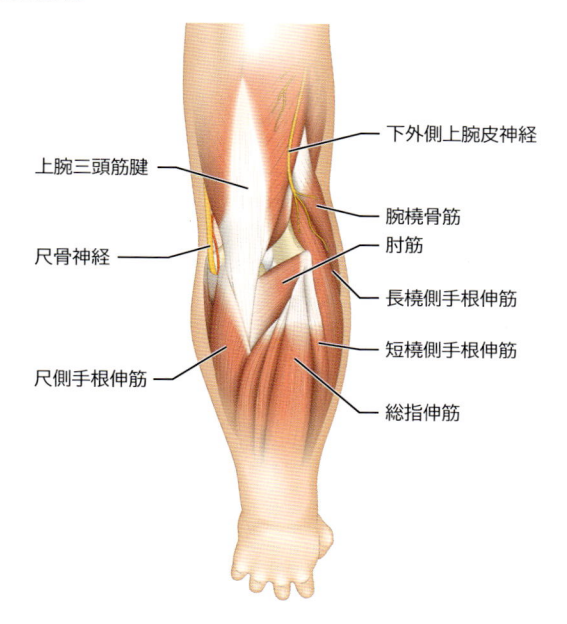

上腕三頭筋腱

尺骨神経

尺側手根伸筋

下外側上腕皮神経

腕橈骨筋

肘筋

長橈側手根伸筋

短橈側手根伸筋

総指伸筋

b 深層

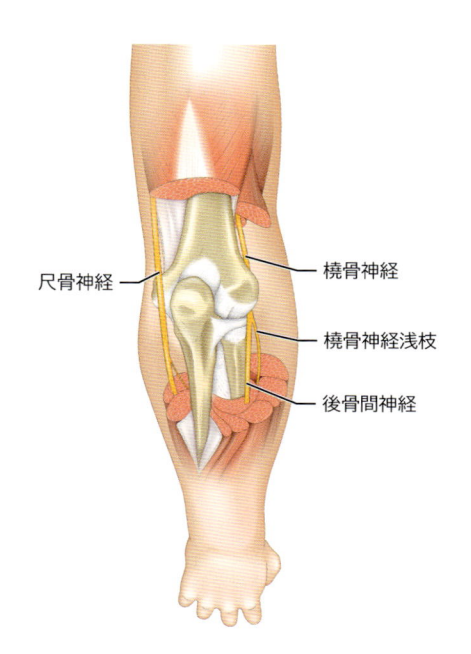

尺骨神経

橈骨神経

橈骨神経浅枝

後骨間神経

図2／患者体位と刺入時のランドマーク

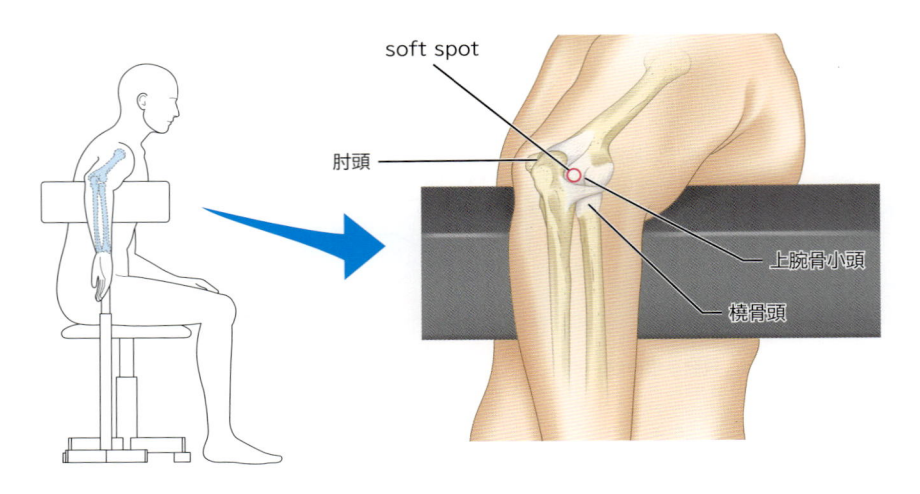

soft spot

肘頭

上腕骨小頭

橈骨頭

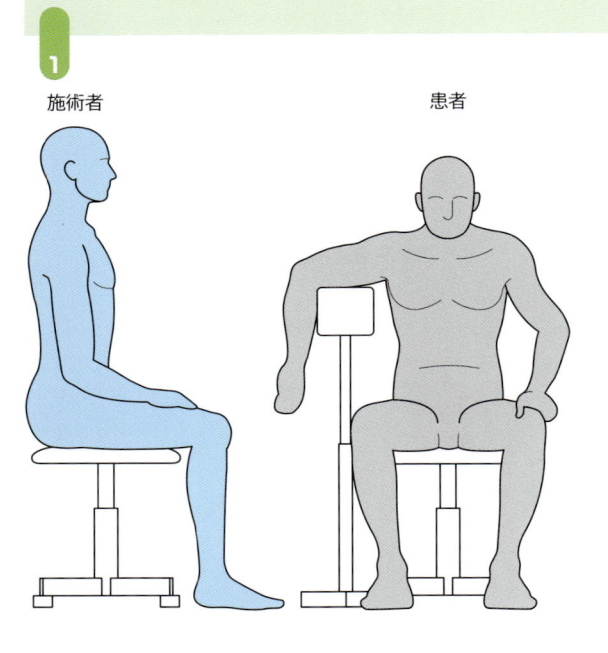

手技の流れ

1

施術者　　　　　　　患者

患者の体位を確認する。施術者は注射する側の肘の延長線上に，患者の方を向いて座位をとる。

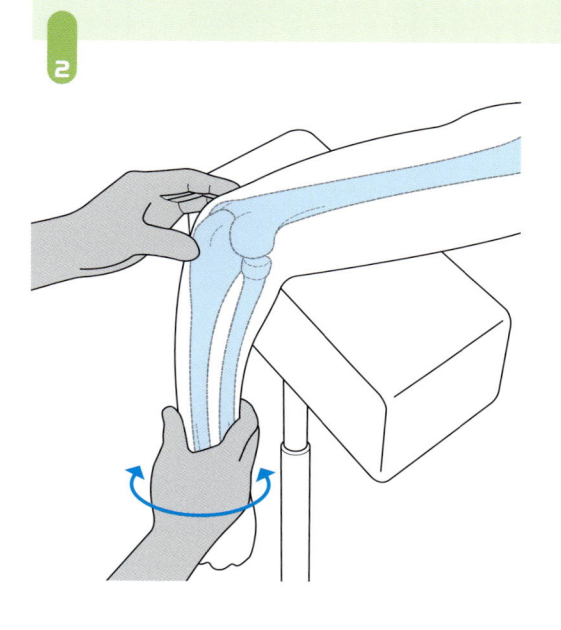

骨性ランドマークとして，肘頭外側縁と腕橈関節の位置を確認する。腕橈関節の位置は，前腕を回内外させることで確認する。

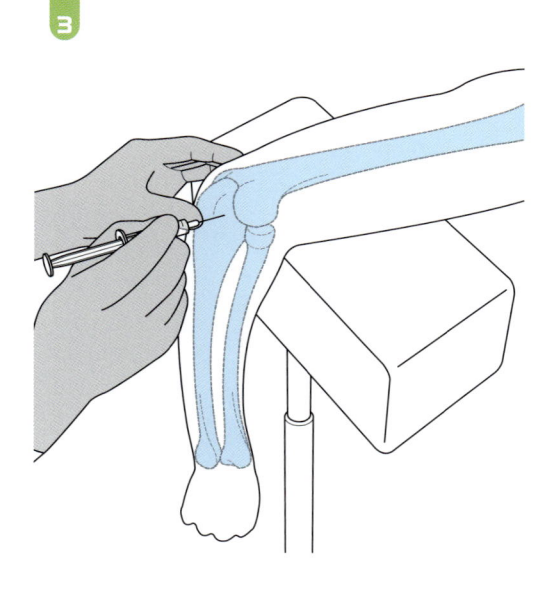

後方の soft spot を注射器を持つ手とは反対の母指で触知し，刺入部位を決定する。注射器をペンホールドで握り，関節裂隙に向かって皮膚に対して垂直に針を刺入する。

肘関節・手指

肘関節内注射法

77

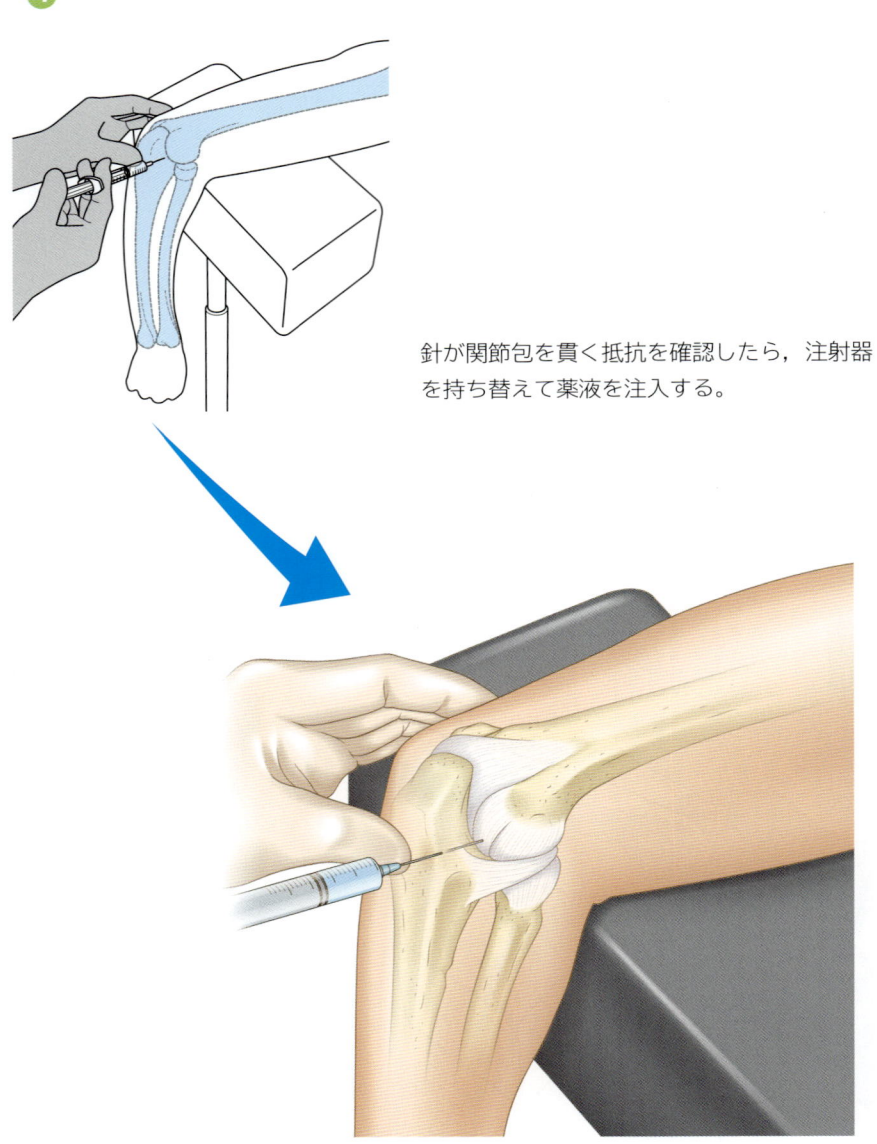

針が関節包を貫く抵抗を確認したら，注射器を持ち替えて薬液を注入する。

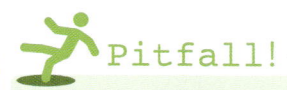

Pitfall!

- 後方からの穿刺は神経や大きな血管がなく比較的安全に刺入でき，ピットフォールは少ない。しかし，肢位をしっかりとらなければ刺入の方向が狂うため注意を要する。

こうすれば うまくいく！

- 皮膚に対して垂直に針を刺入するが，関節裂隙にうまく入らず骨に当たることがある。しかし，焦らずにその場でゆっくり薬液を注入すれば，比較的痛みなく注射ができる。
- 針先が関節内に入っていれば，薬液は抵抗なく注入できる。関節外に薬液が漏れると痛みが出るため，抵抗がある場合は無理をせず，針の方向を確認して刺入し直す。

使用する器具・薬剤と投与量

【器　具】
- 手台
- 1〜5mL程度のシリンジ
- 23〜25G針

【薬　剤】
- 麻酔：1％リドカイン2〜3mL
- ステロイド：トリアムシノロン 4〜5mg
- ヒアルロン酸

※麻酔＋ステロイド，麻酔＋ヒアルロン酸，ヒアルロン酸単独のいずれかで用いることが多い。

2 上腕骨外側上顆炎の注射法

森本祐介 日本大学医学部整形外科学系整形外科学分野

適応

上腕骨外側上顆炎は，短橈側手根伸筋（extensor carpi radialis brevis；ECRB）の急性炎症というよりも血管線維性の慢性腱症であり，enthesopathyと定義されている。慢性経過をたどった例では，関節内病変として輪状靱帯の部分断裂や関節内の滑膜炎，腕橈関節の滑膜ひだの陥入なども疼痛の発生原因とされている[1]。そのため，その疾患に応じて注射の部位を変える必要がある。

刺入部位の周辺解剖

　上腕骨外側上顆を起始とする筋肉には，総指伸筋・短橈側手根伸筋などがある（図1a）。深層には橈骨神経があり，浅橈骨神経を出した後，回外筋が形成するトンネル（Frohseのアーケード）を通過する（図1b）。ここで神経が絞扼されることが多く，後骨間神経障害をきたす。

患者体位と刺入時のランドマーク

● 患者に座位をとらせて肘を約90°屈曲させ，肘を手台に乗せる（図2）。
● ランドマーク：上腕骨外側上顆よりやや遠位，伸筋群の腱の上

図1 ／ 肘関節外側の解剖

a 浅層の解剖

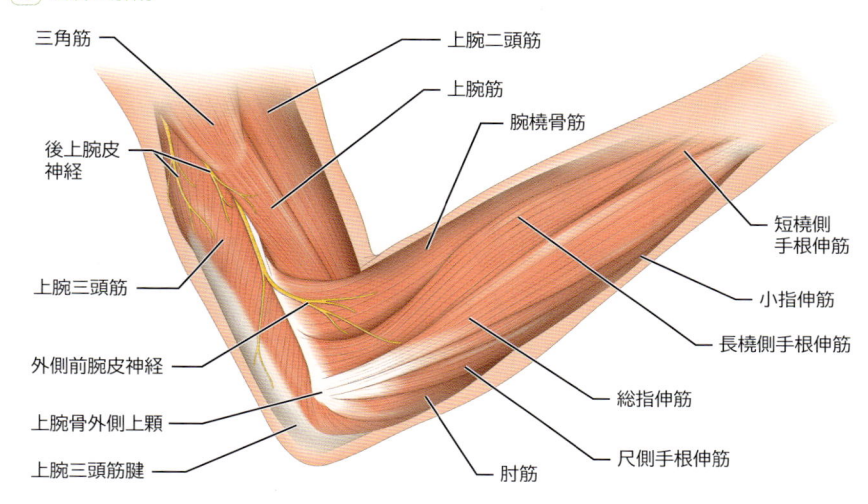

- 三角筋
- 上腕二頭筋
- 上腕筋
- 腕橈骨筋
- 後上腕皮神経
- 短橈側手根伸筋
- 上腕三頭筋
- 小指伸筋
- 長橈側手根伸筋
- 外側前腕皮神経
- 総指伸筋
- 上腕骨外側上顆
- 尺側手根伸筋
- 上腕三頭筋腱
- 肘筋

b 深層の解剖。橈骨神経が Frohse のアーケードを通過する

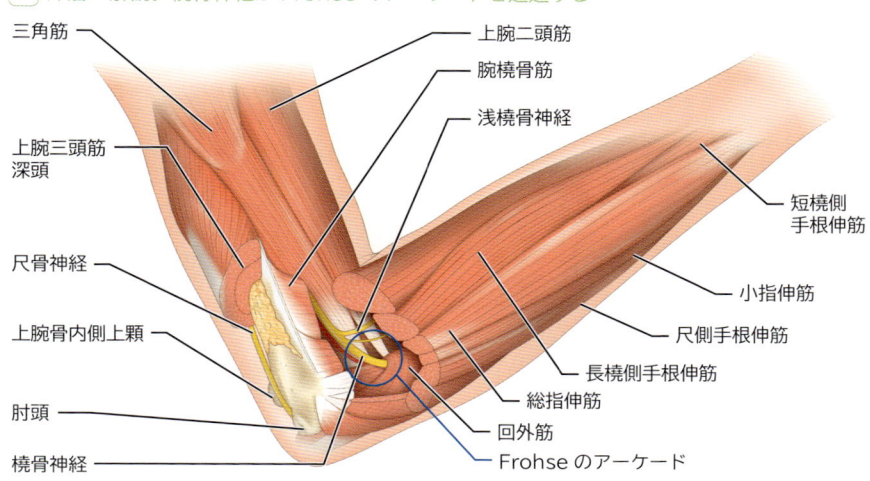

- 三角筋
- 上腕二頭筋
- 腕橈骨筋
- 浅橈骨神経
- 上腕三頭筋深頭
- 短橈側手根伸筋
- 尺骨神経
- 小指伸筋
- 上腕骨内側上顆
- 尺側手根伸筋
- 長橈側手根伸筋
- 肘頭
- 総指伸筋
- 回外筋
- 橈骨神経
- Frohse のアーケード

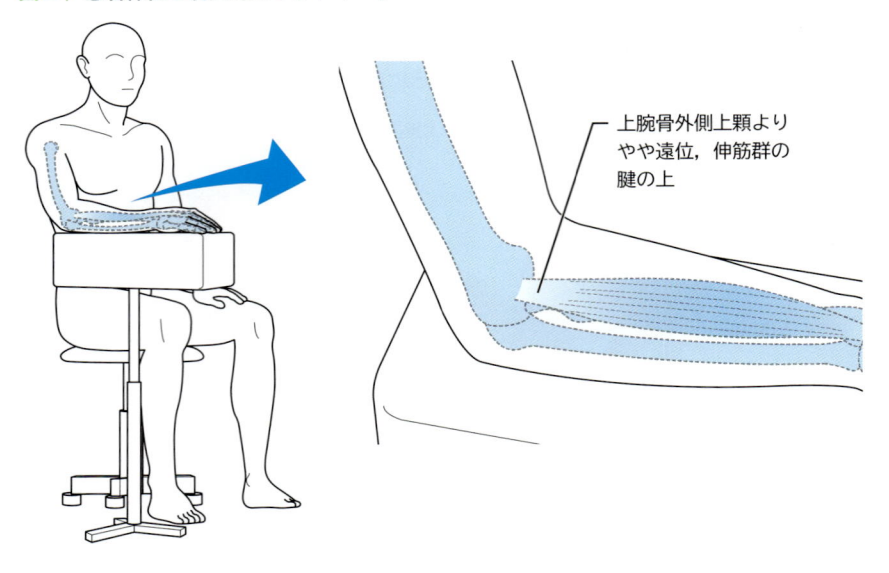

上腕骨外側上顆より
やや遠位，伸筋群の
腱の上

手技の流れ

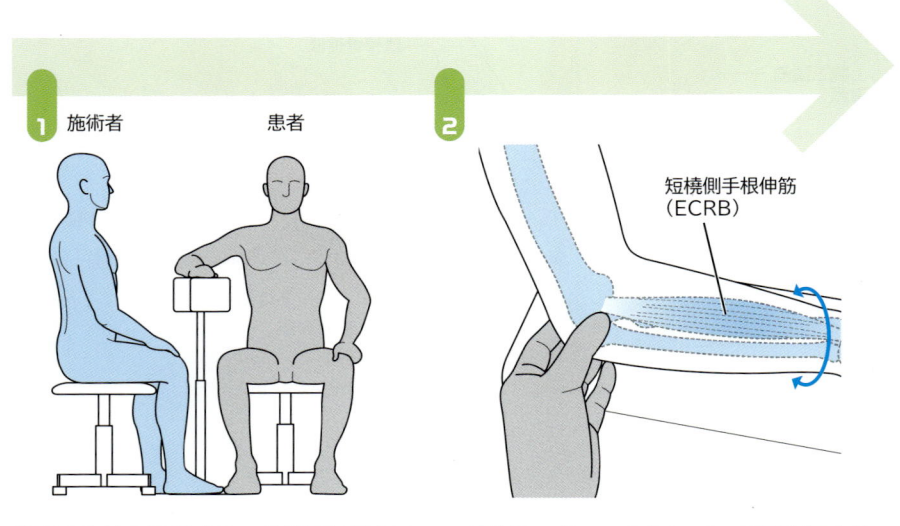

1 施術者　　患者

患者の体位を確認する。施術者は注射す
る肘に向かって，手台の横に座位をとる。

2 短橈側手根伸筋
（ECRB）

骨性ランドマークとして，前腕を回内外
させて橈骨頭を触知する。

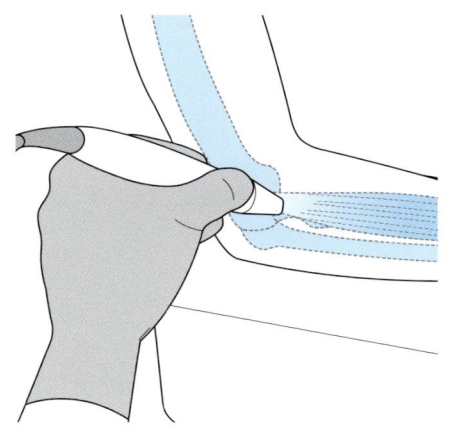

超音波診断装置（エコー）でECRBを確認する。エコーを用いることで，目的とする組織に安全かつ確実に注射をすることができる。

プローブは目標の組織に垂直に当てる。骨性のランドマークが描出できるように位置，深度を調節する。目標の組織が見えるまでは針を刺入しない。目標の組織かどうかは手関節を背屈したり指を伸展させたりして確認する。

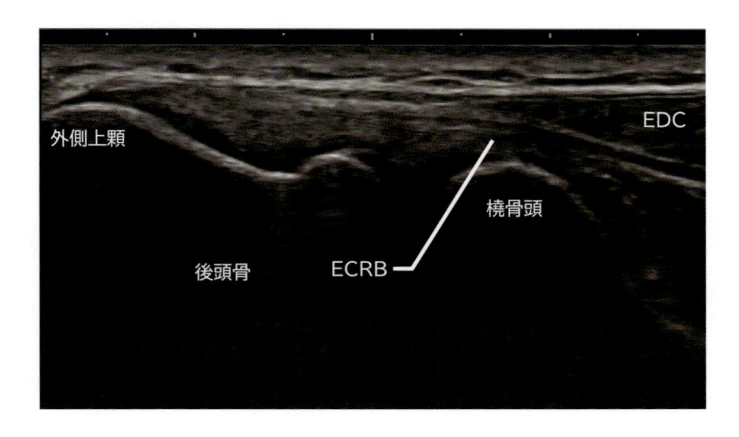

総指伸筋（extensor digitorum muscle；EDC）と短橈側手根伸筋（ECRB），橈骨頭の位置関係が明瞭である

肘関節・手指

上腕骨外側上顆炎の注射法

83

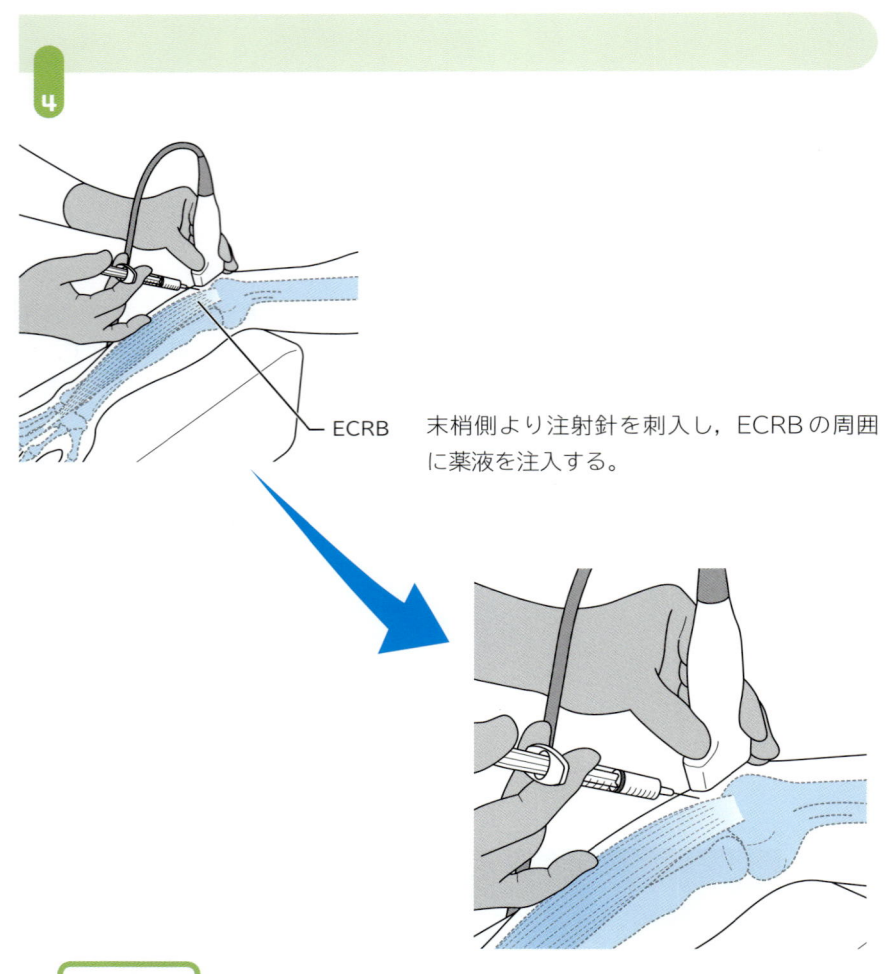

ECRB — 末梢側より注射針を刺入し，ECRB の周囲に薬液を注入する。

こうすれば うまくいく！

腱の周囲や神経周囲に注射をする場合は，エコーガイド下で行ったほうが，より確実・安全に注射を行うことができる。ステロイドを直接腱内に注入すると，腱自体にダメージを与えてしまったり，盲目的に針を刺入した場合には橈骨神経を損傷する可能性がある。

また近年は，慢性の外側上顆炎に対しては多血小板血漿（plate rich plasma；PRP）の注射[2]が，絞扼神経障害や enthesopathy に対しては薬物を使わず生理食塩水で行う hydro-release も注目されている。

> **使用する器具・薬剤と投与量**

【器 具】
- 超音波診断装置（エコー）
- 手台
- 1 〜 5mL 程度のシリンジ
- 23 〜 25G 針

【薬 剤】
- 麻酔：1%リドカイン 1 〜 2mL
- ステロイド：トリアムシノロン 4 〜 5mg
- 生理食塩水（hydro-release）

本手技に特異的に生じる合併症とその対処法

　軟部組織へ無理に注射を行うと，強い疼痛を引き起こす。患者が我慢すると迷走神経反射を起こして脳性貧血となり，意識を失い椅子から転落することがある。

　無理に注射をすることは避ける。または迷走神経反射が起きる可能性がある場合は，臥位にて注射を行う。

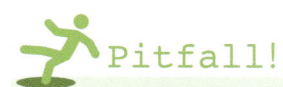 Pitfall!

- 注射針の深さや刺入部を誤ると，迷走神経反射や橈骨神経障害を引き起こす。肢位をしっかり確認し，針はゆっくり刺入する。疼痛やしびれを確認しながら，異常があればすぐに中止する。

【文献】

1)　新井　猛. 上腕骨外側上顆炎. 2016 MB Orthop；29：45-9.
2)　金森章浩 ほか. 肘外側上顆炎に対する多血小板血漿（PRP）治療. MB Orthop 2015；28：67-72.

3 手指神経ブロック： Oberst 麻酔，総指神経ブロック

長尾聡哉 板橋区医師会病院整形外科

適応

指部，主に近位指節間関節（proximal interphalangeal joint；PIP 関節）以遠の手術が適応となる。刺入部位によって，手指基部に麻酔薬を注入する Oberst 麻酔と，手掌部に注入する総指神経ブロックがある。
- Oberst 麻酔：疼痛は比較的少ないとされている。麻酔薬の過剰注入に伴い，浮腫や循環障害をきたすことがある。
- 総指神経ブロック：掌側からの穿刺になるため疼痛を伴うものの，麻酔薬注入に伴う循環障害の危険性が少ない。隣接指にも効果が及ぶ。

刺入部位の周辺解剖

　指部の知覚をつかさどる神経は，掌側・背側指神経である（図1）。背側指神経は基節骨背側部の知覚をつかさどっている。掌側指神経は総指神経から分岐し，指掌側および PIP 関節以遠，背側の知覚を支配している（図2）。

患者体位と刺入時のランドマーク

- 仰臥位でも座位でも施行可能（図3）。
- ランドマーク（図2）
  - Oberst 麻酔：手掌指節皮線
  - 総指神経ブロック：遠位手掌皮線

図1 / 手指部の神経・血管の走行

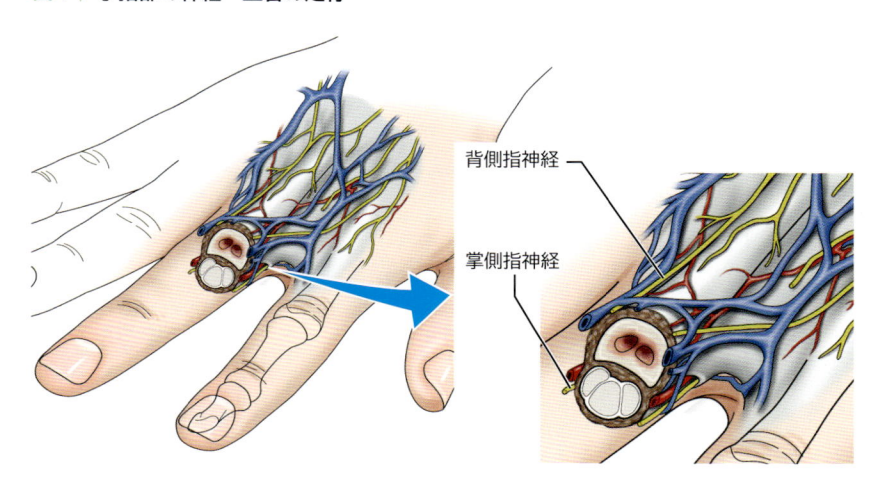

背側指神経

掌側指神経

図2 / 総指神経・
掌側指神経と皮線

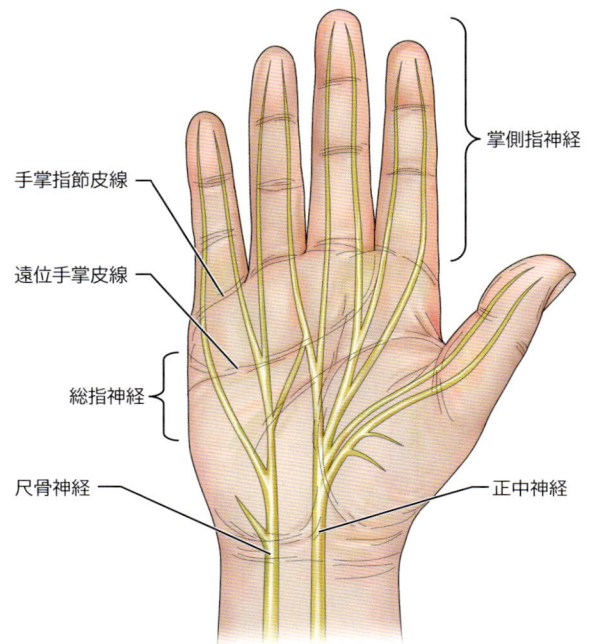

掌側指神経

手掌指節皮線

遠位手掌皮線

総指神経

尺骨神経

正中神経

図3／患者体位

a 仰臥位

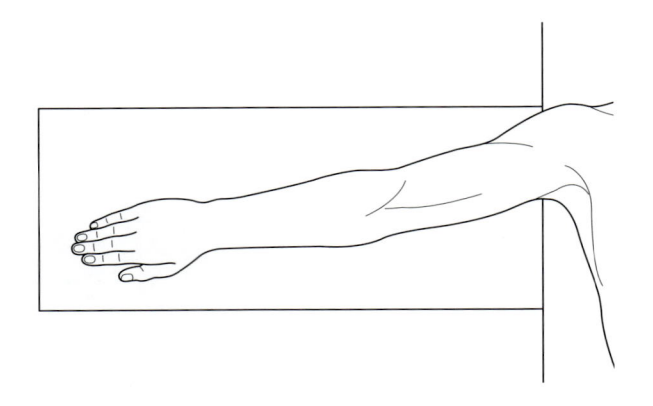

b 座位

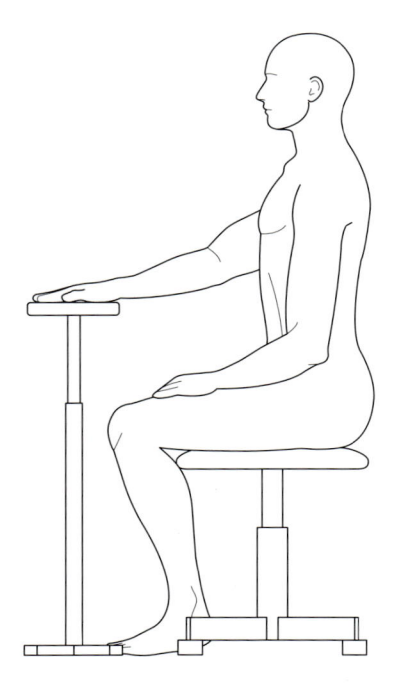

手技の流れ

Oberst 麻酔：掌側指神経と背側指神経の麻酔

1

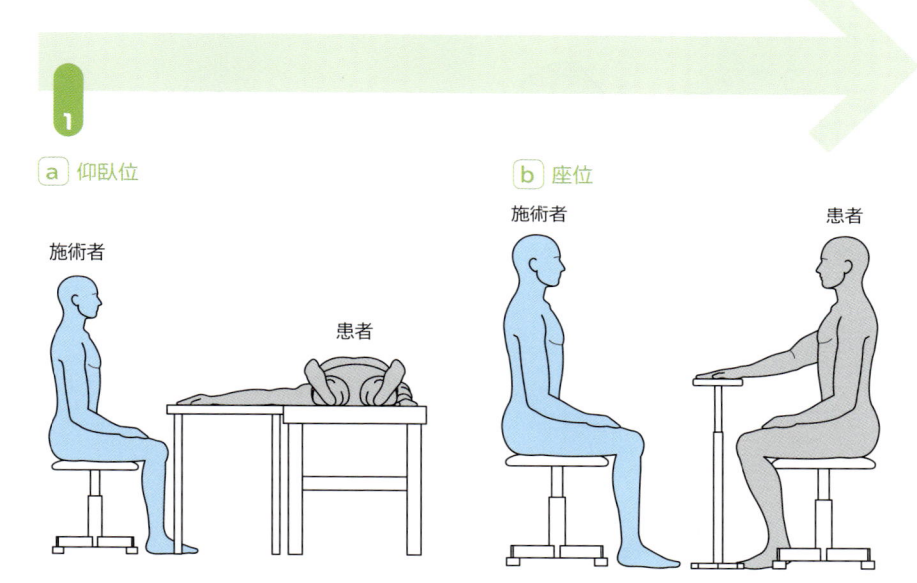

a 仰臥位　　　b 座位

施術者　　　患者　　　施術者　　　患者

患者体位を確認する。施術者は患者の指先部に座位をとる。

2

注射器をペンホルダーで持つ。

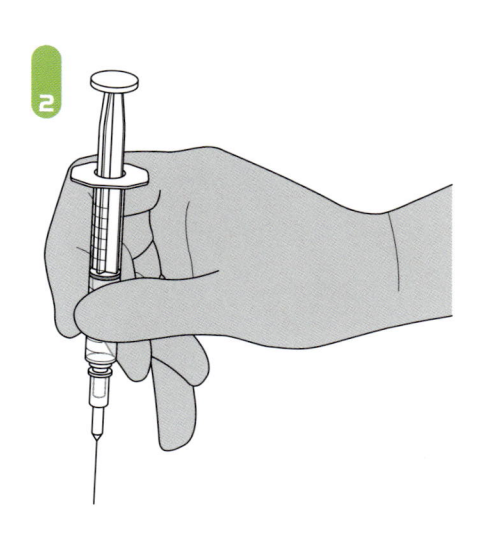

89

a 指間背側より刺入

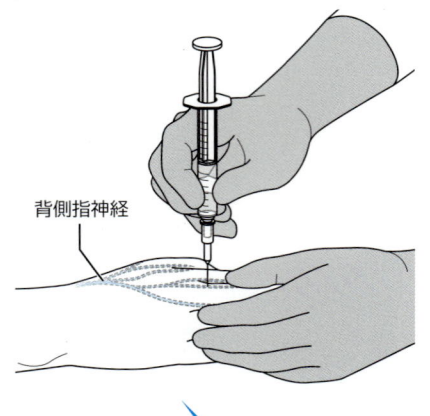

背側指神経

もう一方の手で患指をつかんで固定する。手掌指節皮線レベルで指間背側より刺入し，基節骨に針を当てる。

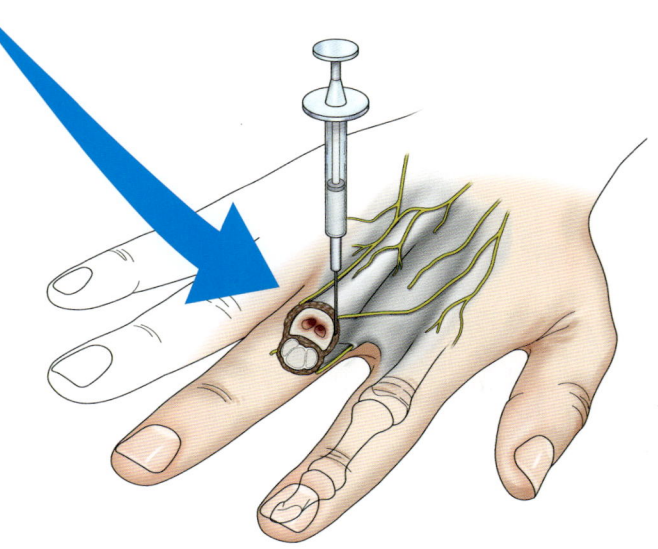

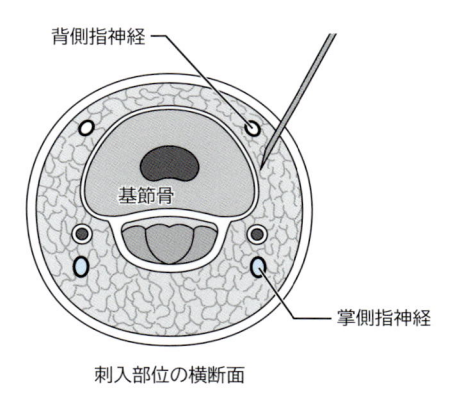

b 基節骨に針を当てる

背側指神経

基節骨

掌側指神経

刺入部位の横断面

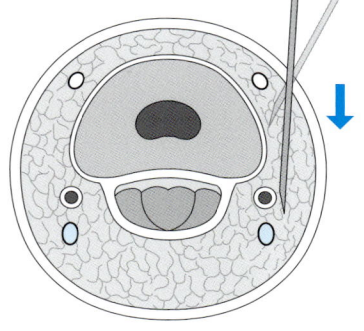

針を少し引いてから掌側へ向きを変えて針を進め，掌側指神経をブロックする。

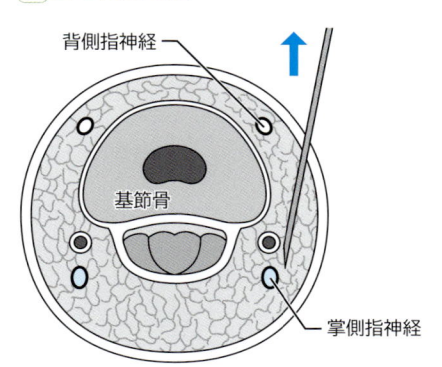

a 針を背側に戻す

背側指神経

基節骨

掌側指神経

針を背側に戻して背側指神経をブロックする。

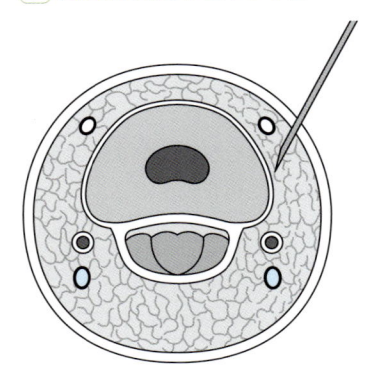

b 背側指神経をブロックする

1

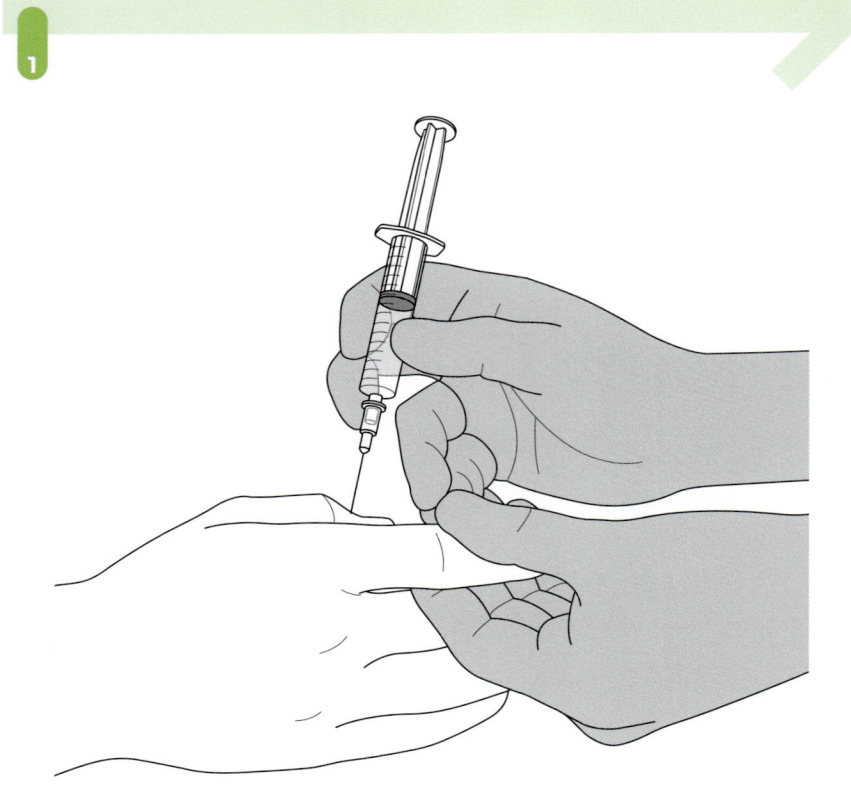

掌側指神経のみをブロックする場合は，側方からの刺入でもよい。注射器をペンホルダーで持ち，患指を固定する。

2

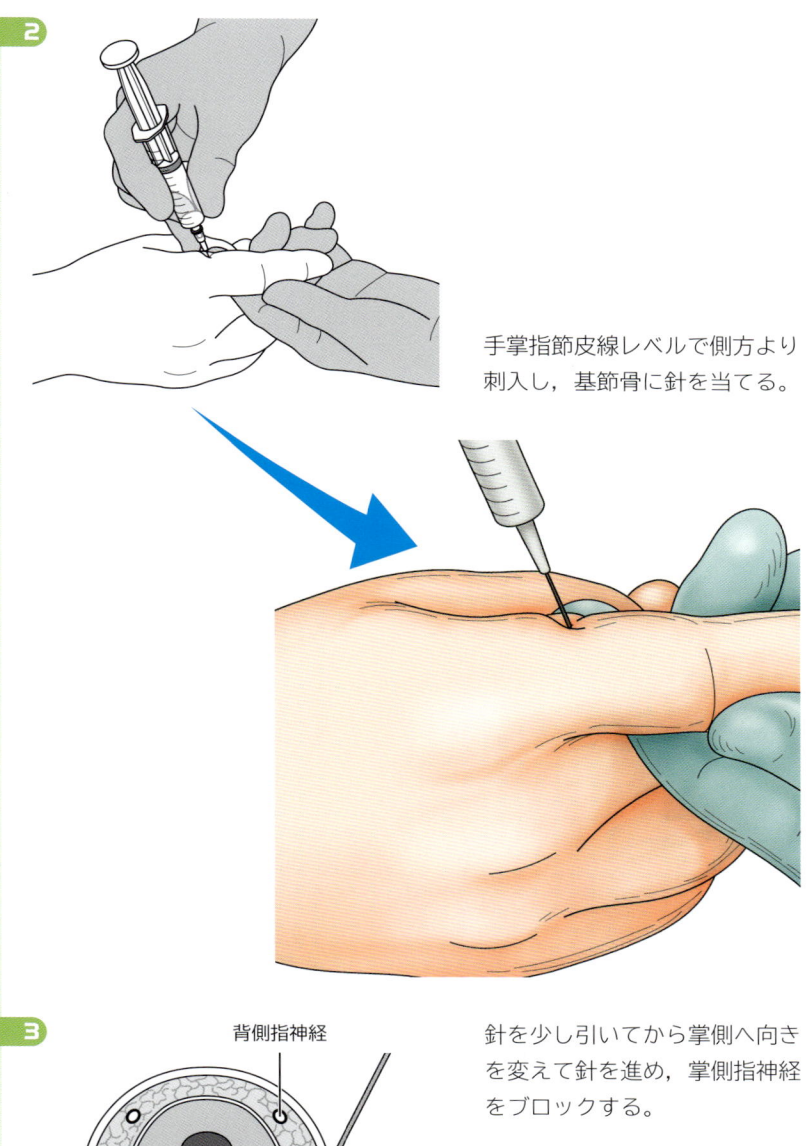

手掌指節皮線レベルで側方より
刺入し，基節骨に針を当てる。

3

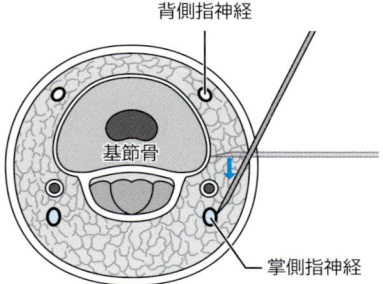

背側指神経

基節骨

掌側指神経

針を少し引いてから掌側へ向き
を変えて針を進め，掌側指神経
をブロックする。

総指神経ブロック

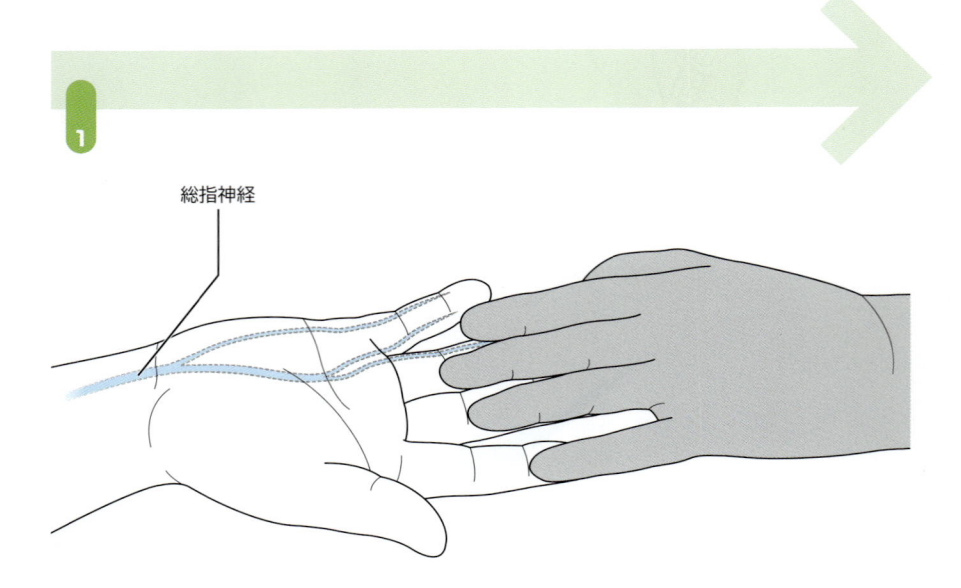

総指神経

患者の手のひらを上に向け，患指を固定する。

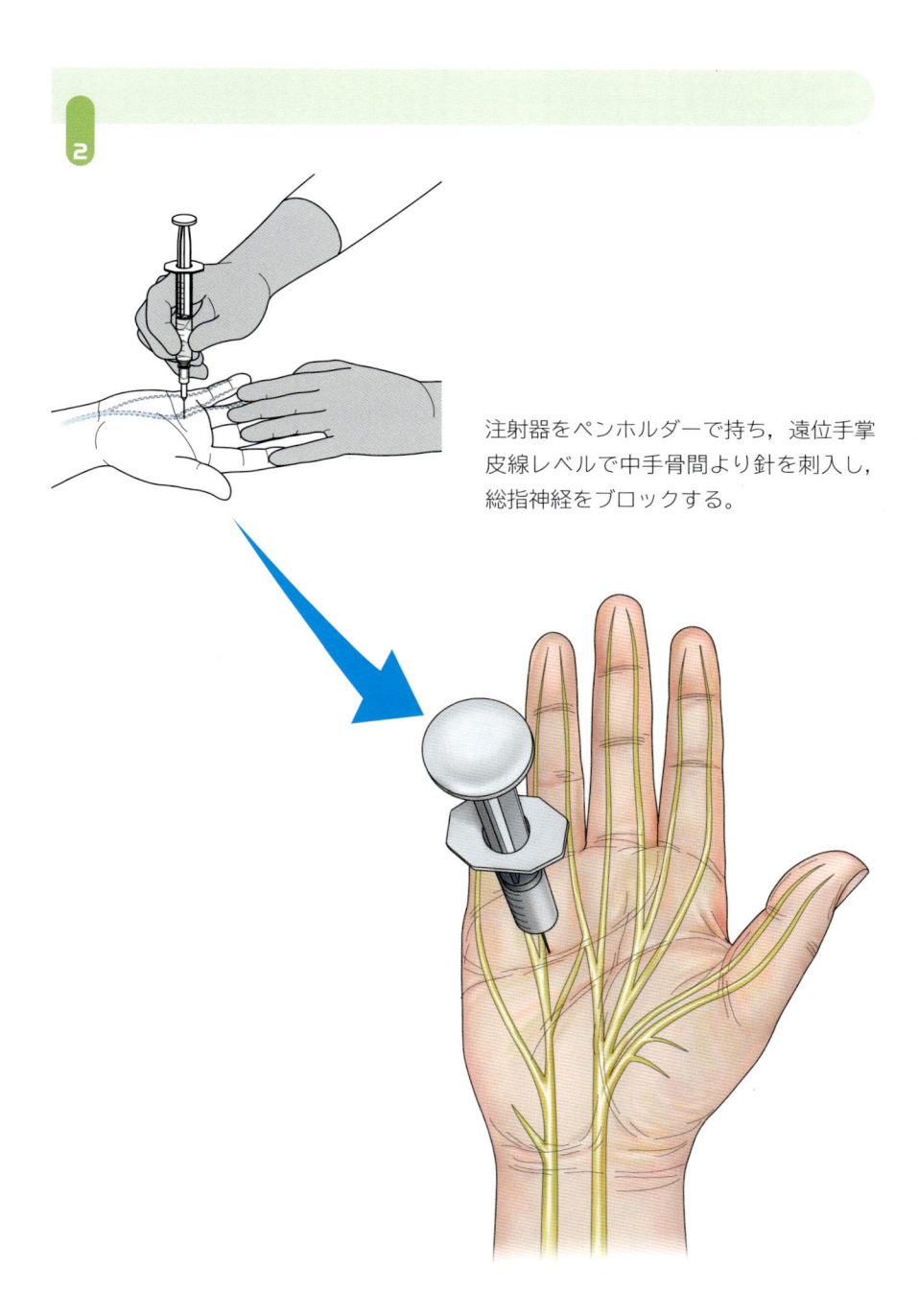

注射器をペンホルダーで持ち，遠位手掌皮線レベルで中手骨間より針を刺入し，総指神経をブロックする。

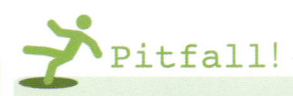

Pitfall!

- いずれの麻酔法も，指全体に麻酔をかけるためには橈側と尺側への2回の穿刺を要する。
- 近年，エピネフリン加リドカイン（キシロカインE®）を用いた手指神経ブロックの報告が散見されるが，わが国では2019年現在でいまだ保険適応ではないため，現状では使用は好ましくないと言わざるをえない。
- Oberst麻酔では，指の全周に薬液を注入すると患指循環障害をきたす可能性があるため，薬液注入は指の半周に止めておくべきである（図4）。
- PIP関節以遠での指背側の知覚は，掌側指神経のみのブロックで効果を得ることが可能であるが（図1），PIP関節の近位では背側指神経のブロックが必要となる。したがって，PIP関節より近位・背側に病変がある場合は，局所麻酔，背側指神経のみのブロックや，より近位での神経ブロックを選択することが望ましい。
- 総指神経ブロックでは患肢循環障害をきたすことはほとんどないが，隣接指にも麻酔がかかることを患者に説明しておく必要がある（図5）。

図4 ／ Oberst麻酔では薬液注入を指の半周に止める

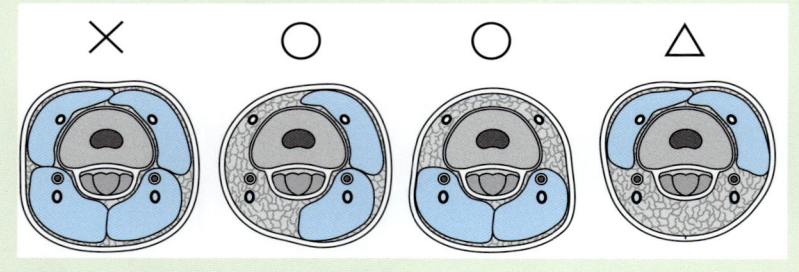

水色の部分が薬液を示す
△：背側指神経のみの麻酔では，PIP関節以遠に麻酔がかからないため，適応が限られる

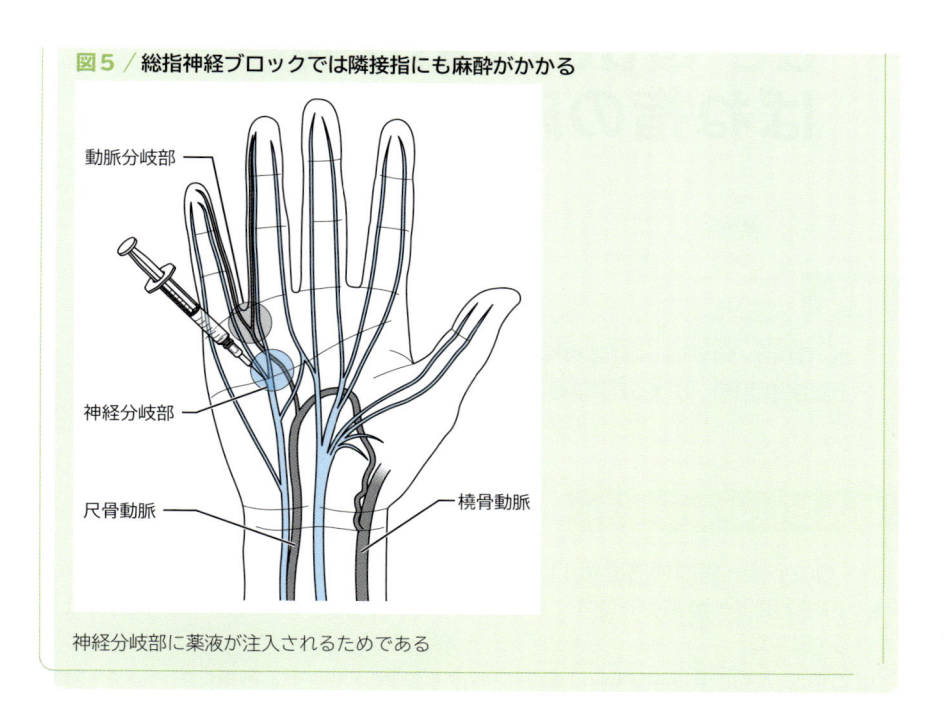

図5 ／ 総指神経ブロックでは隣接指にも麻酔がかかる

動脈分岐部

神経分岐部

尺骨動脈

橈骨動脈

神経分岐部に薬液が注入されるためである

使用する器具・薬剤と投与量

【器　具】
- 5mL程度の注射器
- 27〜30Gの注射針

【薬　剤】
- 1%リドカイン（キシロカイン®）：指神経1本に対して1〜2mL

本手技に特異的に生じる合併症とその対処法

・循環障害を避けるため，Oberst麻酔は指全周性に行わないようにする。特に，糖尿病や血管疾患を合併している高齢者には注意を要する。

・穿刺部に血腫を形成しないように，針の刺入は最低限にとどめるべきである。なお，神経付近への薬液の注入で十分効果を得ることができるため，医原性神経損傷を避ける意味でも，この麻酔には神経刺激による放散痛は必要ない。

4 de Quervain病・ばね指の麻酔

長尾聡哉 板橋区医師会病院整形外科

適応

- de Quervain病およびばね指における保存的治療としての腱鞘内注射
- 上記疾患手術における局所麻酔

刺入部位の周辺解剖

de Quervain病は伸筋腱第1区画，主に短母指伸筋（extensor pollicis bre-vis；EPB）腱部の腱鞘炎を指す。伸筋腱第1区画の表層には橈骨神経浅枝が走行している（図1）。

ばね指は，主に手指屈筋腱A1腱鞘における腱鞘炎を指す。各指におけるA1腱鞘の位置を図2に示す。

図1 ／ 手関節橈側の解剖

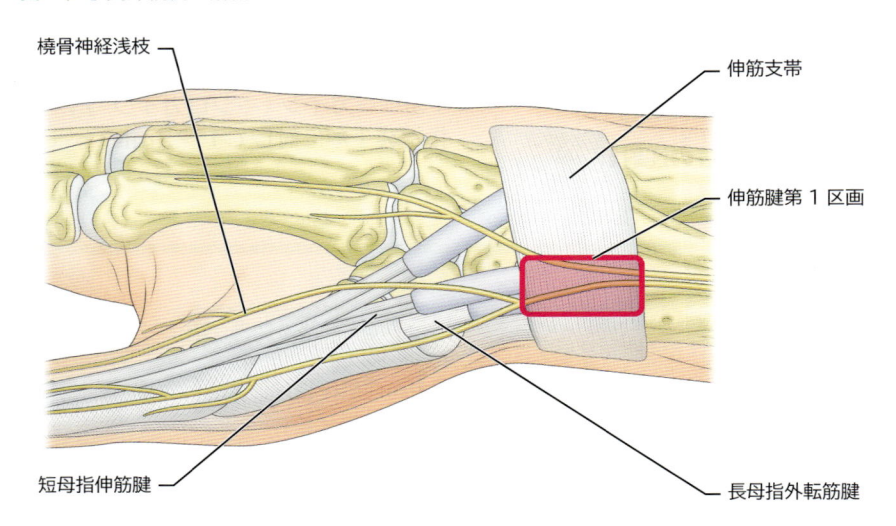

橈骨神経浅枝
伸筋支帯
伸筋腱第1区画
短母指伸筋腱
長母指外転筋腱

図2 ／ 手部掌側の解剖

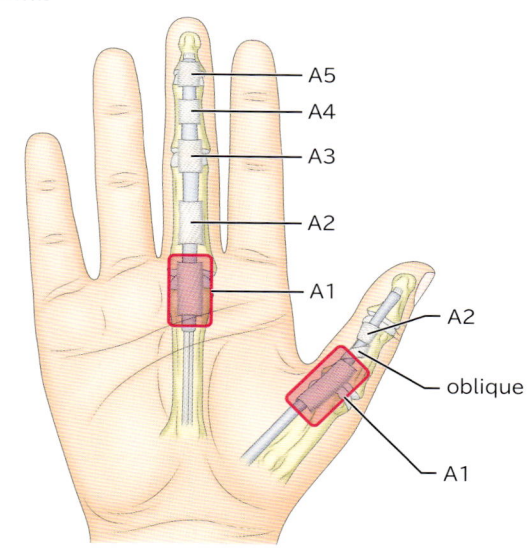

A5
A4
A3
A2
A1
A2
oblique
A1

患者体位と刺入時のランドマーク

● 仰臥位でも座位でも施行可能である（図3）。
● ランドマーク
　・de Quervain病：橈骨茎状突起
　・ばね指：手掌指節皮線（図4）

図3 ／ 患者体位

a 仰臥位

b 座位

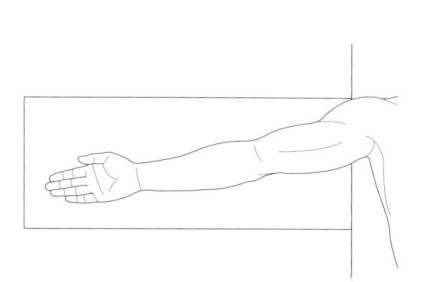

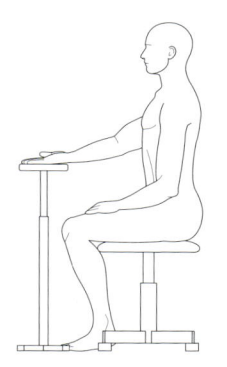

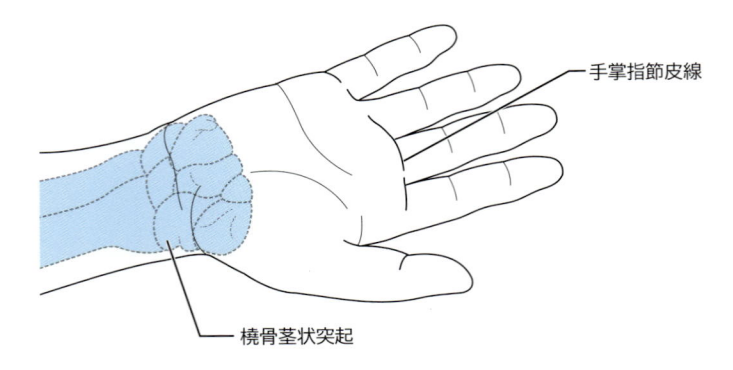

手掌指節皮線

橈骨茎状突起

手技の流れ

de Quervain 病に対する腱鞘内注射

[a] 仰臥位

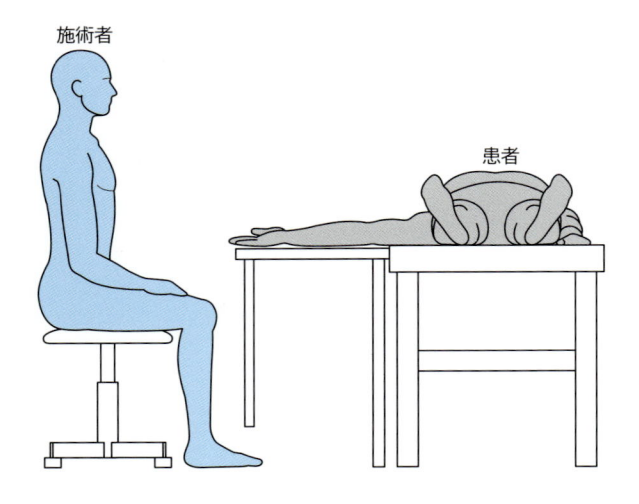

施術者

患者

患者の体位を確認する。
麻酔医は患者の指先部に
位置する。

b 座位

施術者　　　　　　　　　　　患者

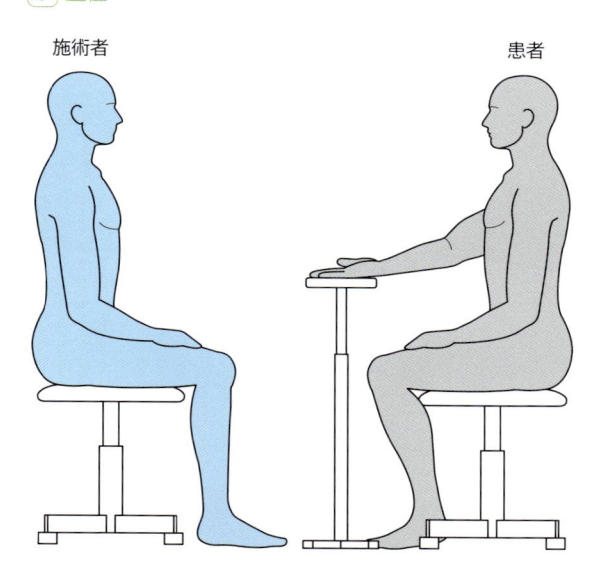

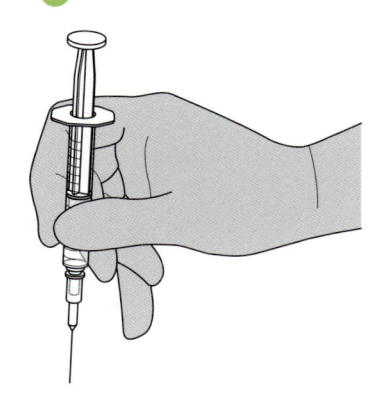

注射器をペンホルダーで持つ。

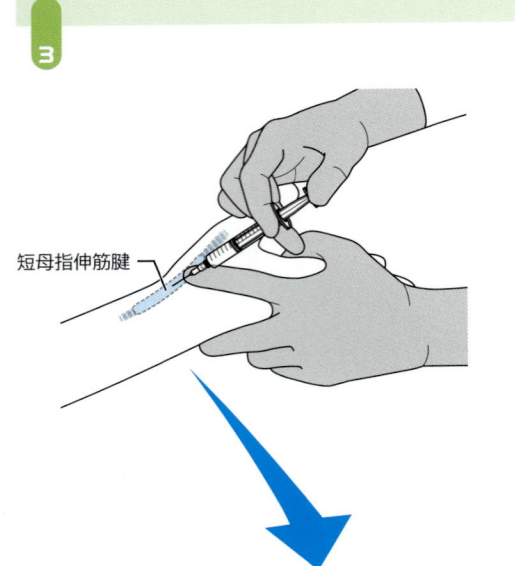

短母指伸筋腱

反対の手で患者の示指～小指をつかむ。母指を自動伸展させて EPB 腱を同定し，EPB 腱の尺側より針を刺入する。

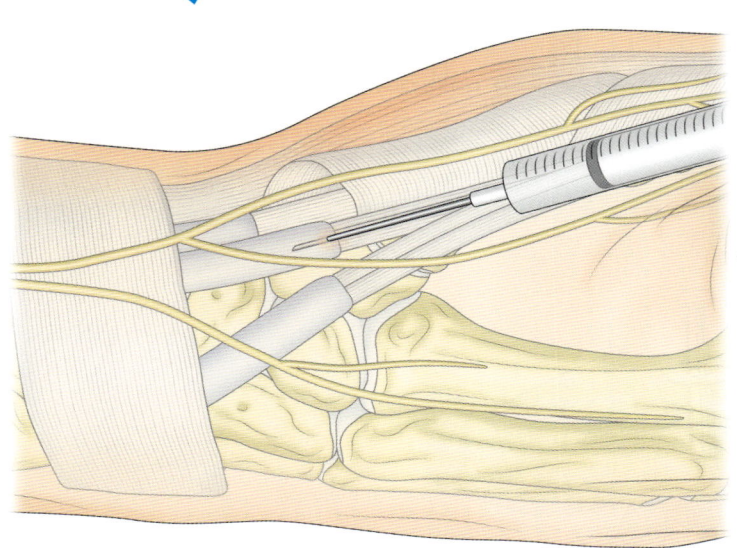

a 超音波ガイド下腱鞘内注射の実際

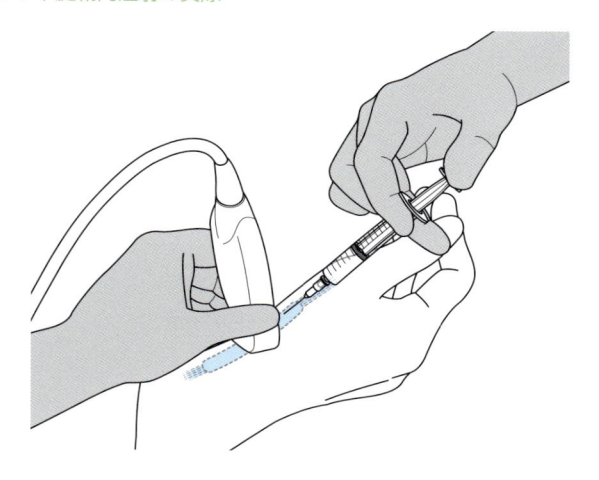

b 超音波短軸像

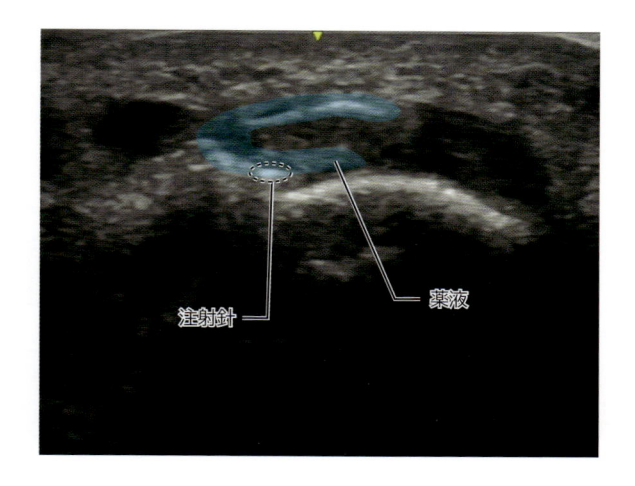

注射針　　　薬液

EPB腱鞘内に確実に針を進め（注入時に皮下が膨らまず，抵抗は減少する），薬液を注入する（刺入部の末梢で腱鞘の腫脹が確認できる）。腱鞘内への確実な薬液注入のために，超音波診断装置を併用してもよい。

ばね指における腱鞘内注射

1

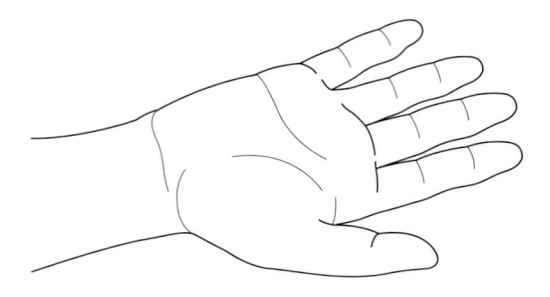

患者の手のひらを上に向ける。

2

a 母指ばね指に対する注射

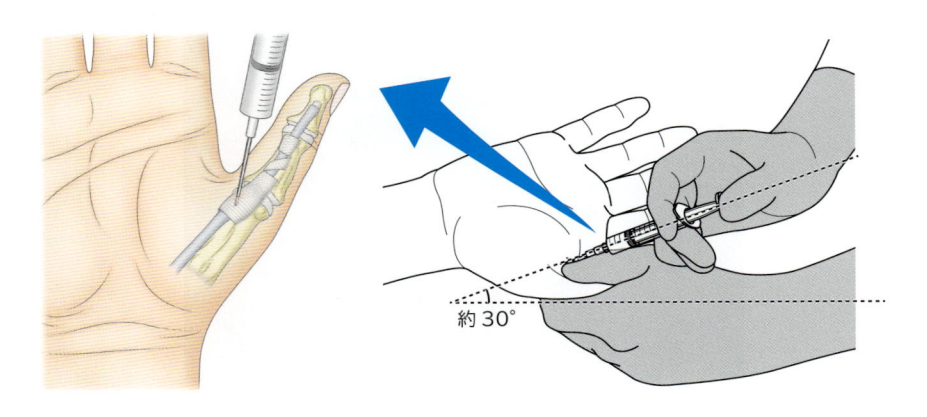

約30°

中手指節関節（metacarpophalangeal joint；MP関節）部掌側で腫脹したA1腱鞘を触知し，末梢より約30°の角度で刺入する。

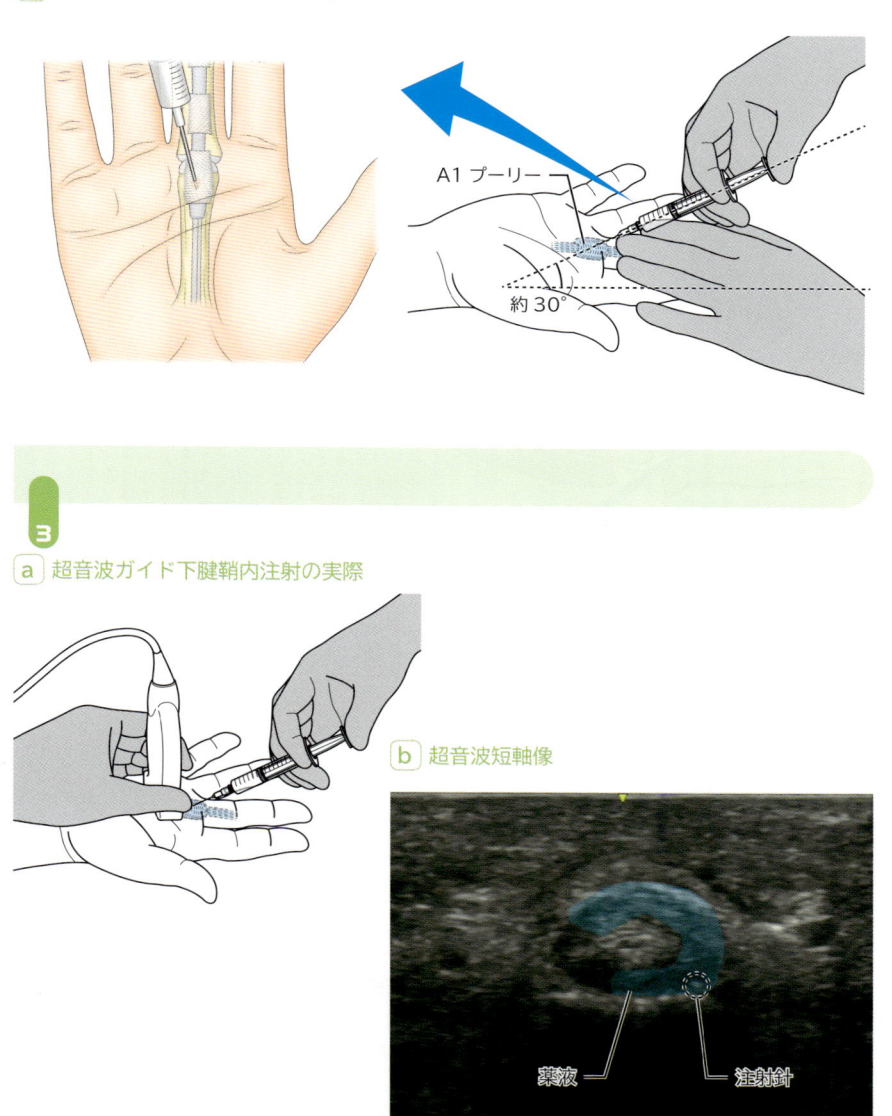

b 母指以外のばね指に対する注射

A1 プーリー

約30°

3

a 超音波ガイド下腱鞘内注射の実際

b 超音波短軸像

薬液　　　　注射針

A1腱鞘内に確実に針を進め（注入時の抵抗が減少する），薬液を注入する（刺入部の末梢で腱鞘の腫脹が確認できる）。腱鞘内への確実な薬液注入のために，超音波診断装置を併用してもよい。

手術時の局所麻酔

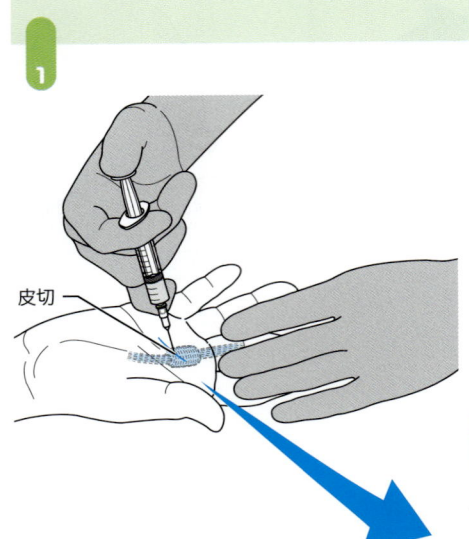

皮切

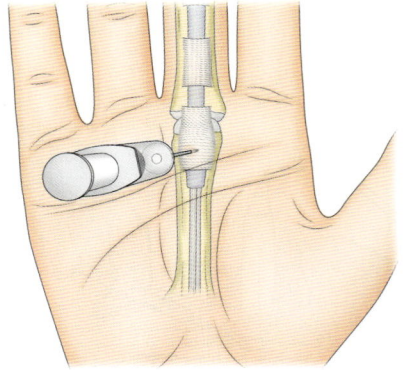

皮切部の皮下に薬液を注入する。

使用する器具・薬剤と投与量

【器　具】

- 1〜2.5mL程度の注射器：
  細径で針をねじ込む形状（ロック型）のものが使用しやすい。
- 27〜30Gの注射針

【薬　剤】

- 腱鞘内注射：1%リドカイン（キシロカイン®）0.5〜1mL
  ＋トリアムシノロン（ケナコルト®）4〜10mg
- 手術時の局所麻酔：1%リドカイン（キシロカイン®）3〜5mL
  ※de Quervain病手術時の局所麻酔には，エピネフリン加リドカイン（キシロカインE®）を用いてもよい。

本手技に特異的に生じる合併症とその対処法（表1）

・腱鞘内注射は化膿性腱鞘炎をきたす可能性があるため，清潔操作を心がけるとともに，注射後6時間以上は水の使用を制限する。また，de Quervain病では前述のように薬液が皮下に漏れると皮膚の色素脱出をきたすことがあるため，薬液は確実に腱鞘内へ注入すべきであり，EPBの同定と合わせて超音波診断装置を使用することが望ましい。

・いずれの腱鞘内注射においても，トリアムシノロンの投与量が多い，あるいは短期間での頻回投与によって腱断裂や腱鞘断裂をきたすことがあるので，トリアムシノロンの1回投与量は10mg以下，投与間隔は最低でも6週間以上を厳守する。

表1／腱鞘内注射に特異的な合併症とその対処法

合併症	原　因	予　防
化膿性腱鞘炎	−	・清潔操作を心がける ・注射後6時間以上は水の使用を制限する
皮膚の色素脱出	薬液が皮下に漏れる	・薬液を確実に腱鞘内へ注入する ・超音波診断装置を使用することが望ましい
腱・腱鞘断裂	・トリアムシノロンの投与量が多い ・トリアムシノロンの短期間での頻回投与	・トリアムシノロンの1回投与量10mg以下，投与間隔6週間以上を厳守する

5 手指関節内注射法

李　賢鎬 日本大学医学部整形外科学系整形外科学分野

適応

- 変形性関節症や関節リウマチ（rheumatoid arthritis；RA）における関節炎に対する治療
- 脱臼やロッキングの整復時の鎮痛
- 関節造影

刺入部位の周辺解剖

　関節の橈背側もしくは尺背側部から伸筋腱（中央索）を避けて刺入する。中手指節関節（metacarpophalangeal joint；MCP）では骨間筋腱帽子（interosseous hood）が，近位指節間関節（proximal interphalangeal joint；PIP）では指伸展機構が存在する（図1）。

図1 ／ 中手指節関節，近位指節間関節周辺の解剖

a 横から見た図

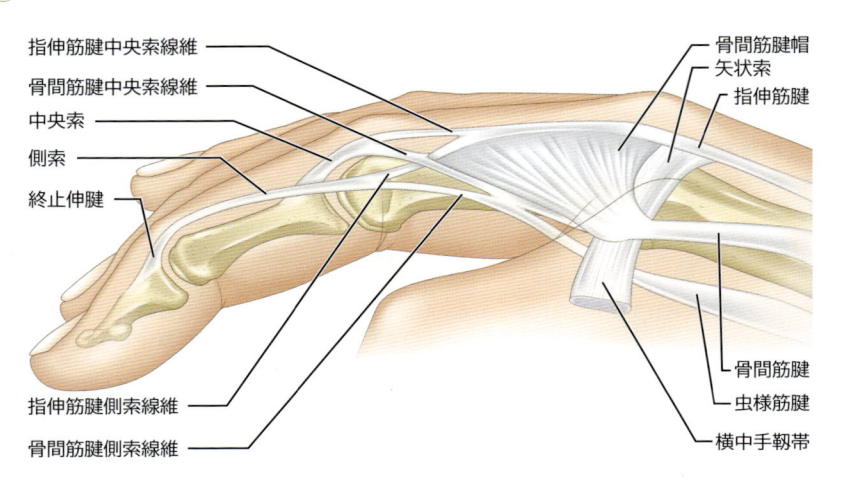

指伸筋腱中央索線維
骨間筋腱中央索線維
中央索
側索
終止伸腱

骨間筋腱帽
矢状索
指伸筋腱

指伸筋腱側索線維
骨間筋腱側索線維

骨間筋腱
虫様筋腱
横中手靱帯

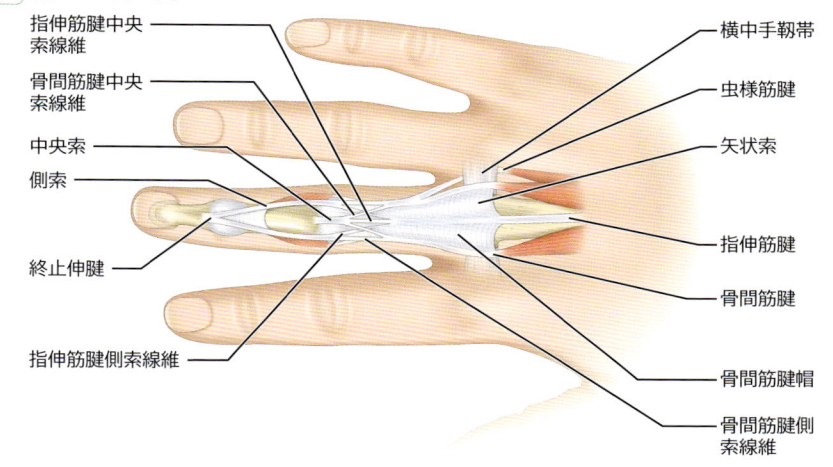

指伸筋腱中央
索線維

骨間筋腱中央
索線維

中央索

側索

終止伸腱

指伸筋腱側索線維

横中手靱帯

虫様筋腱

矢状索

指伸筋腱

骨間筋腱

骨間筋腱帽

骨間筋腱側
索線維

患者体位と刺入時のランドマーク

● 座位（図2a）また仰臥位は（図2b）で，手台を使用する。
● ランドマーク（図2c）：中手骨骨頭・基節骨骨底，基節骨骨頭・中節骨骨底

図2／患者体位と刺入時のランドマーク

a 座位

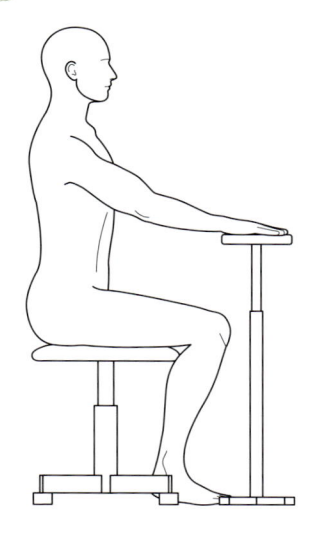

b 仰臥位

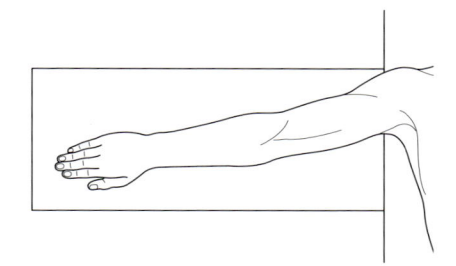

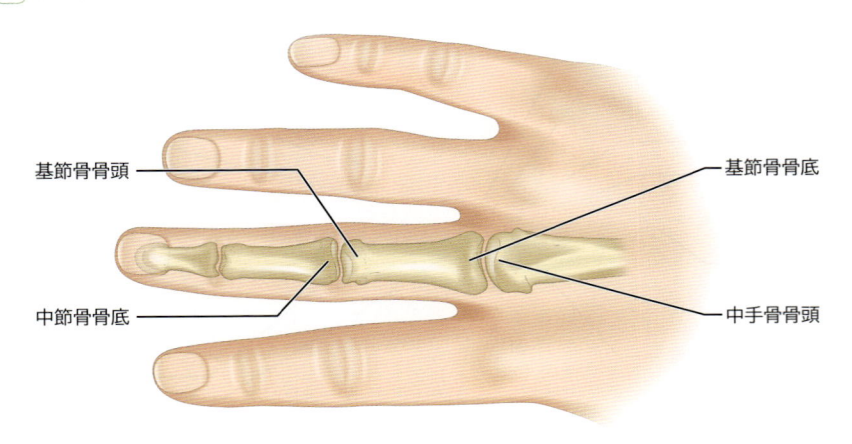

基節骨骨頭

基節骨骨底

中節骨骨底

中手骨骨頭

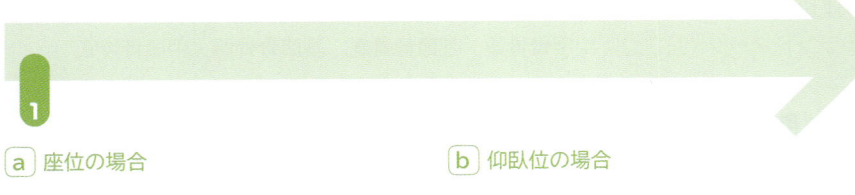

手技の流れ

1

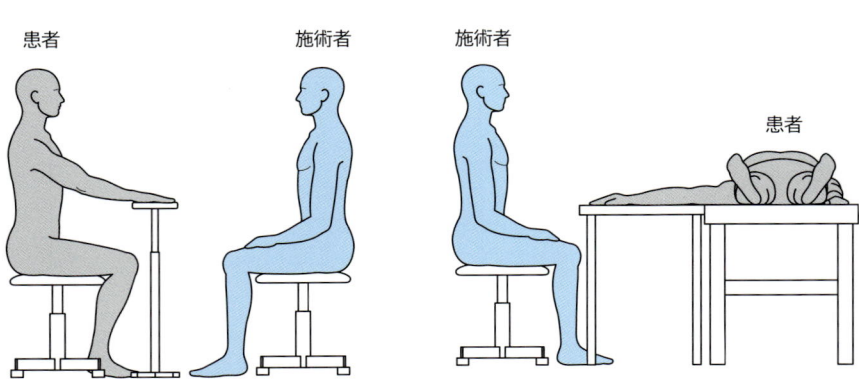

患者

施術者

施術者

患者

患者体位を確認する。施術者は患者の指先側に位置する。

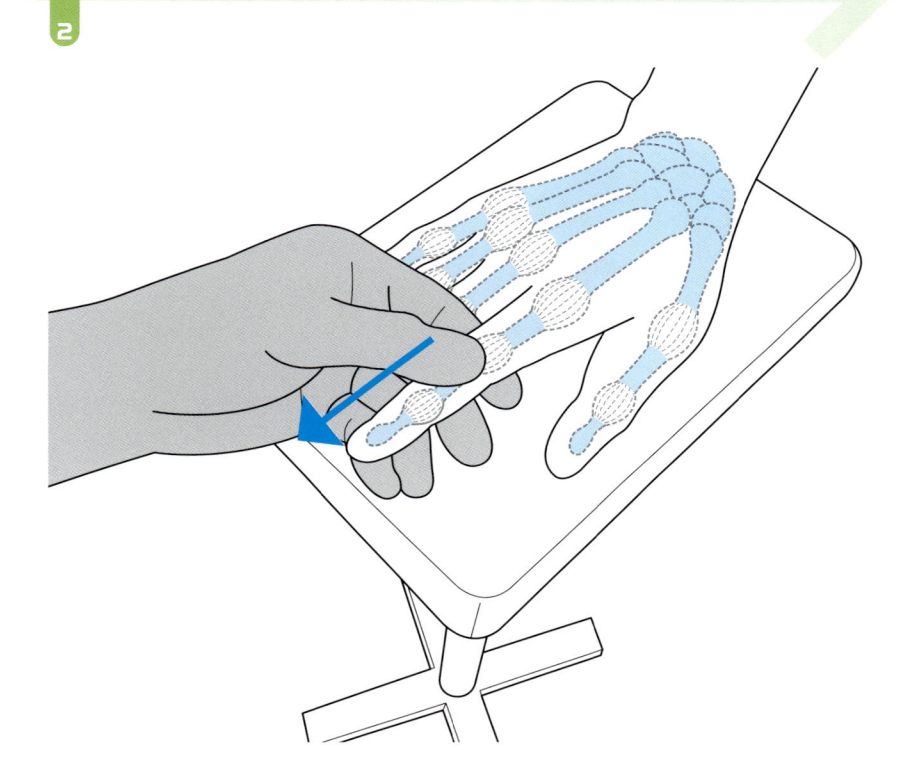

対象関節は伸展～軽度屈曲位とし，軽く牽引を加えるとよい。

a PIP 関節への注射

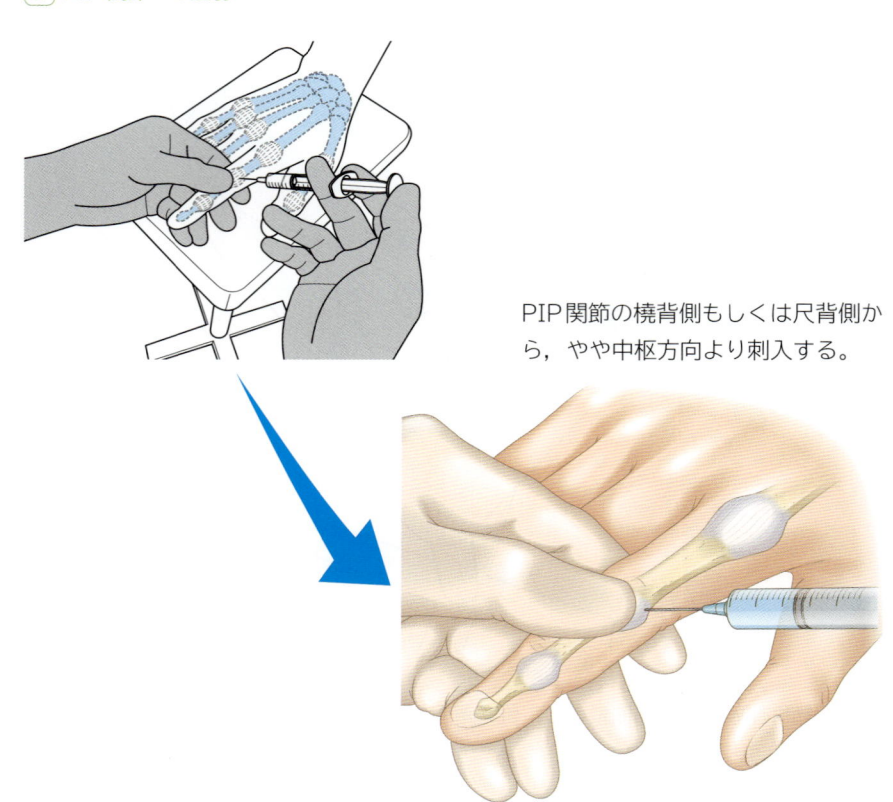

PIP関節の橈背側もしくは尺背側から，やや中枢方向より刺入する。

b MP 関節への注射

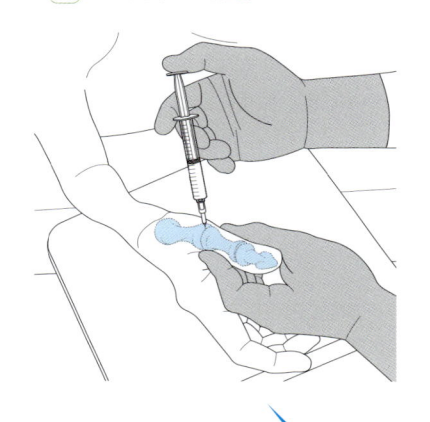

MP関節の橈背側もしくは尺背側から，や
や中枢方向より刺入する。中手骨頭は半球
形であるため，MP関節への注射では骨頭
に沿わせるように刺入するとよい。

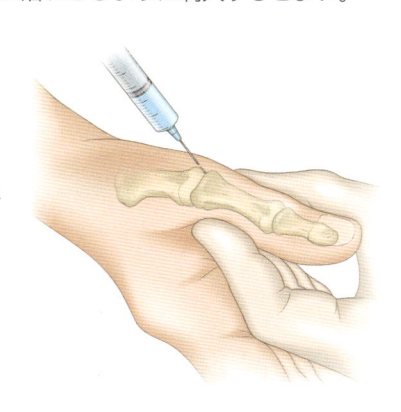

4

針が関節腔に正しく刺入されると，薬液は容易に注入される。薬液で関節腔が満たさ
れると抵抗感を感じる。

・半球形の中手骨骨頭とは異なり，基節骨骨頭は掌側に広がる台形をして
いることや[1]（図3），骨棘形成・変形により，PIP 関節の裂隙は認識し
づらい場合がある。そのような場合は，エコー像で関節裂隙を確認する
以外に（図4），中節骨骨底背側に指を当てながら，PIP 関節の屈曲・
伸展を繰り返すと，関節裂隙を認識しやすい（図5）。

・骨棘や変形を認める場合は，それらが乏しい側から刺入する。繰り返し
の注射が必要となる例もあり，刺入しやすい側，肢位を記録しておくと
よい。

・PIP 関節への注射には，PIP 関節を屈曲させ，掌側からアプローチする
方法もある[2]。

・関節炎治療のための注射後は，短期間のスプリント固定を併用してもよ
い[3]。

・早期 RA に対する薬物治療にステロイドの関節内注射を併用することで，
炎症コントロールに有用とする報告もある[4]。

図3 / 中手骨骨頭と基節骨骨頭の形状の違い

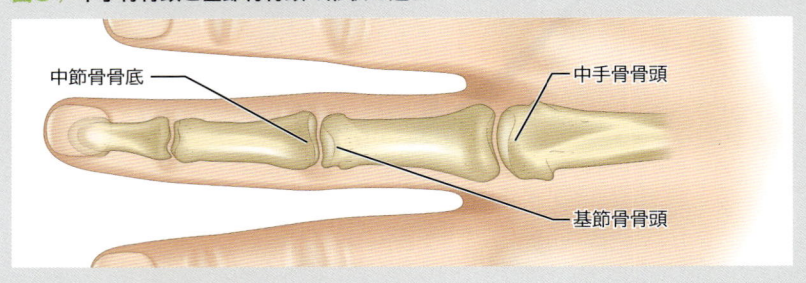

中節骨骨底 — 　　　　　　　　　　　中手骨骨頭

基節骨骨頭

図4 / 関節リウマチ症例における関節エコー矢状断像

[a] PIP 関節（背側）　　　　　　　[b] MP 関節（背側）

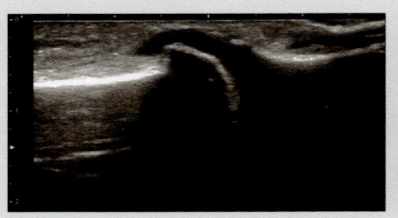

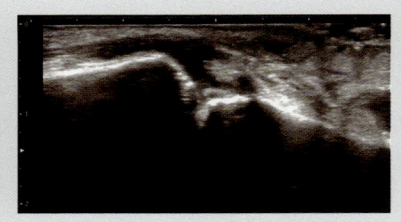

図5 / PIP関節の関節裂隙を確認する方法

中節骨骨底背側
に指を当てる

PIP関節の
屈曲・伸展
を繰り返す

使用する器具・薬剤と投与量

【器　具】

● カテラン針（27Gや25G）

● シリンジ：1.0mL，2.5mL

【薬　剤】

● 関節炎の治療の場合：1%リドカイン0.25mLと
トリアムシノロンアセトニド（40mg/mL）0.25mL

本手技に特異的に生じる合併症とその対処法

　PIP関節・MP関節では皮膚から関節までが近く，皮下に薬液が誤注入される可能性がある。そのため，内筒を押した際に最初から抵抗を感じる場合は，針が関節内に刺入されているかを確認する必要がある。

【文献】

1）　上羽康夫．手 その機能と解剖．第6版．東京：金芳堂；2016.
2）　McClelland WB Jr., McClinton MA, Proximal interphalangeal joint injection through a volar approach：anatomic feasibility and cadaveric assessment of success. J Hand Surg Am 2013；38：733-9.
3）　Spolidoro Paschoal Nde O, Natour J, Machado FS, et al. Effectiveness of triamcinolone hexacetonide intraarticular injection in interphalangeal

joints : a 12-week randomized controlled trial in patients with hand osteoarthritis. J Rheumatol 2015 ; 42 : 1869-77.

4) Hetland ML, Østergaard M, Ejbjerg B, et al. Short- and long-term efficacy of intra-articular injections with betamethasone as part of a treat-to-target strategy in early rheumatoid arthritis : impact of joint area, repeated injections, MRI findings, anti-CCP, IgM-RF and CRP. Ann Rheum Dis 2012 ; 71 : 851-6.

腰部

1 脊髄くも膜下麻酔

富田裕子 日本大学病院麻酔科

適応

脊髄くも膜下麻酔は，くも膜下腔に局所麻酔薬を注入して脊髄および脊髄神経根をブロックする方法である[1]。整形外科領域では，股関節および下肢の手術で適応となる。

刺入部位の周辺解剖

　脊柱管は，大後頭孔から仙骨裂孔まで広がっている。脊柱管は，椎体，椎弓根，棘突起という骨に囲まれている[2]（図1）。脊髄は軟膜，くも膜，硬膜に覆われている。くも膜下腔は軟膜とくも膜の間に存在し，脳脊髄液で満たされている。脊髄下端は，新生児では第3腰椎（L3），成人ではL1-2下端まで存在し，それ以下は馬尾神経となる。したがって脊髄くも膜下麻酔では，L2-3，L3-4，L4-5から穿刺するが，L3-4から穿刺するのが一般的である。脊髄くも膜下麻酔において，針は皮膚，皮下組織，棘上靱帯，棘間靱帯，黄色靱帯，硬膜外腔，硬膜，硬膜下腔，くも膜を経て，くも膜下腔に到達する[3]（図2）。

図1 ／腰椎横断面

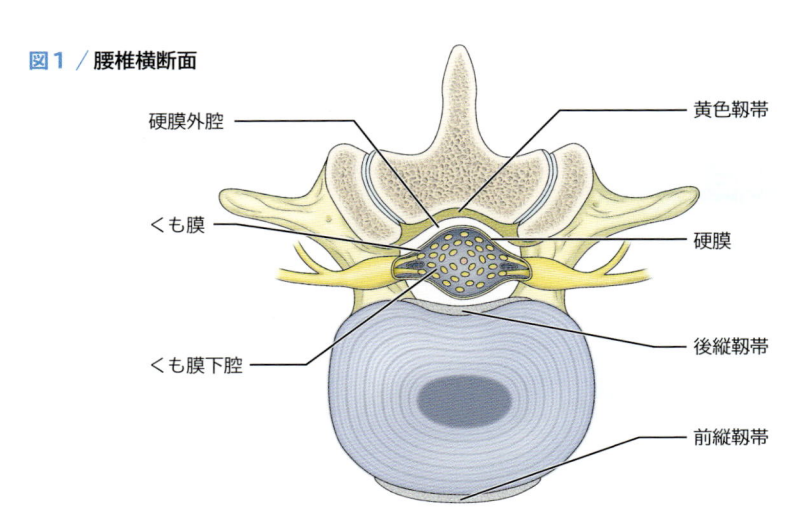

硬膜外腔　　　　　　　　　　　　　　　　黄色靱帯

くも膜　　　　　　　　　　　　　　　　　硬膜

くも膜下腔　　　　　　　　　　　　　　　後縦靱帯

　　　　　　　　　　　　　　　　　　　　前縦靱帯

図2／腰部矢状断面

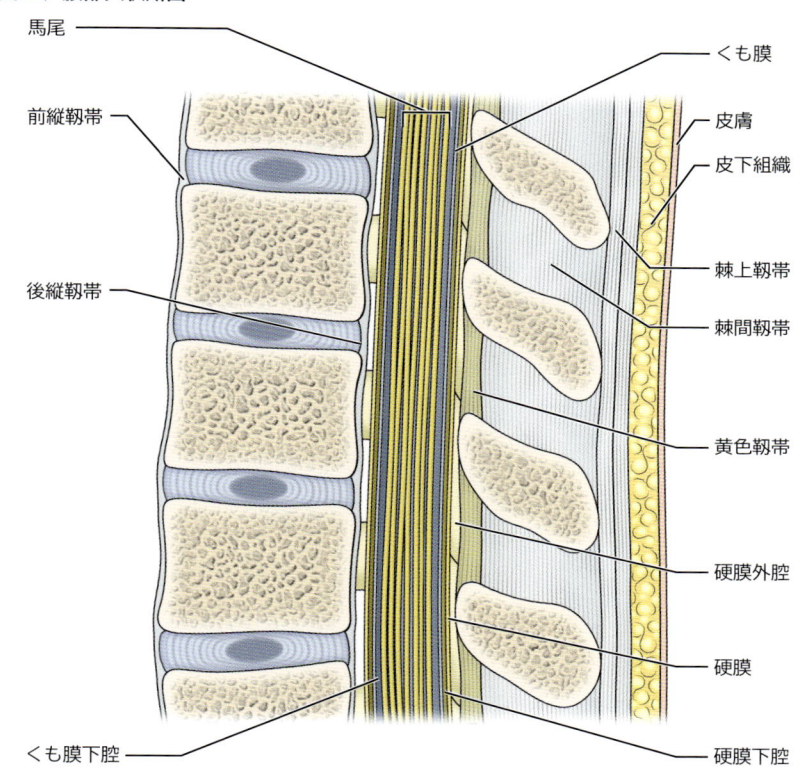

馬尾　　くも膜　皮膚　皮下組織
前縦靱帯　後縦靱帯　棘上靱帯　棘間靱帯　黄色靱帯　硬膜外腔　硬膜
くも膜下腔　硬膜下腔

患者体位と刺入時のランドマーク

- 側臥位で行う。高比重液を用いる場合は患側を下に，等比重液を用いる場合は患側を上にする。患者の枕は高めのものを用いる。
- 頭頚部を前屈し，両膝を抱え込むようにさせる（図3a）。このとき，患者の背面が手術台に対して垂直になるようにする（図3b）。介助者は患者の肩と殿部を手で押さえ，しっかり固定する。
- 脊髄くも膜下麻酔穿刺時の手術台の高さは，刺入部位が施術者の目の高さよりやや低い位置となるようにする（図4）。脊柱と床が平行になるように手術台を調整する。
- 腰椎のX線像を参考にして穿刺部位を決める。両側の腸骨稜上縁を結ぶ線（Jacoby線）は，L3-4棘突起間上またはL4棘突起上を通る（図5）。
- 両側の上後腸骨棘を結んだ直線を底辺とする20°の二等辺三角形の頂点はL5棘突起に一致する。

図3 / 腰椎横断面

a 上から見た図

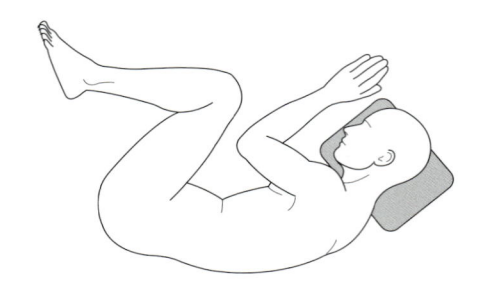

b 背面から見た図

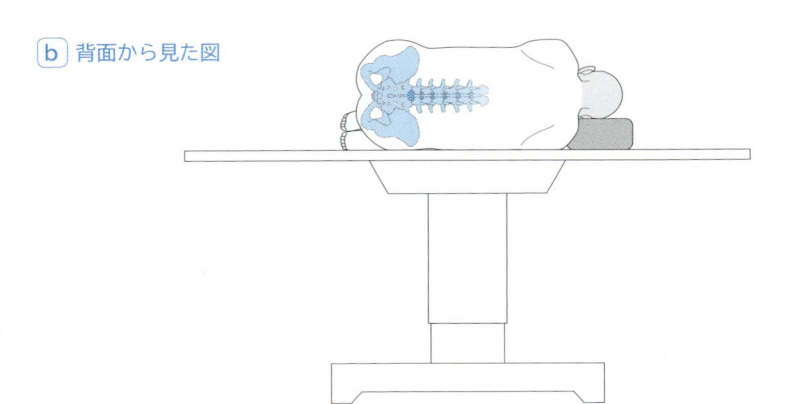

図4 / 手術台の高さ

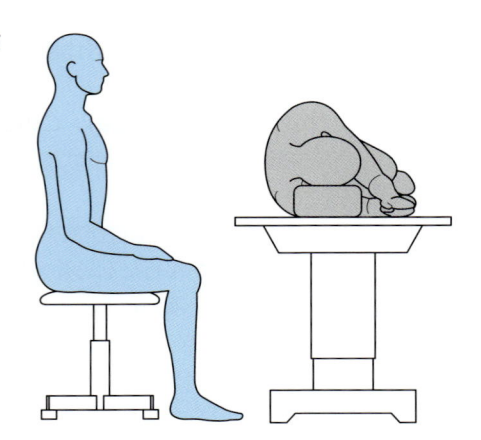

図5／刺入時のランドマーク

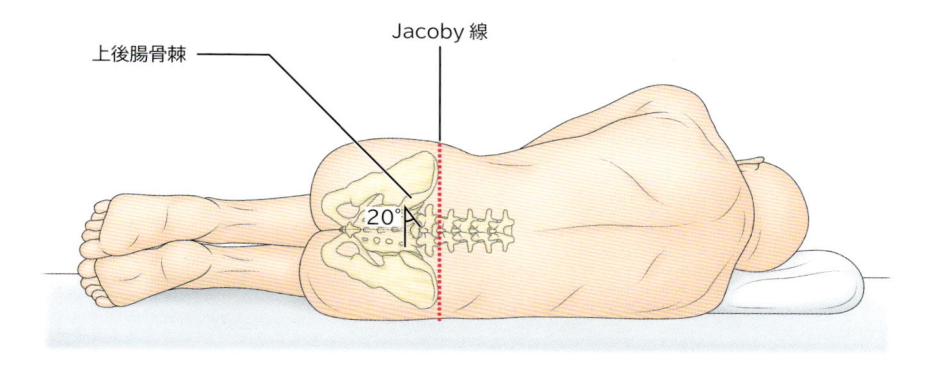

上後腸骨棘

Jacoby 線

20°

手技の流れ

1

2

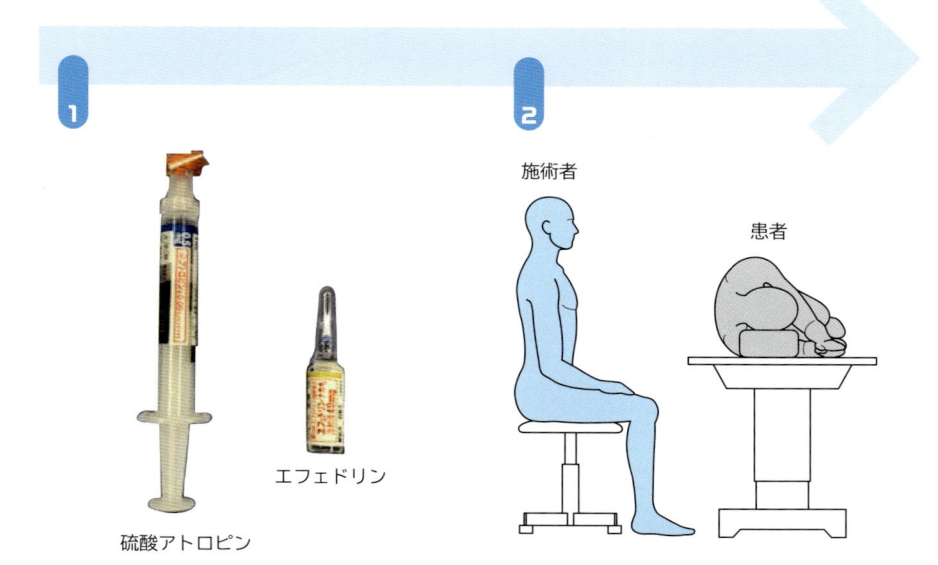

硫酸アトロピン

エフェドリン

施術者

患者

心電図，血圧計，酸素飽和度モニターを装着し，静脈ラインを確保する。エフェドリンなどの昇圧薬および抗コリン薬である硫酸アトロピンを用意する。

患者に刺入時の体位をとらせ，穿刺部位を確認する。施術者は刺入部位に向かって座位をとる。

腰部

脊髄くも膜下麻酔

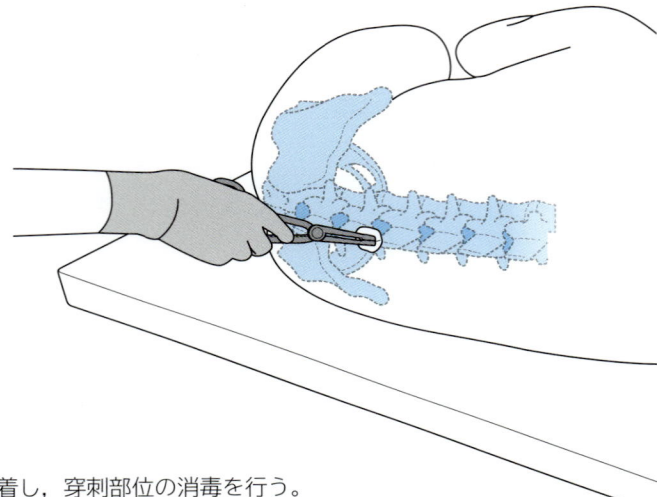

手袋を装着し，穿刺部位の消毒を行う。

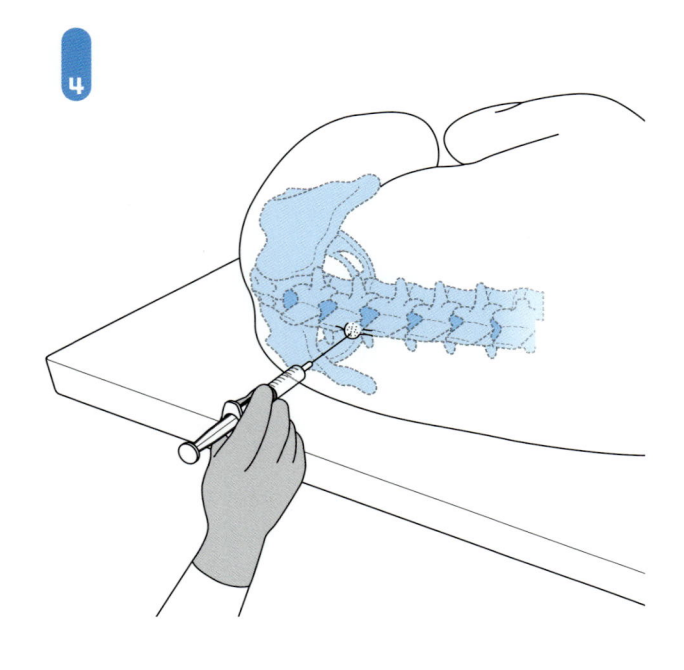

穿刺部位に局所麻酔
を行う。皮膚に対し
て針を垂直に刺入し
膨疹を作る。

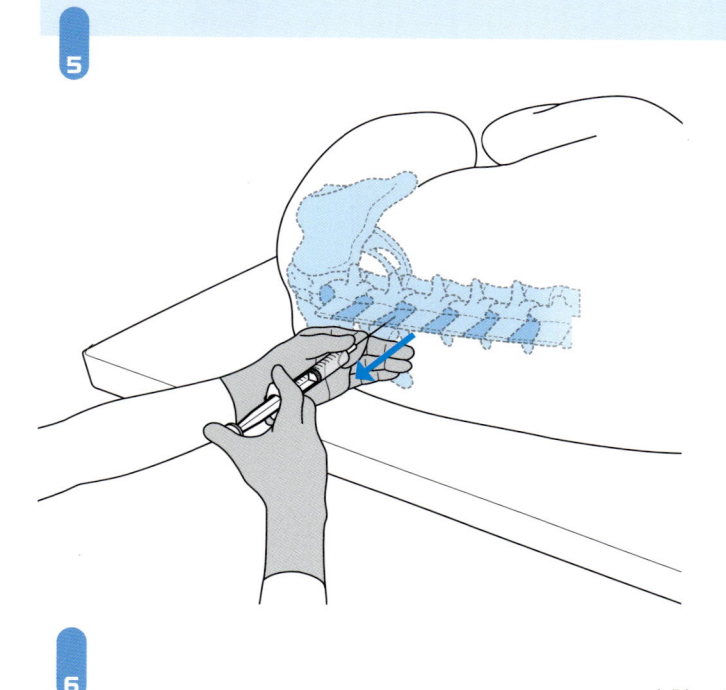

5

さらに深く垂直に針を刺入して靭帯内に局所麻酔薬を注入しながら，針を皮下組織まで抜いてくる。

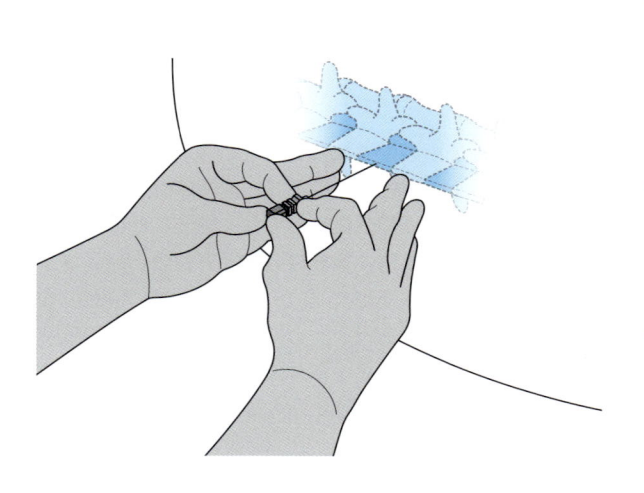

脊髄くも膜下麻酔針の刺入を行う。両手中指を患者の背中に立てて，脊髄くも膜下麻酔針の hub を両手母指と示指で押さえてゆっくり進める。針を1mm進めては内針を抜き，髄液の逆流の有無を確認する。髄液の逆流がなければ内針を戻し，さらに針を1mm進めて髄液の逆流の有無を確認する。髄液の逆流が認められるまでこれを繰り返す。

腰部

脊髄くも膜下麻酔

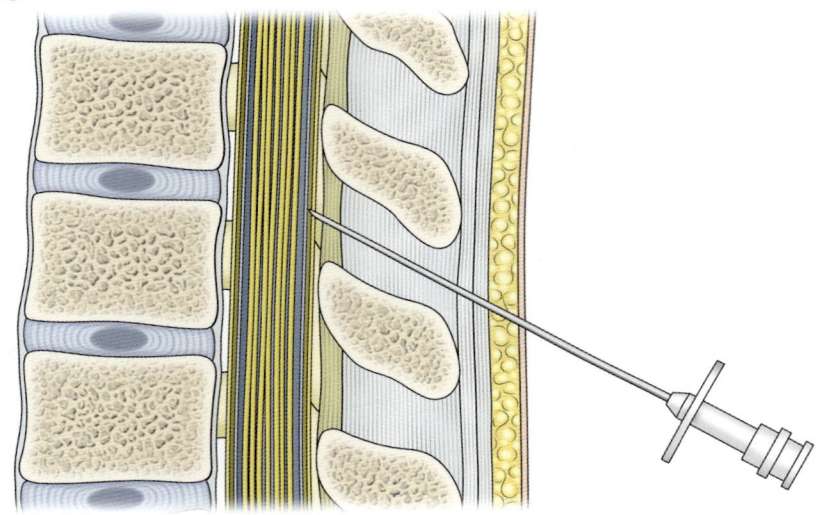

針が脊髄くも膜下腔に達すると，髄液の逆流が認められる。針の切り口を頭側に向けて，局所麻酔薬を注入する。全量注入後に髄液が逆流することを確認し，この髄液も注入して脊髄くも膜下麻酔針を抜針する。

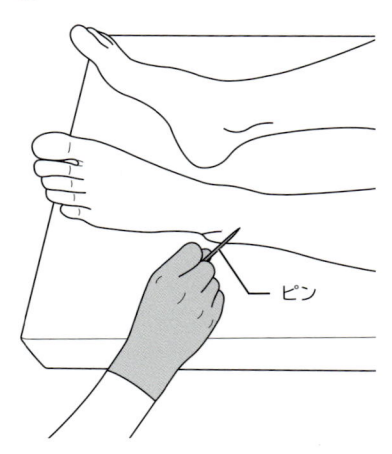

ピン

局所麻酔薬の広がり（無痛域）の確認を行う。脊髄くも膜下腔に局所麻酔薬を注入した後に仰臥位をとらせ，数分ごとにピンプリック法で無痛域の確認を行う。無痛域が固定するまでの15〜20分間は頻回に血圧測定を行い，必要に応じて昇圧薬の投与を行う。手術に必要な無痛域が確保できていることを確認してから，必要に応じて体位変換を行う。

脊髄くも膜下麻酔を成功させるには，局所麻酔薬を確実に脊髄くも膜下腔へ注入することである。「手技の流れ⑥」に示したように，脊髄くも膜下腔に針先が到達して髄液の逆流を確認したら，左手の手背を患者の背中に押し付けて固定し，母指と示指で針をしっかり把持し，右手で局所麻酔薬が入ったシリンジを接続して薬を注入する（図6）。脊髄くも膜下麻酔の針の深さを変えずに薬を注入することが，成功の最大のコツである。

図6／針とシリンジの取り付け

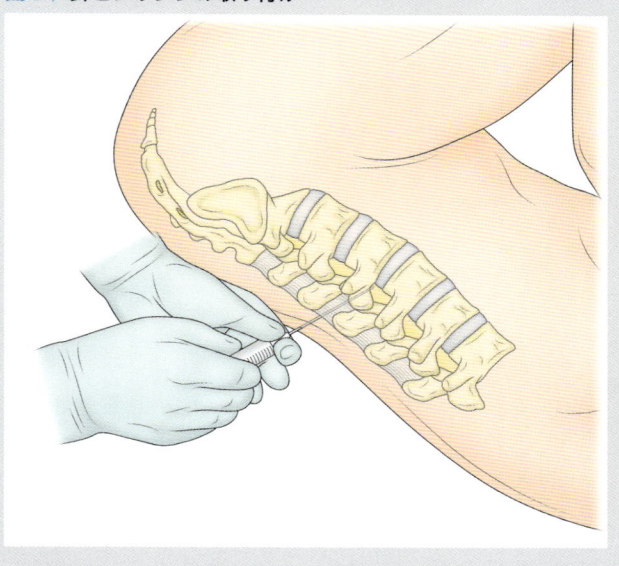

本手技に特異的な合併症とその対処法

脊髄くも膜下麻酔の合併症を表1に示す。

表1／脊髄くも膜下麻酔の合併症（種類・症状・原因・対応・補足事項）

合併症	症 状	原 因	対 応	補足事項
低血圧	−	最も多い合併症。本麻酔による交感神経遮断で体血管抵抗が減少し，静脈還流量が減少して心拍出量の低下が起こるため[1]	エフェドリン，フェニレフリンなどの昇圧薬を投与する	【予防】 施行前に輸液負荷を行う
徐脈	−	本麻酔により交感神経心臓枝が遮断されるため	硫酸アトロピンを投与する	−
呼吸困難	−	・高位脊髄くも膜下麻酔で認められる ・外肋間筋，内肋間筋，腹直筋などの呼吸補助筋からの求心性線維の固有知覚受容成分が遮断されることで生じる	・換気が十分行われているかどうかを確認する ・脊髄くも膜下麻酔がC3-5域に及んだ場合，横隔神経麻痺をきたすことがある。その場合は補助呼吸，人工呼吸を行う	−
嘔気，嘔吐	−	本麻酔による低血圧や，交感神経遮断中の迷走神経刺激によって生じる	昇圧，酸素投与，硫酸アトロピンの投与を行う	−
硬膜穿刺後頭痛（postdural puncture headache：PDPH）	・通常，硬膜穿刺後24～48時間で出現する[6] ・頭痛は立位で悪化し，仰臥位で軽快する	次の2つの仮説によって発症機序が説明されている ①脳底部の牽引：穿刺針跡からの脳脊髄液の漏出によって，頭蓋内組織の下垂をきたし，牽引性頭痛が生じる ②血管拡張：髄液量が減少しても頭蓋内の容積は変化せず，髄液が少なくなった体積を血管が拡張して補うというMonro-Kelliの法則がある。この血管拡張が頭痛を引き起こす[5]	・安静，補液投与 ・鎮痛薬：カフェイン，テオフィリン，スマトリプタン，NSAIDs，ガバペンチン，プレガバリン[5] ・硬膜外自家血パッチ：硬膜外腔に自家血12～15mLを注入する。硬膜外腔への注入血液は尾側より頭側に広がりやすいため，硬膜穿刺が起こった棘間レベルと同じか，それより尾側のレベルより施行するのが望ましい[7]	【危険因子】 若年者，女性，妊娠，ゲージの大きい針の使用，複数回穿刺，穿刺部硬膜の性状 【予防】 ・細い穿刺針を使用する。一般的に25～27Gの穿刺針を使用する
神経障害	−	・極めてまれ ・穿刺針による直接的な損傷，局所麻酔薬，化学薬品，細菌による神経毒性，外血腫が血管を圧迫して生じる虚血などで生じる	直ちに神経科医に相談する	−
感染	−	・極めてまれ ・髄膜炎，硬膜外膿瘍が生じることがある	直ちに神経科医に相談する	−

0.5%ブピバカインが最も一般的に使用されている。0.5%ブピバカインには高比重液と等比重液がある。高比重液は重力に従って脊柱管内の低い部分に移動し，等比重液は注入部位を中心に留まる。無痛域は，麻酔薬の比重，投与量，患者の年齢，身長，脊柱の状態によって影響を受ける[1]。整形外科領域で必要とされる Th10 までの無痛域を得るための推奨投与量は，8 ～ 12mg（高比重液の場合）である[1]。

【文献】

1) 長櫓　巧，関谷慶介. 脊髄くも膜下麻酔. 麻酔科研修ノート 改訂第2版. 稲田英一ほか編. 東京：診断と治療社；2017. p328-32.
2) 齋藤洋司. 脊髄くも膜下麻酔, 硬膜外麻酔, 仙骨硬膜外麻酔. MGH麻酔の手引き 第7版. 稲田英一 監訳. 東京：MEDSi；2017. 239-50.
3) 德橋泰明. 脊椎麻酔法. 整形外科医のための局所麻酔法・ブロック療法ABC 第1版. 龍順之助 編. 東京：メジカルビュー社；2001. 94-102.
4) 佐伯　茂, 脊椎麻酔. 麻酔をかけるときに読む本 第1版. 小川節郎, 佐伯　茂 編. 東京：真興交易医書出版部；2004. 83-114.
5) 稲垣泰好，間宮敬子，大友重明ほか. プレガバリンが奏功した硬膜穿刺後頭痛の1症例. 日本臨床麻酔学会誌 2013；33：589-93.
6) Richman JM, Joe EM, Cohen SR, et al. Bevel direction and postdural puncture headache：a meta-analysis. Neurologist 2006；12：224-8.
7) 境　徹也, 深野　拓. 低用量自己血パッチが奏功した硬膜穿刺後頭痛の3症例の検討. 日本ペインクリニック学会誌 2000；7：417-9.

腰部

脊髄くも膜下麻酔

2 腰部硬膜外ブロック

鈴木秀典 山口大学大学院医学系研究科整形外科学

適応

- 筋骨格疾患：腰椎椎間板ヘルニア，腰部脊柱管狭窄症，変形性脊椎症などに伴う腰下肢痛
- 神経疾患：帯状疱疹，帯状疱疹後神経痛，複合性局所疼痛症候群，糖尿病性神経障害などの神経障害に伴う痛み
- 末梢血管疾患：閉塞性動脈硬化症，Burger病，Reynaud症候群，凍傷などに血行障害に伴う痛み
- その他：癌性疼痛や術後疼痛など

腰部硬膜外ブロック（lumber epidural block）とは，腰部硬膜外腔に薬液を注入し，腰神経支配領域である腰下肢痛の痛みを治療する方法である。注入回数により，次の2つの方法に分類される。
- 1回注入法（single epidural block）：薬液を単回注入する。
- 持続法（continuous epidural block）：硬膜外カテーテルを留置して薬液を持続注入する。

刺入部位の周辺解剖

　硬膜外腔とは，上端を大後頭孔，下端を仙尾靱帯とする体軸方向に長い連続空間である（図1）。前方を椎体，外側を椎弓根，後方を黄色靱帯や椎間関節などの組織に囲まれながら，椎間孔から外部への通路をもつ（図2）。また，内部は脂肪組織や血管などで満たされた疎な結合組織である。正中法，傍正中法ともに椎弓間隙に針を進めるが，ここは黄色靱帯で覆われている。黄色靱帯は正中で厚く，側方にいくと薄くなる。腰部正中で黄色靱帯から硬膜までの距離は5〜6mm（成人男性）である（図3）。

図1 / 硬膜外腔

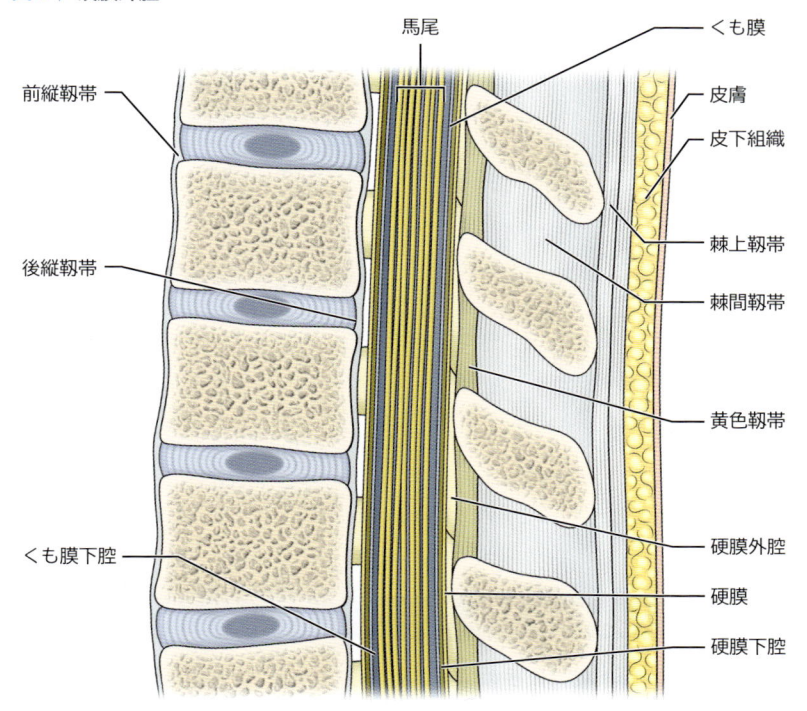

- 馬尾
- くも膜
- 前縦靭帯
- 皮膚
- 皮下組織
- 後縦靭帯
- 棘上靭帯
- 棘間靭帯
- 黄色靭帯
- くも膜下腔
- 硬膜外腔
- 硬膜
- 硬膜下腔

図2 / 腰椎周囲の解剖（横断像）

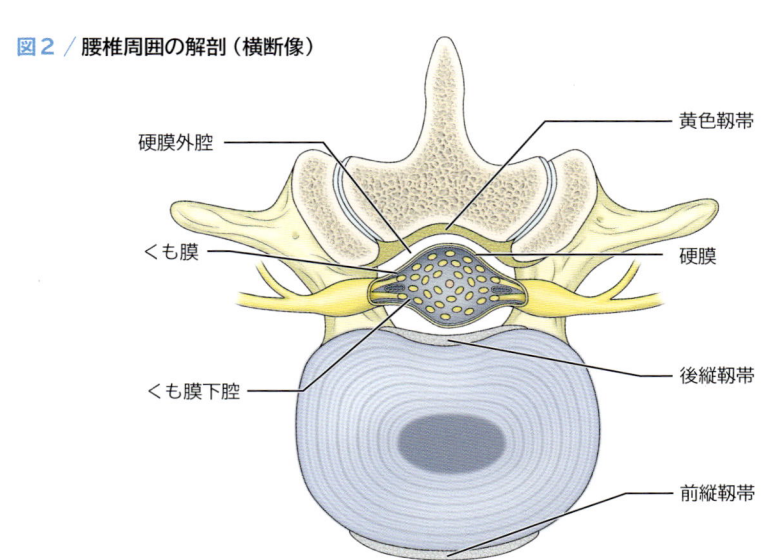

- 硬膜外腔
- 黄色靭帯
- くも膜
- 硬膜
- くも膜下腔
- 後縦靭帯
- 前縦靭帯

図3 ／ 腰椎周囲の解剖（矢状断像）

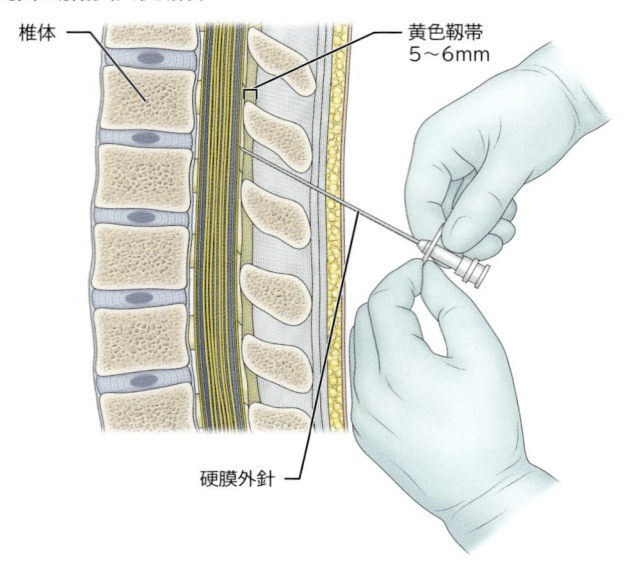

椎体

黄色靭帯
5〜6mm

硬膜外針

患者体位と刺入時のランドマーク

- 患側下の側臥位（図4a）または座位（図4b）で行う場合と，腹臥位で行う場合がある（図4c）。
- 穿刺部位は症状の責任高位とされる椎間とする。
- ブロック針を刺入する棘間をできるだけ広げるために，腰部をできるだけ後方に突き出すような体位をつくる。
- ランドマーク：C7棘突起（頚椎下端の一番突出した突起），Jacoby線

図4 ／ 患者体位

a 側臥位　上から見た図

背部から見た図

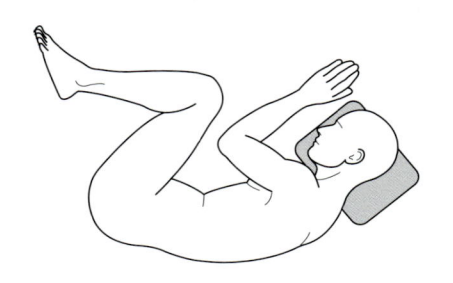

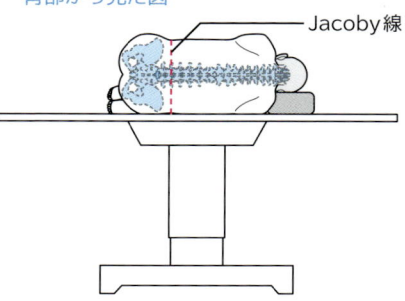

Jacoby線

b 座位　　　　　**c** 腹臥位

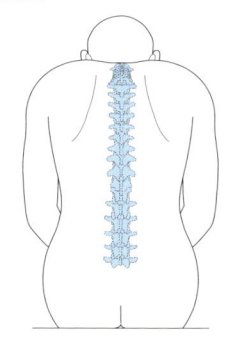
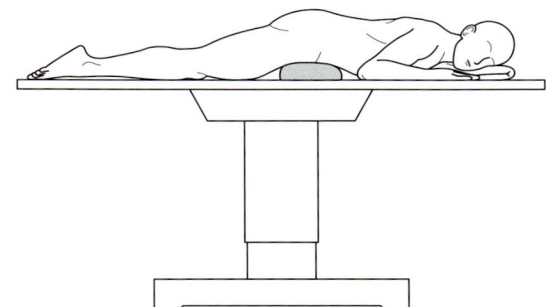

手技の流れ

ここでは，1回注入法・側臥位での手技について示す。

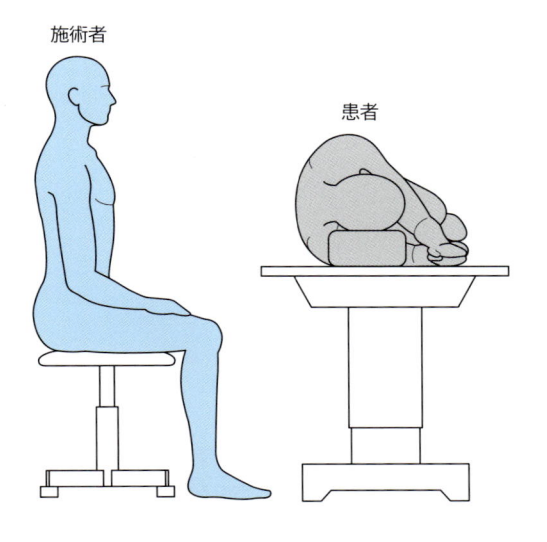

施術者

患者

患者を側臥位とし，患者に自身
のお腹を見るようしてもらいな
がら，できるだけ背中を突き出
すような姿位をとらせる。
※X線透視装置を用いて，針刺
　入位置の確認を行いながら
　手技を施行する場合もある。

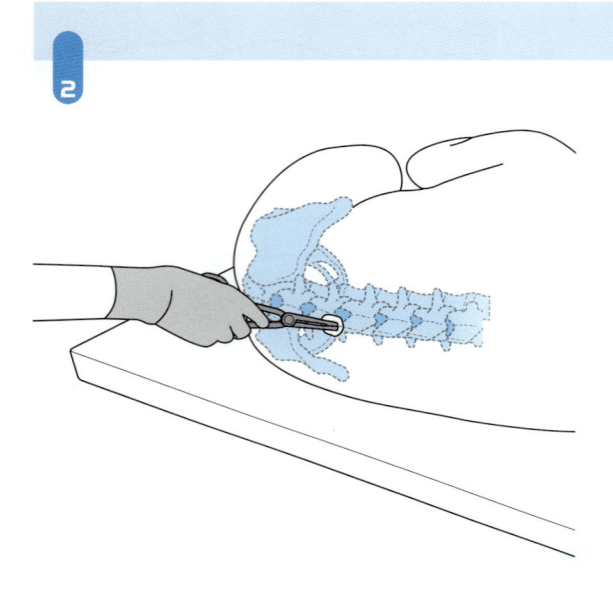

2

穿刺部位をポビドンヨード
（イソジン®）などで十分に
消毒し，穿刺部位を清潔野
とする。

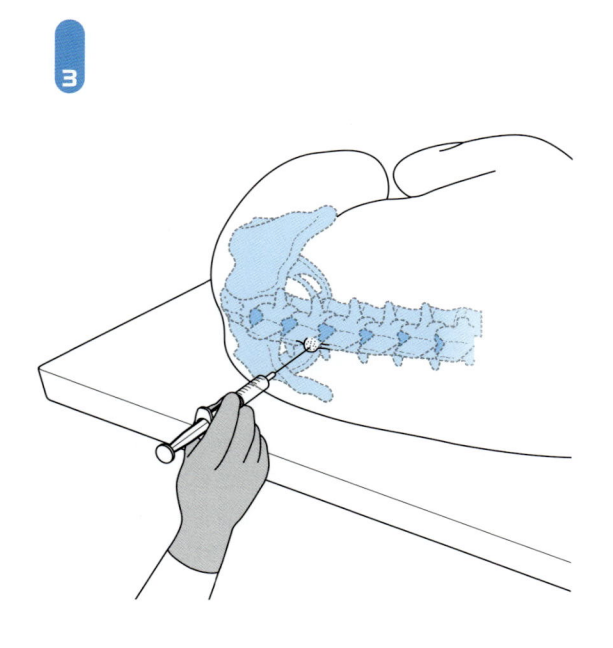

初めに穿刺予定の棘間に局
所浸潤麻酔を行う。

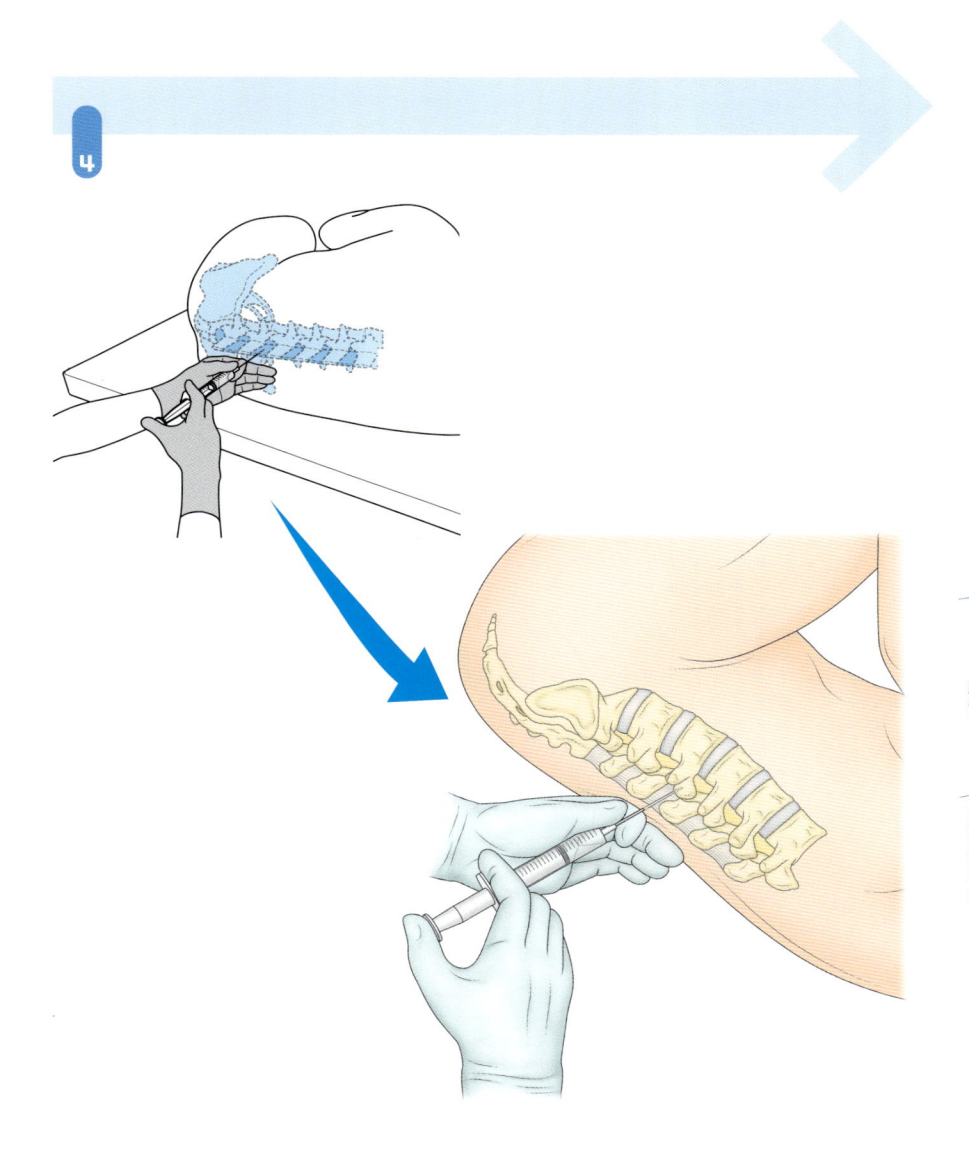

ディスポーザブル22/23G 70mmまたは90mm針，もしくはTuohy針を用いて棘間に穿刺する（正中法）。棘間が非常に狭く穿刺が困難な場合には，中心から左右にずらした刺入部位（傍正中法）に変更し，目的の椎弓間隙に針を進める。傍正中法では，約1.5cm外側を刺入点とする。

針の内筒を抜き，生理食塩水で満たしたガラス製注射で，棘間靱帯，黄色靱帯を穿刺する感覚を感じながら針を進め，抵抗消失法（loss of resistance）で針を進める。これは黄色靱帯を貫き，硬膜外腔に針先端が到達すると，急に圧が減弱することで，スッと抜けたような手ごたえを感じることが重要である。高度な肥満など，穿刺時の深さがわかりにくい際には，X線透視などを補助として用いることもある。

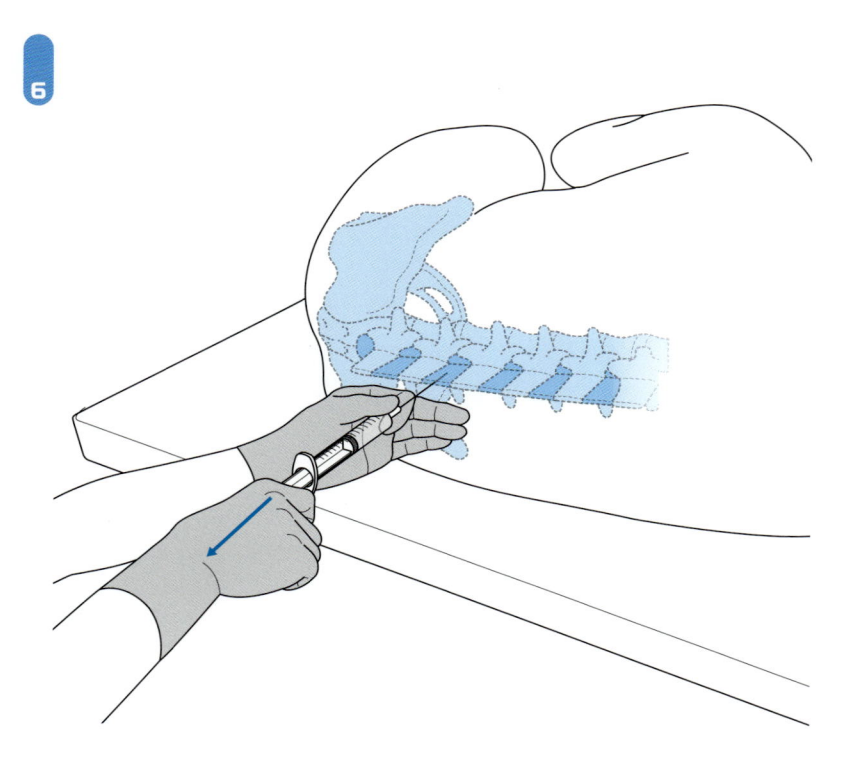

注射器で吸引テストを行い，髄液や血液の逆流がないことを確認する。注射器をはずしてからも少し待機して，液体の逆流がないことを観察する。X線透視を用いている場合には，穿刺高位と穿刺距離の確認を行う。

7 まずは少量（1mL程度）の局所麻酔薬を注入するにとどめる。患者に下肢症状の出現などがないことを観察しながら，くも膜下ブロックになっていないことを確認する。X線透視使用時は，少量の造影剤を使用することで硬膜内に針が刺入されていないことが確認できる。

8 問題がないことを確認したうえで，疾患や痛みの程度に応じた局所麻酔薬，ステロイドなどを注入する。
※持続法の場合：Tuohy針の中に硬膜外カテーテルを通し，目的部位まで挿入する。その後，⑦⑧と同様の手技を行う。カテーテルチューブを皮膚固定する。鎮痛効果に乏しいようであれば，0.2%ロピバカイン1〜3mg/日の持続注入を併用したり，鎮痛効果に乏しければフェンタニル0.2〜0.3mg/日などを併用とする。

9 ブロック後は患側下のほうが患部に薬液が浸透しやすく，その体位のまましばらく安静とすることが多い。少なくともブロック後1時間程度は安静・経過観察とし，立位や歩行開始時に下肢の筋力低下がないことを十分に確認する。

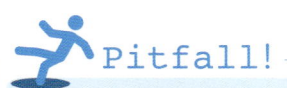
Pitfall!

- 針の刺入がうまくいかないときは，患者の背中が十分に丸まっておらず棘突起間が開いていない，もしくは椎弓間隙が非常に狭いことが多い
  →検査前に腰椎X線像などを撮影して目標の椎弓間間隙のスペースがあることを確認するとよい。棘突起間がほぼないような症例では，傍正中法で施行するほうがよい。
- 患者の体が丸まった際に前傾になってしまい，ベッドに対して平行に針を進めると椎弓間隙の中心から外側に大きくずれてしまっていることがある
  →できるだけ患者の背中がベッドに対して垂直となるように，姿位を調整するとよい。
- 手技に慣れていないころは，抵抗消失法でいうスッと抜けるような，いわゆる抵抗がなくなる感覚がわかりにくいことが多く，硬膜穿刺などの合併症を生じてしまうことが多い。
  →はじめはX線透視などを用いて，針先の深さを確認しながら少しずつ針先を進めていくことが硬膜穿刺の予防につながる。

本手技に特異的な合併症とその対処法

　薬液のくも膜下注入，血管内注入，交感神経遮断作用などによって，血圧低下，意識消失，呼吸停止，徐脈などをきたしうるため，ブロック後には血圧，脈拍，呼吸，意識などの監視を十分に行える体制の下に実施する（表1）。

表1／腰部硬膜外ブロックに特異的な合併症とその対処法

合併症	症 状	原 因
血圧低下	気分不良，意識低下	交感神経が広くブロックされて生じる
硬膜穿刺	硬膜下ブロック，くも膜下ブロック，頭痛が生じうる	－
穿刺後頭痛	頭痛	－
硬膜外血腫	下肢麻痺，激しい腰痛	出血傾向のある患者，抗血小板薬や抗凝固剤を服用している患者では硬膜外血腫の危険性が高い
神経根損傷	下肢痛，下肢麻痺	針を椎弓間隙の側方に穿刺した際などに生じることがある
硬膜外膿瘍	腰痛，発熱	－
局所麻酔中毒	典型的には興奮ない嗜眠，反応性の低下などが生じ，時にけいれんなどに移行することもある	血管内に局所麻酔薬が注入されることにより発生する
カテーテル体内遺残	－	－

対 応	予 防
・下肢挙上，輸液速度上昇，昇圧薬で対処する ・特に高齢者では高度な血圧低下を生じることがあるため，注意を要する	静脈路確保と血圧測定が必須
・局所麻酔薬の追加投与を中止するとともに，静脈路確保を行う ・血圧低下などを含めた循環・呼吸状態をモニタリングし，上記対応を行う ・入院にて管理を行ったほうが安全である	－
・輸液にて対処。特にアセトアミノフェンやNSAIDsなどの処方などを追加することもある ・基本は安静臥床，水分摂取などであるが，重症例では時に自家血ブラッドパッチにて対処することもある	－
麻痺などが出現した際には，外科的な対処も必要	・内服薬等も含めて病歴などの十分な問診を行う必要がある ・処置前に採血を行い出血傾向などのチェックを行ったほうがよい ・いずれにしても当科では，抗凝固剤内服中の患者には原則硬膜外ブロック等の治療は行っていない
下肢への放散痛などがあれば，針を少し引いて針先の位置を変えればよいが，疑わしいときには最初から刺入ポイントを変更する	－
疑わしい場合にはMRI等の精査をすぐに行い，抗生物質の投与開始とともに，外科的な排膿・掻爬が必要となる	・感染を生じないように，穿刺部の消毒は厳重に行う必要がある ・糖尿病や免疫能低下をきたすような病歴がないかの問診も大切 ・出血傾向も含め，感染徴候などを確認するためにもブロック前に一通りの採血を行っておくことが望ましい
静脈路の早期確保とバイタルサインのモニターをすぐに開始し，ジアゼパム（ホリゾン®，セルシン®）5〜10mgの静注，酸素吸入，人工呼吸，血管収縮薬の投与および輸液を速やかに行う	－
仮に，深部にカテーテルの一部が残存すると，椎弓切除術などの外科的対処が必要となる	持続法の場合に留置したカテーテルを抜く際には，無理矢理引っ張らずに，患者の姿勢を変えたりしながら抵抗を感じることなく引き抜くのがよい

【器　具】

● ディスポーザブル22/23G 70mmまたは90mm針，
　もしくはTuohy針

● 5mLガラスシリンジ（生理食塩水）

● 10mLシリンジ

【薬　剤】

● 1回法
　①：1%メピバカイン（カルボカイン®）…4〜8mL
　②：0.5〜1%リドカイン…10mL
　③：①または②に2〜4mgのステロイドを混注

● 持続法
　1%メピバカイン（カルボカイン®）または
　0.2%ロピバカイン…100mL

【文献】

1） 土井克史. 腰部硬膜外ブロック. 表　圭一 編. 神経ブロックに必要な画像解剖. 東京：
　　文光堂；2014, p174-9.
2） 溝渕知司. 硬膜外・くも膜下ブロック. 武田吉正ほか 編. 神経ブロックのための3D解
　　剖学講座. 東京；MEDSi：2013, p113-20.
3） 宇野武司. 腰部硬膜外ブロック−1回法, 持続法. 透視下神経ブロック法. 大瀬戸清寄
　　編. 東京：医学書院：2009, p100-3.

仙骨部硬膜外ブロック

鈴木秀典 山口大学大学院医学系研究科整形外科学

適応

- ・筋骨格疾患：腰椎椎間板ヘルニア，腰部脊柱管狭窄症，変形性脊椎症などに伴う腰下肢痛
- ・神経疾患：帯状疱疹，帯状疱疹後神経痛，複合性局所疼痛症候群，糖尿病性神経障害などの神経障害に伴う痛み
- ・末梢血管疾患：閉塞性動脈硬化症，Burger病，Reynaud症候群，凍傷などに血行障害に伴う痛み
- ・その他：会陰痛，癌性疼痛や術後疼痛など

仙骨部硬膜外ブロック（caudal block）は，仙骨部の硬膜外腔に薬液を注入し，脊髄神経および交感神経を遮断して支配領域である腰下肢痛の痛みを治療する方法である。具体的には，仙尾靱帯を通して仙骨裂孔より硬膜外腔の続きである仙骨管内に薬液を入れる硬膜外ブロックの一種である。

適応は腰部硬膜外ブロックと同様であるが仙骨神経領域に，よりブロック効果が発現するため，会陰痛などにも有効である。

【禁　忌】
- ・穿刺部位の感染や褥瘡のある症例
- ・出血傾向，凝固障害のある症例
- ・仙骨部の奇形（二分脊椎，仙骨部皮膚洞など）がある症例
- ・局所麻酔薬アレルギーがある症例

刺入部位の周辺解剖

　仙骨は5つの仙椎が癒合し，その中を脊柱管が通る三角形の形状をしている（図1）。両側の腸骨の間に挟まれており，第1仙椎の上関節突起は第5腰椎の下関節突起とL5/S1椎間関節を作っている。仙骨後面の正中仙骨稜は棘突起が癒合したものである。第5仙椎の下関節突起は下方に長く伸びて角のようになり，仙骨角とよばれる。この仙骨角の間には仙骨裂孔が開いている。仙骨裂孔は尾骨先端から4～6cmのところにあり，尾骨と仙骨をつなぐ仙尾靱帯に覆われている（図2）。この仙尾靱帯部

が穿刺部位となる。仙骨裂孔と左右の上後腸骨棘を結ぶとほぼ正三角形になる（図3）。また，左右の上後腸骨棘を結んだラインは，第2仙椎の棘突起を通過するメルクマークとなる。

　この裂孔が体表から触知できなかったり，裂孔が小さく針を刺入することができない場合があるので注意を要する。また，硬膜は通常S2高位で終末するが，まれにS4まで延長していることがあり，こうした場合には硬膜穿刺の可能性がある。

図1／仙骨と尾骨

a 背面から見た図

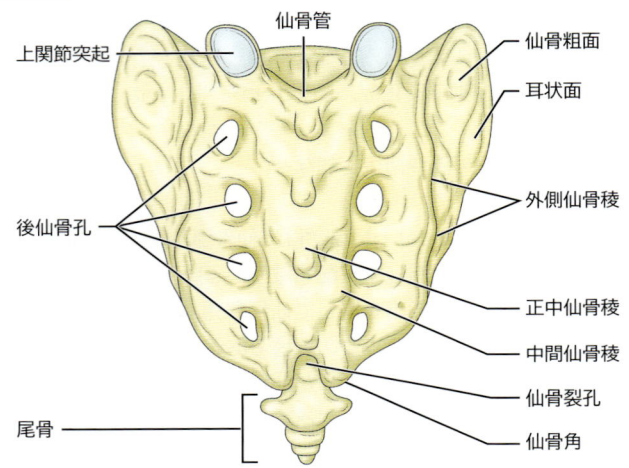

b 仙骨の水平断：頭側から見た図

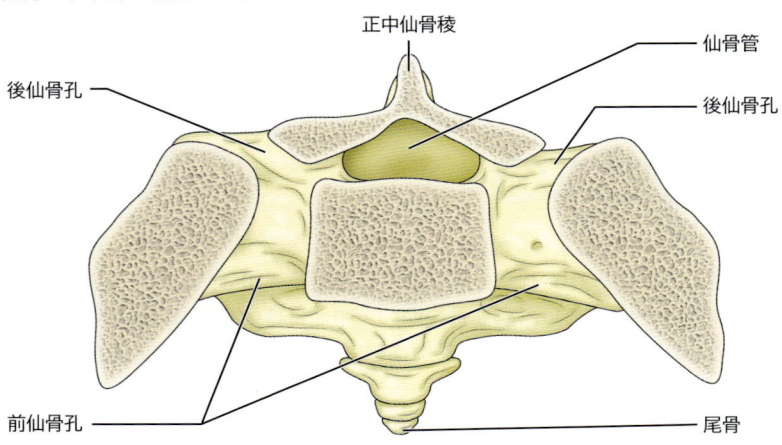

図2／仙骨および尾骨の矢状断

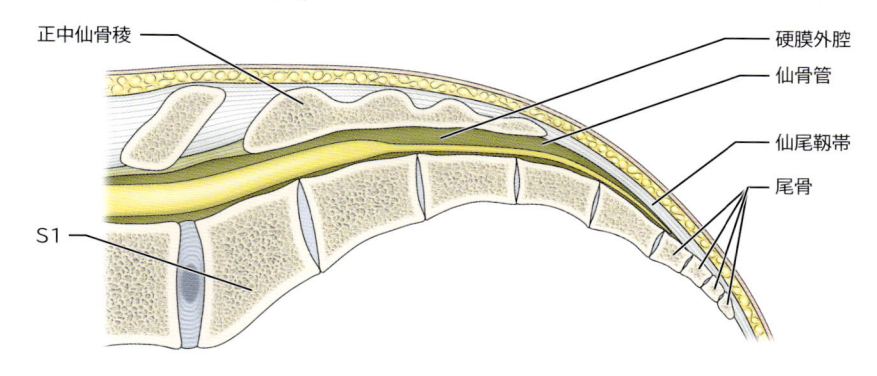

正中仙骨稜

硬膜外腔
仙骨管

仙尾靱帯

尾骨

S1

図3／仙骨裂孔と左右の上後腸骨棘を結ぶとほぼ正三角形になる

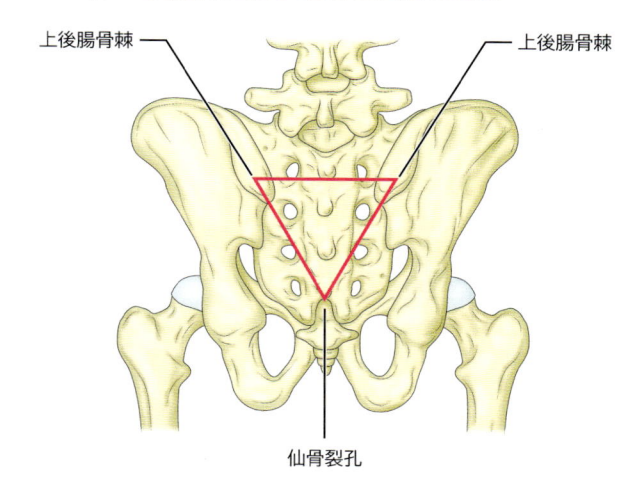

上後腸骨棘

上後腸骨棘

仙骨裂孔

患者体位と刺入時のランドマーク

● 患者は腹臥位で，骨盤の下に枕を入れて，仙骨部を高くするようにする（図4）。

● X線透視ガイド下であれば，Cアーム透視装置を用いて仙骨裂孔部を前後・側面像で確認する（図5）。

● 超音波ガイド下であれば，プローブを長軸方向に当てながら，硬膜外腔，仙尾靱帯，仙骨裂孔を確認する（図6）。

● ランドマーク：仙骨角，上後腸骨棘，尾骨

図4 / 患者体位

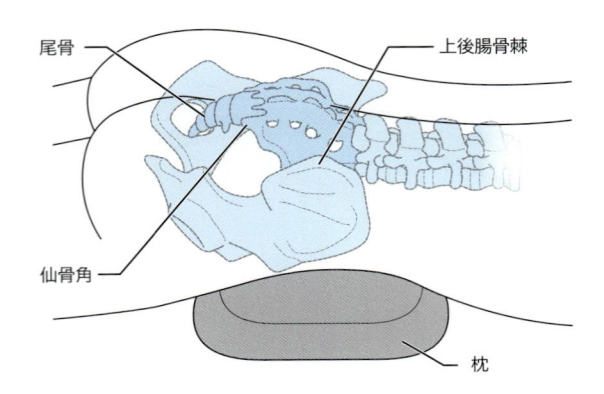

尾骨

上後腸骨棘

仙骨角

枕

図5 / X線透視下仙骨硬膜外ブロックの際の患者体位

a 前後方向の透視時のCアーム位置

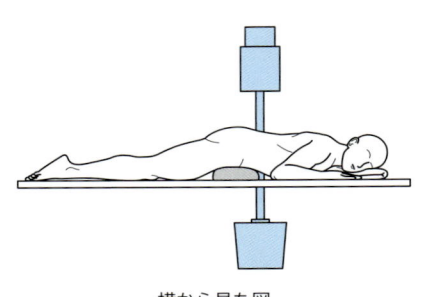

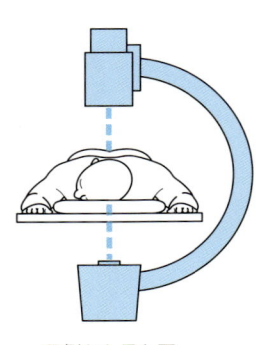

横から見た図

頭側から見た図

b 左右方向の透視時のCアーム位置

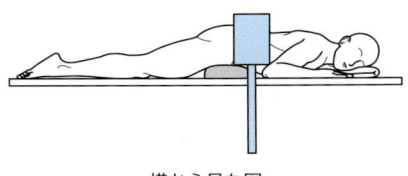

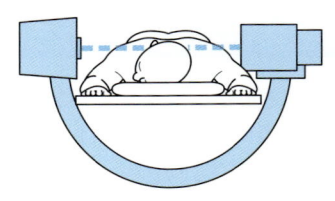

横から見た図

頭側から見た図

図6 / 超音波ガイド下仙骨硬膜外ブロック

a プローブの当て方

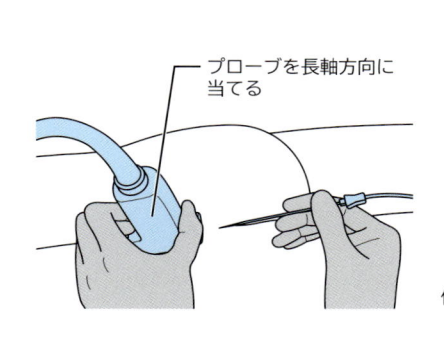

プローブを長軸方向に当てる

b 矢状断像

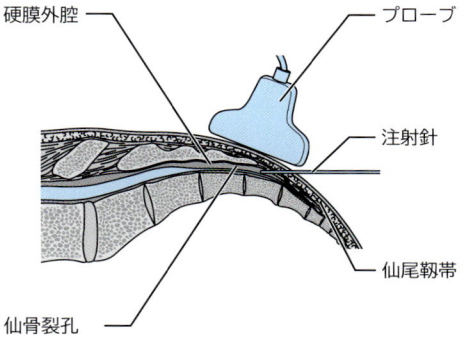

硬膜外腔

プローブ

注射針

仙尾靱帯

仙骨裂孔

手技の流れ

a 患者体位

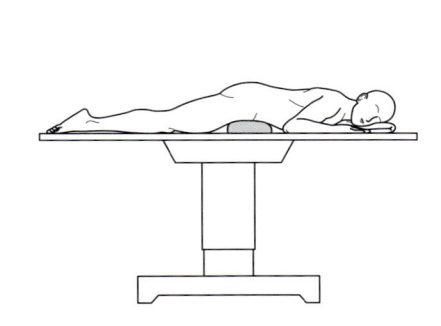

b 位置関係

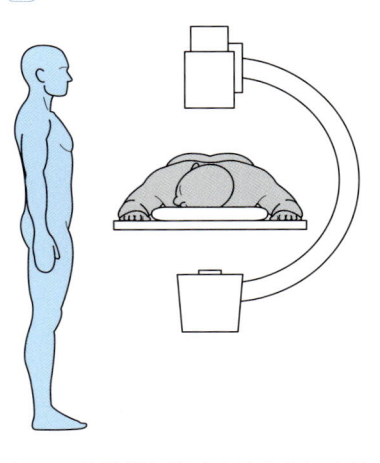

患者に腹臥位をとらせ，骨盤の下に枕を入れて，仙骨部を高くするようにする。

※X線透視（主には硬膜外造影が目的の際，図5）または超音波ガイド下（図6）を用いて，針刺入位置を確認しながら手技を施行する場合もある。

腰部

仙骨部硬膜外ブロック

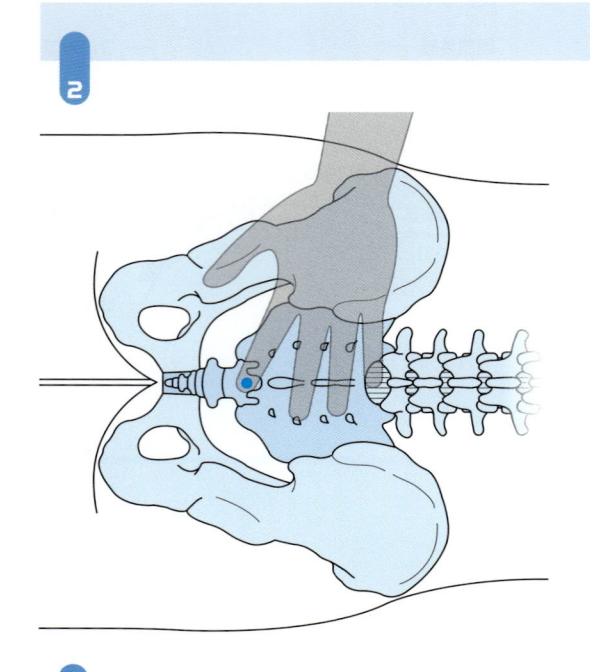

両側の上後腸骨棘を結んだ線が作る正三角形の頂点付近を確かめる。仙骨裂孔の両側にある仙骨角突出を触知して，その間にあるくぼみの仙骨裂孔を確認する。皮膚消毒後，浸潤麻酔を行う。

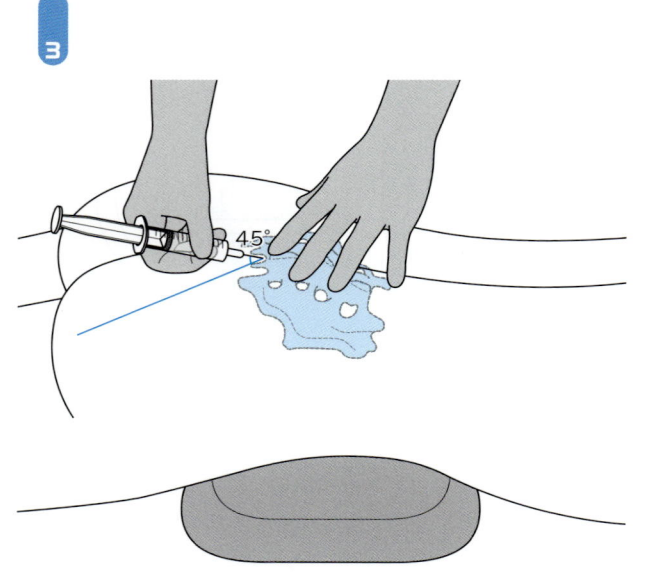

仙骨裂孔部を体表面から約45°の角度で穿刺して，仙尾靱帯を穿通する。刺入時に，仙骨裂孔の位置を正しく把握できるかどうかがポイントである。

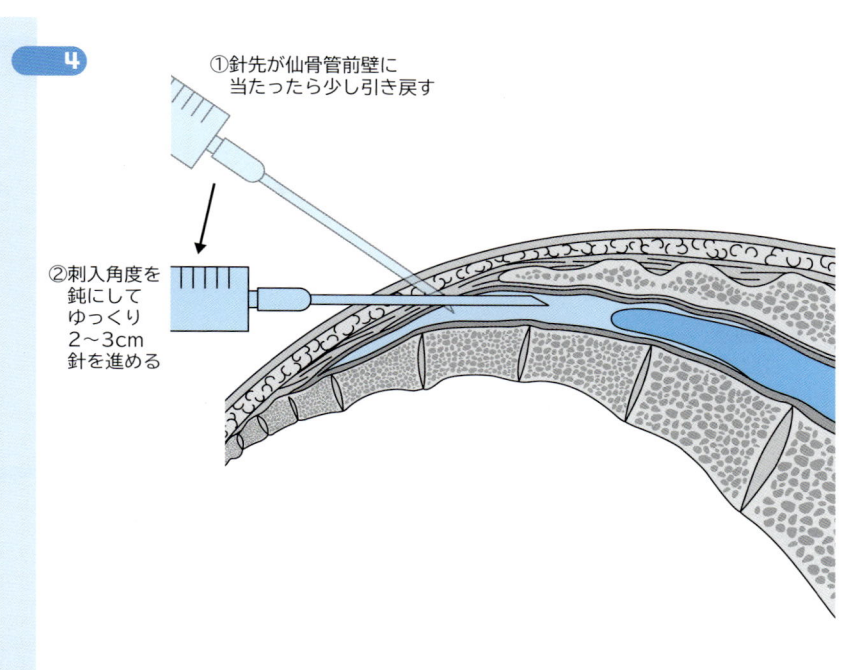

4

①針先が仙骨管前壁に
　当たったら少し引き戻す

②刺入角度を
　鈍にして
　ゆっくり
　2〜3cm
　針を進める

穿通後，針先が仙骨管の前壁に当たったら，少し針先を引いてから刺入角度を鈍にして，2〜3cm程度ゆっくり針を進め，抵抗がなくなったら止める。

5 注射器を吸引して脊髄液や血液の逆流がないことを確認してから，局所麻酔薬を注入する。針先が正しく硬膜外腔にあれば，局所麻酔薬注入時の抵抗はほとんど認められない。

6 ブロック後は患側下のほうが患部に薬液が浸透しやすく，その体位のまましばらく安静とすることが多い。少なくともブロック後1時間程度は安静・経過観察とし，立位や歩行開始時に下肢の筋力低下がないことを十分に確認する。

Pitfall!

- 刺入時に，仙骨裂孔の位置を正しく把握できるかどうかがポイントである。また，仙尾靱帯を穿通する感触を正しくつかむことが大切である。

本手技に特異的に生じる合併症とその対処法

　薬液のくも膜下注入，血管内注入，交感神経遮断作用などによって，血圧低下，意識消失，呼吸停止，徐脈などをきたしうるため，ブロック後には血圧，脈拍，呼吸，意識などの監視を十分に行える体制の下に実施する（表1）。

表1／仙骨部硬膜外ブロックに特異的な合併症とその対処法

合併症	症　状	原　因	対　応	予　防
血圧低下	気分不良，意識低下	交感神経が広くブロックされて生じる	・下肢挙上，輸液速度上昇，昇圧薬で対処する ・特に高齢者では高度な血圧低下を生じることがあるため，注意を要する	静脈路確保と血圧測定が必須
硬膜穿刺	硬膜下ブロック，くも膜下ブロック，頭痛が生じうる	−	・局所麻酔薬の追加投与を中止するとともに，静脈路確保を行う ・血圧低下などを含めた循環・呼吸状態をモニタリングし，上記対応を行う ・入院にて管理を行ったほうが安全である	−

（次ページに続く）

合併症	症　状	原　因	対　応	予　防
穿刺後頭痛	頭痛	－	・輸液にて対処。特にアセトアミノフェンやNSAIDsなどの処方などを追加することもある ・基本は安静臥床，水分摂取などであるが，重症例では時に自家血ブラッドパッチにて対処することもある	－
硬膜外血腫	下肢麻痺，激しい腰痛	出血傾向のある患者，抗血小板薬や抗凝固剤を服用している患者では硬膜外血腫の危険性が高い	麻痺などが出現した際には，外科的な対処も必要	・内服薬等も含めて病歴などの十分な問診を行う必要がある ・処置前に採血を行い出血傾向などのチェックを行ったほうがよい ・いずれにしても当科では，抗凝固剤内服中の患者には原則硬膜外ブロック等の治療は行っていない
神経根損傷	下肢痛，下肢麻痺	針を椎弓間隙の側方に穿刺した際などに生じることがある	下肢への放散痛などがあれば，針を少し引いて針先の位置を変えればよいが，疑わしいときには最初から刺入ポイントを変更する	－
硬膜外膿瘍	－	－	疑わしい場合にはMRI等の精査をすぐに行い，抗生物質の投与開始とともに，外科的な排膿・掻爬が必要となる	・感染を生じないように，穿刺部の消毒は厳重に行う必要がある ・糖尿病や免疫能低下をきたすような病歴がないかの問診も大切 ・出血傾向も含め，感染徴候などを確認するためにもブロック前に一通りの採血を行っておくことが望ましい
局所麻酔中毒	典型的には興奮ない嗜眠，反応性の低下などが生じ，時にけいれんなどに移行することもある	血管内に局所麻酔薬が注入されることにより発生する	静脈路の早期確保とバイタルサインのモニターをすぐに開始し，ジアゼパム（ホリゾン®，セルシン®）5～10mgの静注，酸素吸入，人工呼吸，血管収縮薬の投与および輸液を速やかに行う	－

腰部

仙骨部硬膜外ブロック

【文献】

1) 間宮敬子. 仙骨硬膜外ブロック. 表　圭一 編. 神経ブロックに必要な画像解剖. 東京：文光堂；2014，p174-9.
2) 溝渕知司. 硬膜外・くも膜下ブロック. 武田吉正ほか 編. 神経ブロックのための3D解剖学講座. 東京；MEDSi：2013，p113-20.
3) 宇野武司. 腰部硬膜外ブロック－1回法，持続法. 透視下神経ブロック法. 大瀬戸清寄 編. 東京：医学書院：2009，p100-3.

4 腰仙部神経根ブロック

鈴木秀典 山口大学大学院医学系研究科整形外科学

適応

腰仙部神経根ブロック（selective nerve root block）は，脊髄神経根が椎間孔から脊柱管外に出た部位でブロックする方法である。仙骨部では，仙骨神経の後枝を後仙骨孔を通してブロックする。神経根を選択的にブロックすることで疼痛緩和が得られる一方で，放散痛や感覚低下の位置から責任高位も診断できる手法である。また，神経根の造影像からは神経の絞扼や走行異常が確認できる。

- 腰椎椎間板ヘルニア
- 腰部脊柱管狭窄症
- 腰椎変性すべり症，腰椎分離症や腰椎圧迫骨折に伴う殿部〜下肢症状
- 幻肢痛や断端部痛
- 複合性局所疼痛症候群などによる腰部神経根症，神経根性膝部痛および腰痛
- 帯状疱疹痛，帯状疱疹後神経痛
  など

※高度な麻痺（膀胱直腸障害なども含む）を認める際には，ブロックに伴い非可逆的な麻痺の進行を生じることもあるため，その適応は慎重に判断するほうがよい。

刺入部位の周辺解剖

　硬膜に包まれた脊髄神経は，前枝が椎間板および椎体から，後枝が椎間関節から，上下枝が椎弓から作られる椎間孔内の上前部かつ椎弓根の真下を通り，脊柱管外に出る（図1）。椎間孔内には前根および後根からなる脊髄神経のほかに，脊髄神経節，脊髄動脈の枝，静脈叢が存在し，神経血管束を形成している。

　腰神経は一般には5対あり，例えばL5神経根はL4/5の椎間孔を通る（図2）。しかし，L6椎体（S1の腰椎形状化；lumbarization）やL5腰椎の仙骨化（sacralization）が存在することもあり，頸椎・胸椎から正確に椎体数をカウントしないと高位診断を誤ることもあるため，注意を要する。

　一方，仙骨の前面と後面にはそれぞれ左右4対の孔が存在し，前仙骨孔と後仙骨孔とよばれている。仙骨部の脊髄神経（S1-5）はこの5対の椎間孔から出て，前枝と

後枝に分岐する。前枝は前仙骨孔より腹側に出て仙骨神経叢を形成する。後枝は後仙骨孔から出て仙骨後面に分布する。

腰神経根周辺の解剖

　神経根は軟膜に包まれ，脊髄神経に至るまではくも膜，硬膜に覆われている。dural sacの硬膜は神経根周囲までdural sleeveとして延長し，脊髄神経の神経上膜（epineurium）に移行する（図3）。

図1 ／ 脊柱管と椎体の解剖，馬尾神経と神経根

a 腰部矢状断面

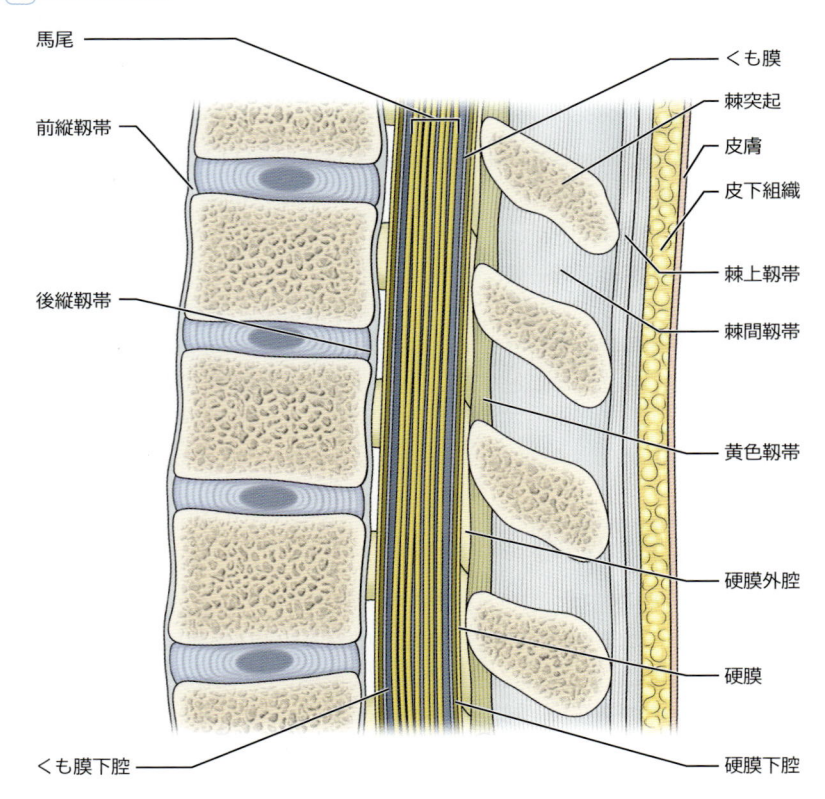

図1 ／ 脊柱管と椎体の解剖，馬尾神経と神経根（続き）

b 椎体

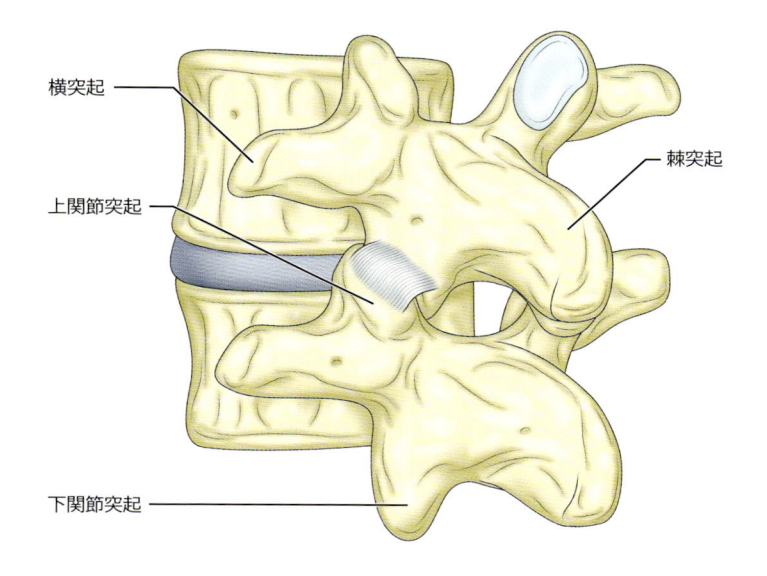

横突起
上関節突起
棘突起
下関節突起

c 腰部水平断面

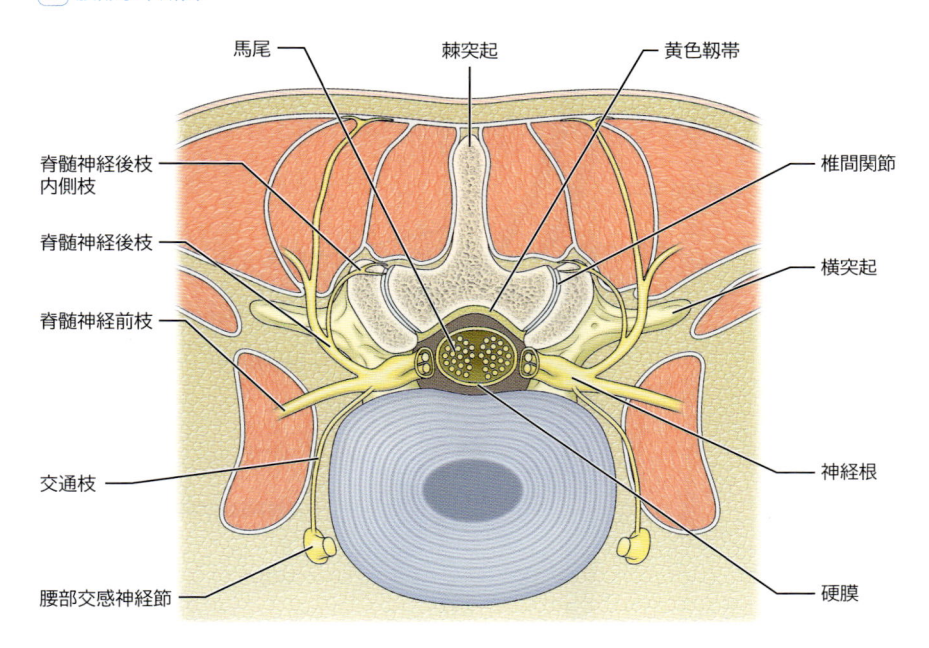

馬尾
棘突起
黄色靭帯
脊髄神経後枝内側枝
椎間関節
脊髄神経後枝
横突起
脊髄神経前枝
交通枝
神経根
腰部交感神経節
硬膜

図2 ／ 腰神経

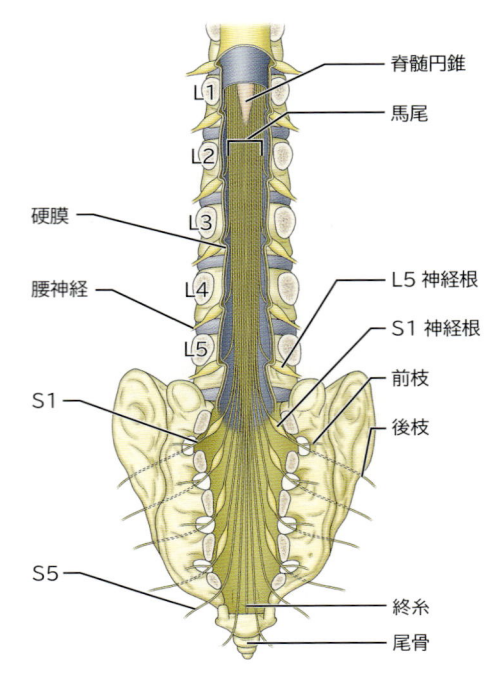

- 脊髄円錐
- 馬尾
- 硬膜
- 腰神経
- L5 神経根
- S1 神経根
- 前枝
- 後枝
- 終糸
- 尾骨
- L1
- L2
- L3
- L4
- L5
- S1
- S5

図3 ／ 腰神経根周辺の解剖

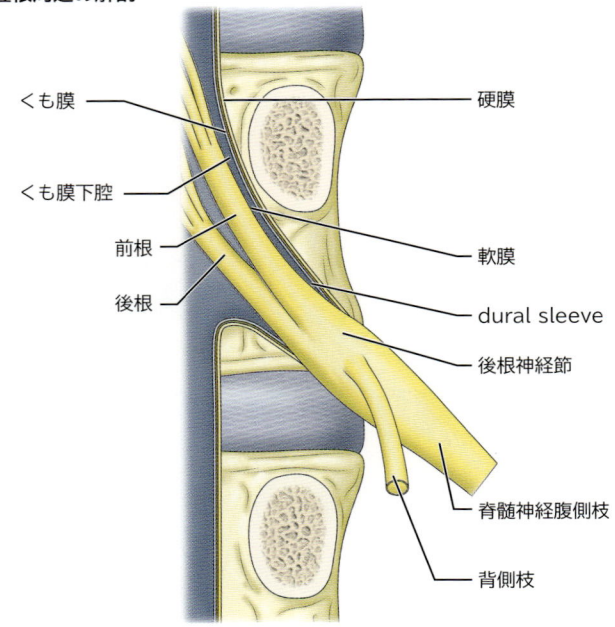

- くも膜
- くも膜下腔
- 前根
- 後根
- 硬膜
- 軟膜
- dural sleeve
- 後根神経節
- 脊髄神経腹側枝
- 背側枝

患者体位と刺入時のランドマーク

- 腹臥位で行う。背部，腰部，殿部が水平になるように，患者の腹部の下に枕を入れるなどして体位を調整する（図4）。
- ランドマーク：棘突起，透視下での横突起，透視下での後仙骨孔

図4 / 患者体位と刺入時のランドマーク

a 横から見た図

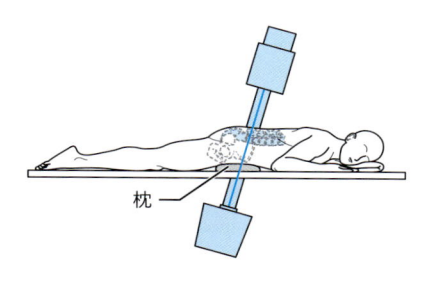

枕

b 刺入時のランドマーク

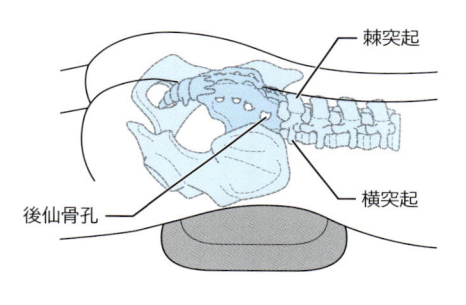

棘突起
後仙骨孔
横突起

c 透視下でのランドマーク

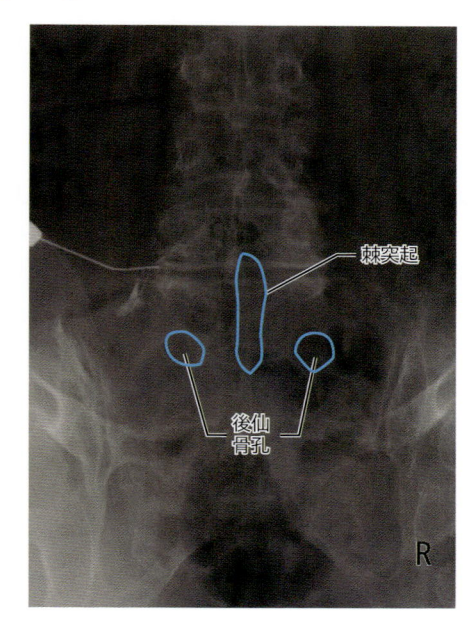

棘突起
後仙骨孔

R

153

腰神経根ブロック：腹臥位法

1

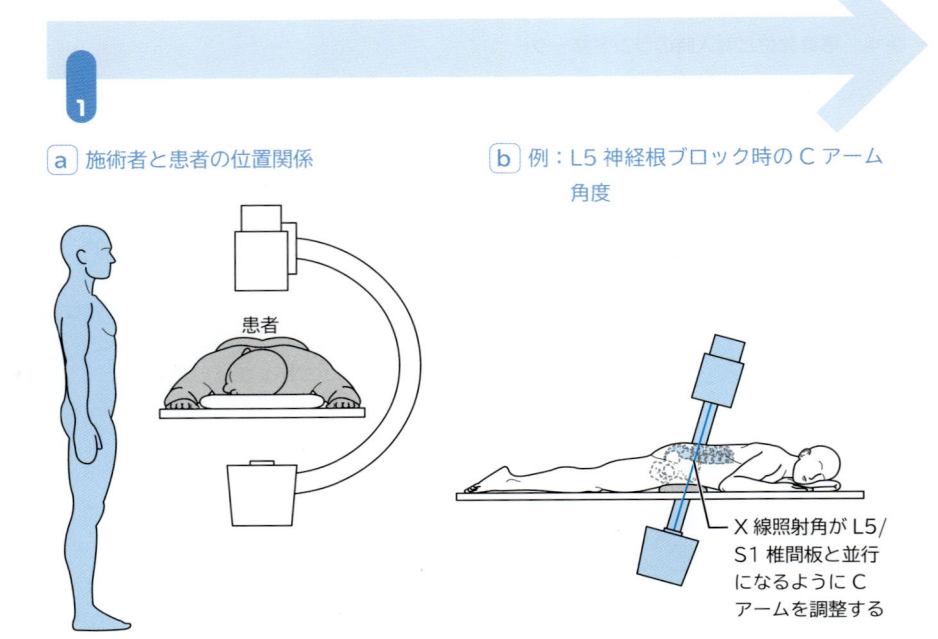

ⓐ 施術者と患者の位置関係　　　ⓑ 例：L5 神経根ブロック時の C アーム角度

患者

X 線照射角が L5/S1 椎間板と並行になるように C アームを調整する

X線透視台に，ブロックする側が術者の手前に来るように患者を腹臥位とし，Cアームを傾ける。この際，例えばL5神経根ブロックであれば，ⓑのようにL5/S1椎間板に平行なX線像を確認しながら（Cアームの角度調整を行う）ブロックポイントに針を進めることがコツである。

ブロック針刺入部位の皮膚に局所麻酔を施行する。

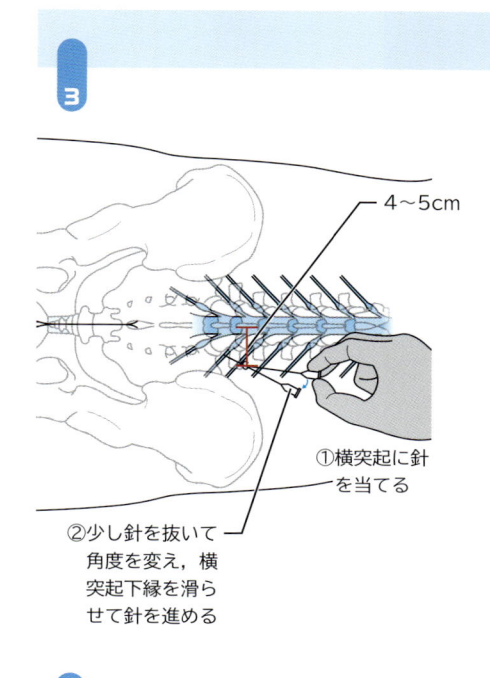

3

4〜5cm

①横突起に針を当てる

②少し針を抜いて角度を変え，横突起下縁を滑らせて針を進める

穿刺する神経根と同高位椎体横突起（例：L5神経根ブロックであれば，L5椎体横突起）が初めのメルクマークになる。棘突起から約4〜5cm外側の横突起にブロック針を進め，これに針先を当てる。

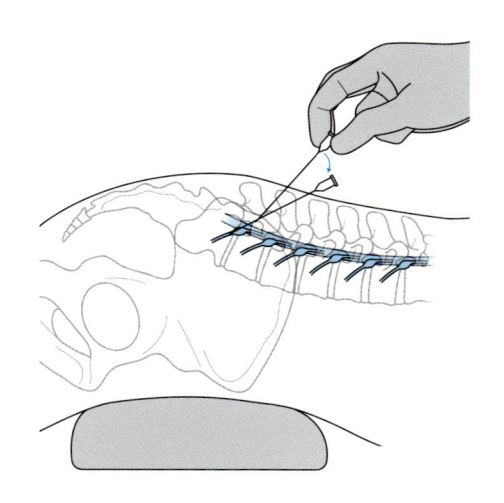

横突起の深さを確認した後，少し針を抜いてから角度を変え，横突起下縁を滑らせるように内側尾側に方向に針をゆっくり進める。下肢への放散痛が得られたら，その位置でブロック針を止める。神経根は横突起よりも約1〜2cm深く，腹側に位置している。

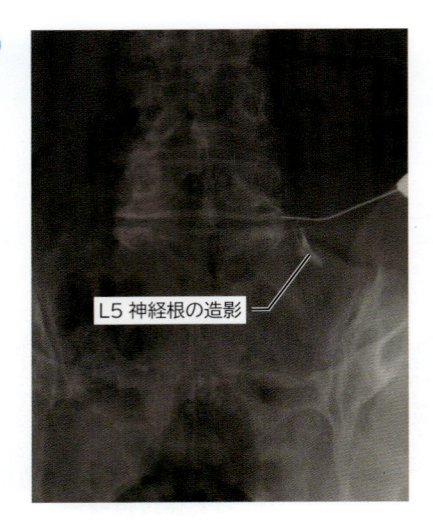

5

L5 神経根の造影

造影剤を0.5〜1mL注入する。血液，髄液の逆流がないことを確認する。

6 神経根が造影されていれば，Ｘ線撮影を行った後，局所麻酔薬1〜2mLを注入する。このとき，造影剤の途絶などの神経根の絞扼や，椎間孔外病変を示唆する神経根の横走化などの病態も確認する。

7 ブロック後の下肢筋力の低下，またデルマトームに一致したしびれや知覚低下が実際に生じているかを確認し，確実にブロック効果が得られているかを確かめる。straight leg raising（SLR）テストの痛みの消失など，神経学的な症状変化も併せて確認する。

8 歩行負荷テストによる症状変化の確認は，ブロック後に下肢筋力が回復してから行う。

腰神経根ブロック：斜位法

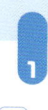

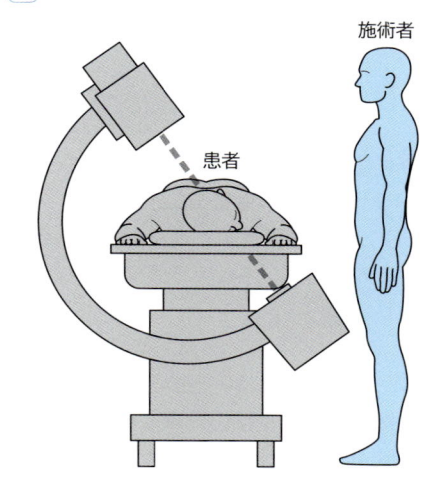

施術者

患者

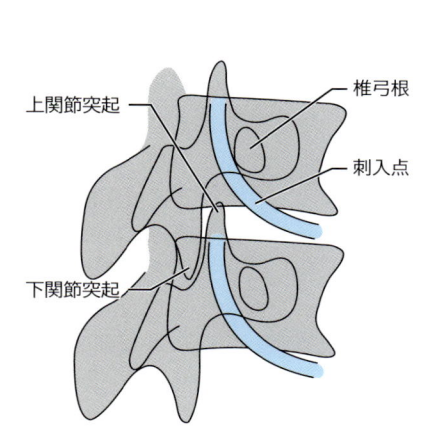

上関節突起　　椎弓根

刺入点

下関節突起

患者の体位は前述の「腹臥位法」と同様とし，Ｃアームを傾けて斜位像を出す。図のように，上関節突起と椎体外縁が透視下でクリアに見えるようにする。図の針先が刺入点であり，ブロックポイントである。

皮膚に局所麻酔を行い，針が点となるような形で，透視下にまっすぐブロック針を進める。下肢への放散痛が得られたら，その位置でブロック針を止める。Ｃアームを正中位置に戻し，正面像で針先が椎弓根の半分より内側にきていないことを確認する。
※以降は前述の「腹臥位法」⑤～⑦に準じる。

S1 神経根ブロック

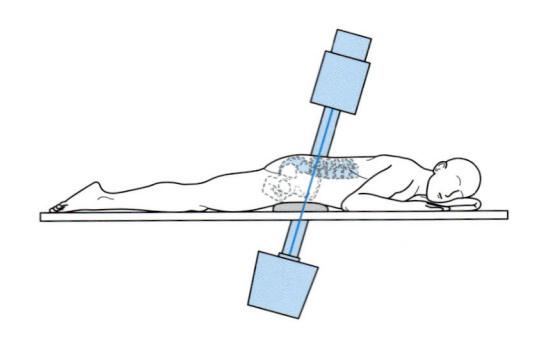

1 患者の体位は前述の「腹臥位法」と同様とし，Cアームを傾ける。この際，仙骨の傾きを十分念頭に置き，仙骨の傾きに対してX線が垂直に入射するようにCアームを設置する（L5/S1の終板が一直線に見えればよい）。そのために，患者の下腹部に枕などを敷いて調整する（図5参照）。

2 L5/S1椎間関節を確認し，その下方に楕円形のS1前仙骨孔を確認する。S1前仙骨孔の頭内側で腸骨稜の内縁にS1後仙骨孔が見え，前後の仙骨孔間の上外側縁が線状に見えるように透視軸を調整する。

3 ブロック針刺入部位の皮膚に局所麻酔を施行する。

4

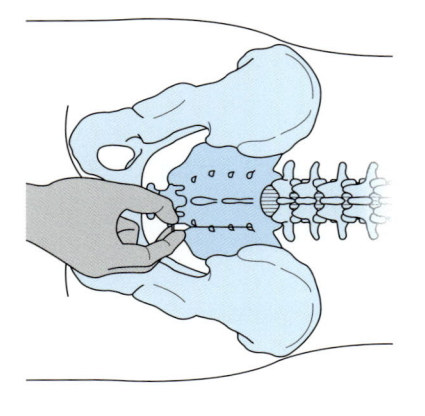

ブロック針を後仙骨孔の中央部やや下方で穿刺し，やや頭側に向けて針先を進める。下肢への放散痛が得られたら，その位置でブロック針を止める。

a 針の刺入

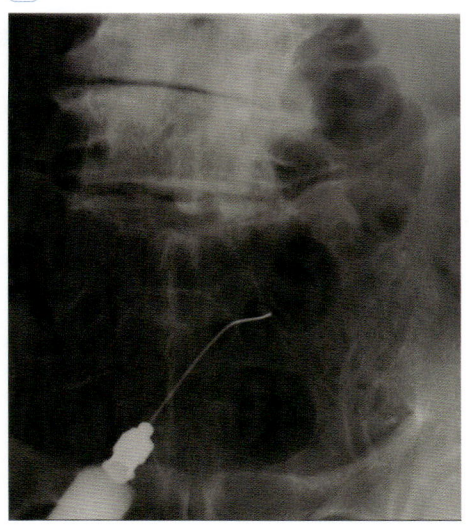

b 造影剤の注入

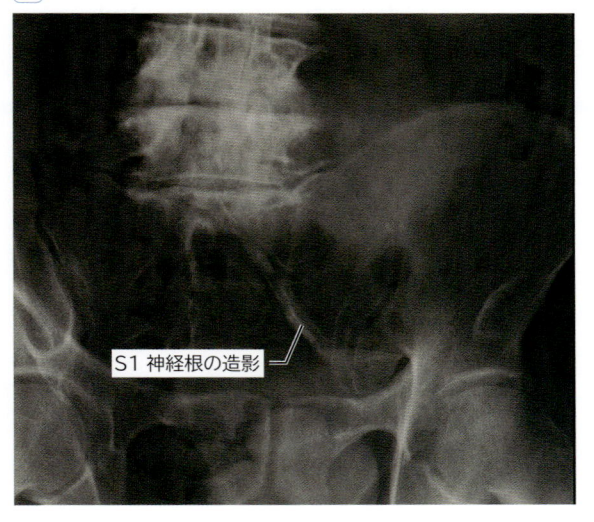

S1 神経根の造影

造影剤を 0.5 〜 1mL 注入する。血液，髄液の逆流がないことを確認する。
※以降は前述の「腹臥位法」⑥〜⑧に準じる。

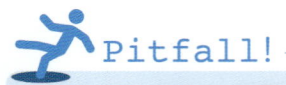

Pitfall!

●透視下での神経根ブロックは，施行前の体位調整と透視下に適切な透視像が得られているかが，上手に遂行できるか否かのほぼすべてであるといってよい。体位調整とCアームの角度調整には，十分な時間をかけてから手技を開始することが望ましい。

使用する器具・薬剤と投与量

【器　具】

● 21 ～ 23G針もしくはスパイナル針（6 ～ 10cm）

【薬　剤】

①：造影剤…イオトロラン（イソビスト®），
　　イオヘキソール（オムニパーク®）
②：1%リドカイン…1 ～ 2mL
③：1%メピバカイン（カルボカイン®）…1 ～ 2mL
④：②または③に2 ～ 4mgのステロイドを混注

本手技に特異的に生じる合併症とその対処法

腰仙部神経根ブロックに生じる合併症を表1に示す。

表1/腰仙部神経根ブロックに特異的な合併症とその対処法

合併症	症 状	原 因	対 応	予 防
神経根損傷	下肢麻痺，下肢痛	・ブロック針による神経穿刺や局所麻酔薬の神経内注入 ・繰り返しの穿刺による機械的神経損傷やepiradicular fibrosisによる神経炎などの可能性もある	神経症状のチェックと，症状に応じた対処療法を行う	神経根ブロックは2，3回程度までにとどめるのがよい
くも膜下ブロック	下肢麻痺，呼吸抑制など	－	直ちに局所麻酔薬の投与を中止し，静脈路を確保して循環・呼吸状態のモニタリングを行う	－
局所麻酔中毒	・典型的には興奮のない嗜眠，反応性の低下など ・時にけいれんなどに移行することもある	血管内に局所麻酔薬が注入されることで発生	・すぐに静脈路の早期確保とバイタルのモニターを開始する ・ジアゼパム（ホリゾン®，セルシン®）5〜10mgの静注，酸素吸入，人工呼吸，血管収縮薬の投与および輸液を速やかに行う	－
硬膜外血腫	下肢麻痺，激しい腰痛	出血傾向のある患者，抗血小板薬や抗凝固剤を服用している患者では，硬膜外血腫の危険性がある	－	内服薬なども含めて，病歴などの十分な問診を行う必要がある

【文献】

1) 中谷俊彦. 腰部神経根ブロック. 表 圭一 編. 神経ブロックに必要な画像解剖. 東京：文光堂；2014，p146-7.
2) 伊達 久. X線透視下腰部神経根ブロック腹臥位法・斜位法. 表 圭一 編. 神経ブロックに必要な画像解剖. 東京：文光堂；2014，p148-51.
3) 中條浩介，白神豪太郎. 仙骨神経根ブロック. 表 圭一 編. 神経ブロックに必要な画像解剖. 東京：文光堂；2014，p148-51.
4) 平賀徳人，大瀬戸清茂. 腰部神経根ブロック. 大瀬戸清寄 編 透視下神経ブロック法. 東京：医学書院；2009，p127-9.

腰部

腰仙部神経根ブロック

5 椎間関節ブロック

鈴木秀典 山口大学大学院医学系研究科整形外科学

適応

腰痛の原因は種々あるが，腰椎椎間関節が原因による腰殿部痛は多い。本ブロックは，X線透視下に椎間関節にブロック針を刺入し，局所麻酔薬やステロイドを注入することで除痛効果がえられる。腰殿部・下肢痛の要因に関する診断的意義も大きい。
腰痛の原因診断，腰椎椎間関節由来の疼痛治療に対して用いられる（対象疾患は以下のとおり）。

- ・変形性腰椎症　　・腰部脊柱管狭窄症
- ・腰椎すべり症　　・腰椎変性側弯症
　　など

【禁　忌】

- ・穿刺部位の感染や褥瘡のある症例　　　・出血傾向，凝固障害のある症例
- ・局所麻酔薬アレルギーがある症例

刺入部位の周辺解剖

　腰椎の椎間関節は腰椎後方に位置し，上位腰椎の下関節突起と下位腰椎の上関節突起によって形成される左右一対の滑膜関節である。関節内には滑膜が存在し，その外側を関節包が覆う構造をとる。力学的には腰椎後方支持機構を構成しており，脊柱に対する全荷重の約16％を支える荷重関節であり，同時に椎体間の動きを制動している。上関節突起関節面は，後方内側に凹面となる形態であり，下関節突起関節面は前方外側に凸となる形態をしている。関節裂隙の方向は，上位椎間関節になるほど矢状化し，逆に下位腰椎になるほど冠状化しているのが特徴である（図1）。椎間関節は，脊髄神経後枝（posteriorrami）の内側枝（medial branch）により支配される。後枝は椎間孔を出た後，上関節突起の外側面に沿って，斜めに後下方へと走る。後枝は横突起の背側に出たところで，内側枝と外側枝に分かれる。外側枝は腰腸肋筋に分布する。内側枝は，乳様副靭帯（mamilloaccesory ligament）の下をくぐり，まず隣接する椎間関節包の下部（inferior recess）に第一の枝を送る。第二の枝は多裂筋を支配する。第三の枝は，一つ下位の椎間関節包の上部へと向かう（図2）。すな

わち，第4腰椎と第5腰椎の間にある椎間関節は，第3腰神経と第4腰神経の後枝内側枝により支配を受けていることになる。

図1 ／ 腰椎椎間関節

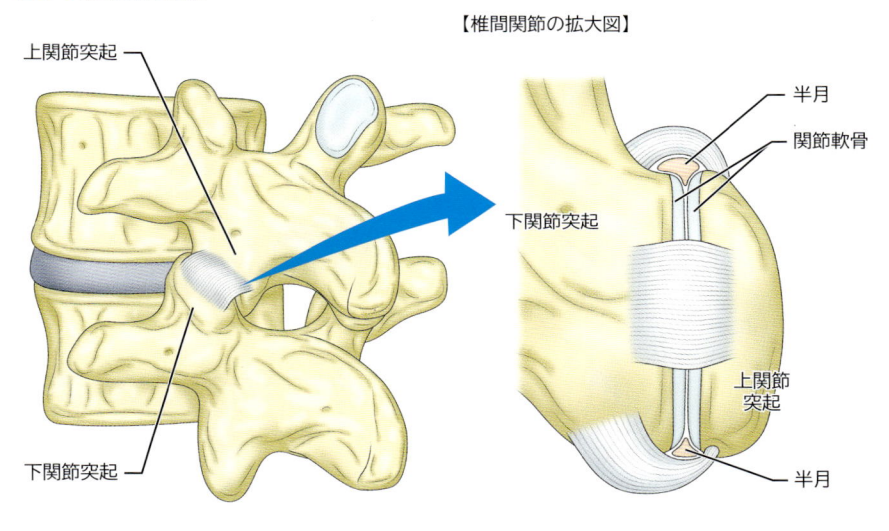

【椎間関節の拡大図】

上関節突起

下関節突起

半月

関節軟骨

下関節突起

上関節突起

半月

図2 ／ 腰椎椎間関節とその神経支配

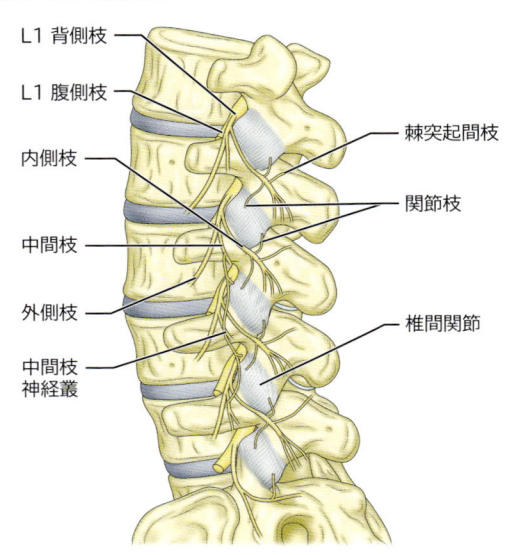

L1 背側枝

L1 腹側枝

内側枝

中間枝

外側枝

中間枝
神経叢

棘突起間枝

関節枝

椎間関節

患者体位と刺入時のランドマーク

● 患者を腹臥位とし，Cアームを矢状面に対して25～30°の角度になるように配置する（図3）。
● X線透視斜位像（図4）にて椎間関節の関節裂隙が明瞭になるように調整する。
● ランドマーク：棘突起，透視下での椎間関節，透視下での乳様突起と副突起，各椎間関節からの関連痛の位置（図5）

図3 ／ 患者体位

a 患者体位

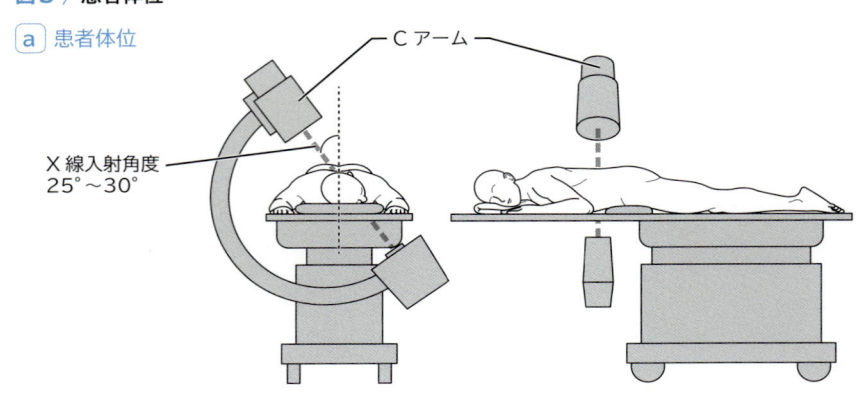

Cアーム

X線入射角度
25°～30°

b 透視像

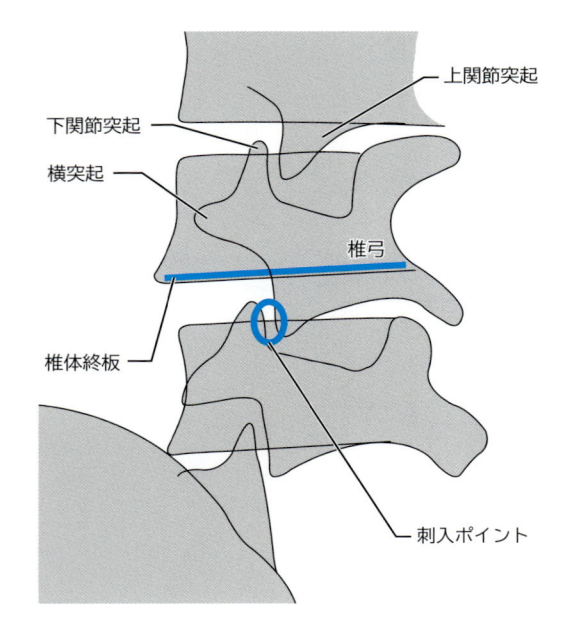

上関節突起

下関節突起

横突起

椎弓

椎体終板

刺入ポイント

図4 / X線透視下における腰椎椎間関節とその造影像（右L4/5腰椎椎間関節）

a 正面像

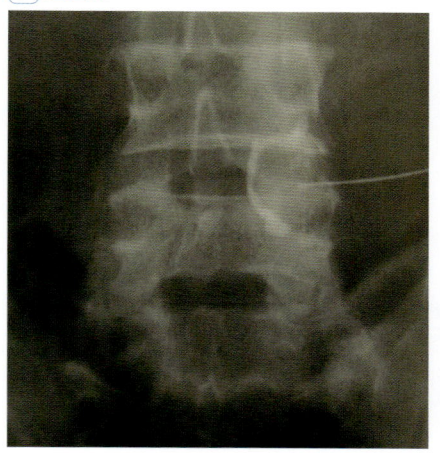

b 斜位像

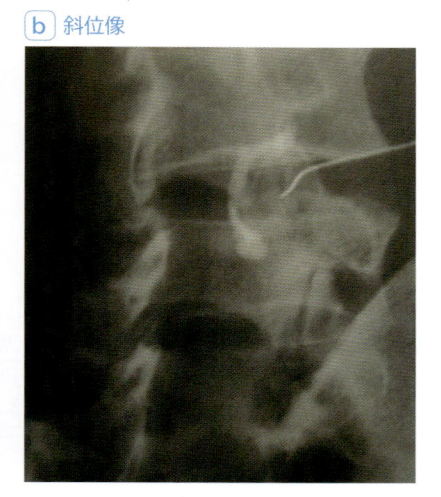

図5 / 各椎間関節からの関連痛の位置

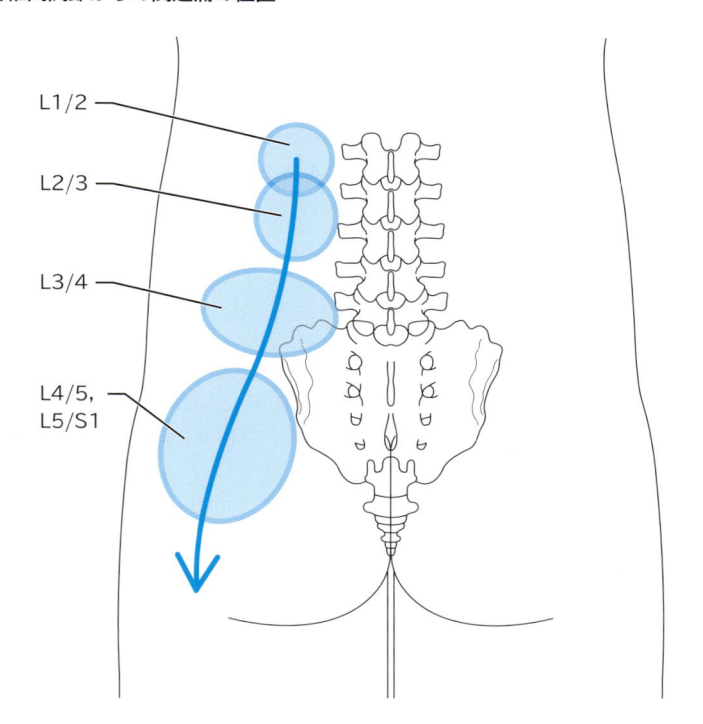

L1/2
L2/3
L3/4
L4/5,
L5/S1

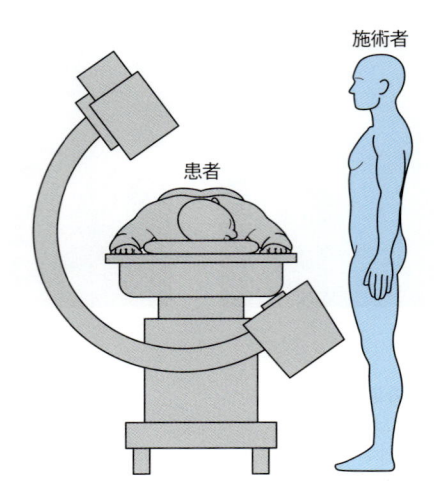

患者

施術者

患者を腹臥位とし，Ｘ線透視で椎間関節の関節裂隙を確認する。腰椎では高位によって関節面の角度が異なるため，入射角を調整する。Ｘ線透視正面像のほうが，関節面を明瞭に描出できることもある。

 Pitfall!

● スパイナル針刺入前の体位と，Ｘ線透視下で椎間関節裂隙を明瞭に描出することが大切である。また，椎間関節性腰痛は，原因となる腰椎椎間関節高位に one point tenderness を認めることが多いため，ブロック前に透視下で直接圧痛ポイントを確認することを薦める。

a 上から見た図

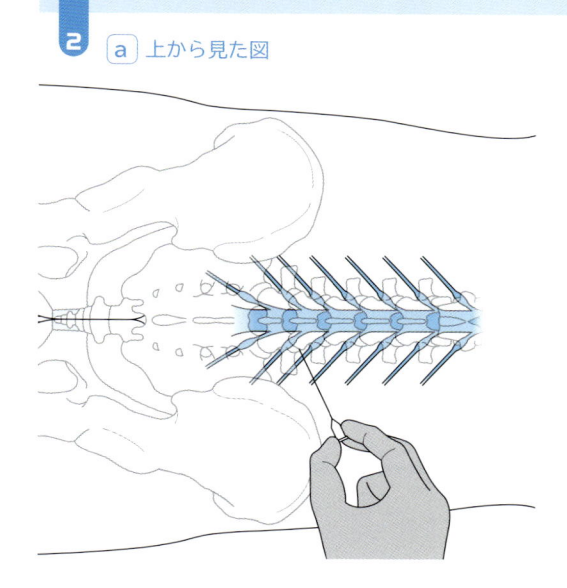

皮膚消毒後，23Gスパイナル針を用いて，透視下にブロック針を進める。この際，Cアームに対して針が垂直となるように進める。スパイナル針は椎間関節裂隙に対して一直線となるため，点状に描出される。

b 横から見た図

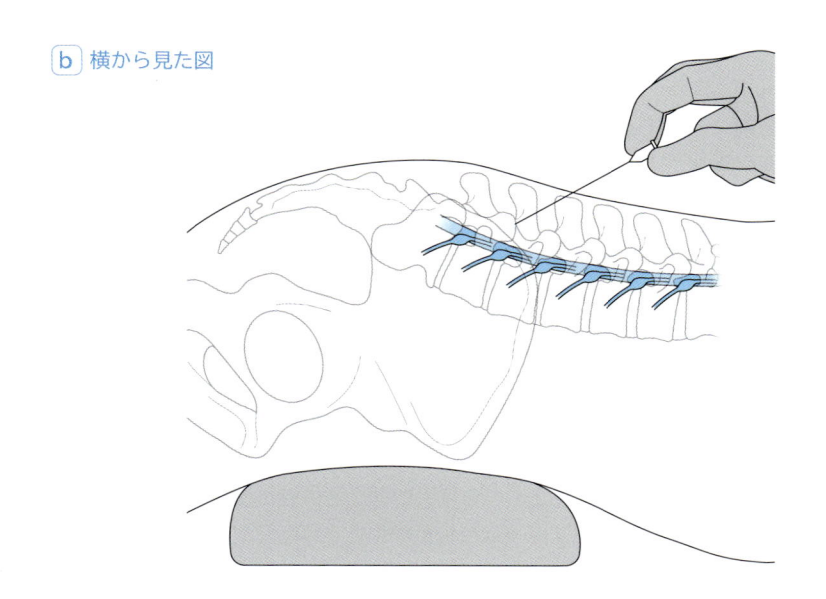

腰部

椎間関節ブロック

167

3

注射器を吸引して脊髄液や血液の逆流がないことを確認してから，造影剤を0.5mLほど注入し，造影像を確認する。症状を有するような椎間関節においては，変形性変化が高度であることが多く，針先を非常に狭い関節裂隙に少し無理をしながら進めることになる場合が多い。また，関節裂隙が非常に狭く，造影剤をほとんど注入できないことも多い。

4

局所麻酔薬を約1mL注入する。

5

確実にブロック効果が得られているのかを確認する。また，Kemp徴候の消失など，身体所見の変化を確認する。

使用する器具・薬剤と投与量

【器　具】

- ディスポーザブルの22～24Gスパイナル針もしくはカテラン針
- 2.5mLシリンジ

【薬　剤】

①：造影剤…イオトロラン（イソビスト®），イオヘキソール（オムニパーク®）
②：0.5～1%メピバカイン（カルボカイン®）…1mL
③：0.5～1%リドカイン…1mL
④：0.5%ブピバカイン（マーカイン®）…1mL
⑤：①②③に2～4mgのステロイドを混注

本手技に特異的に生じる合併症とその対処法

　X線透視下に関節裂隙が明瞭に見えている場合には，合併症が生じる可能性は非常に低い手技ではあるが，表1に示すような合併症が生じる可能性がある。不用意に針を深く刺入しないように注意する。

表1／椎間関節ブロックに特異的な合併症とその対処法

合併症	症　状	原　因	対　応	予　防
くも膜下ブロック	下肢麻痺など	非常にまれではあるが，針が椎間孔のほうに深く刺入された場合に生じうる	直ちに局所麻酔薬の投与を中止し，静脈路を確保して循環・呼吸状態のモニタリングを行う	－
局所麻酔中毒	・典型的には興奮ない嗜眠，反応性の低下などが生じる ・時にけいれんなどに移行することもある	血管内に局所麻酔薬が注入されることで発生する	・すぐに静脈路の早期確保とバイタルのモニターを開始 ・ジアゼパム（ホリゾン®，セルシン®）5〜10mgの静注，酸素吸入，人工呼吸，血管収縮薬の投与および輸液を速やかに行う	－
血腫	腰痛，下肢麻痺	出血傾向のある患者，抗血小板薬や抗凝固剤を服用している患者では血腫などの可能性がある	－	内服薬なども含めて病歴などの十分な問診を行う必要がある
神経根損傷	下肢痛，下肢麻痺	まれではあるが，針が椎間孔のほうに深く刺入された場合に生じうる	－	

【文献】

1) Suzuki H, Kanchiku T, Imajo Y, et al. Diagnosis and characters of non-specific low back pain in Japan：The Yamaguchi Low Back Pain Study. PLoS One 2016；11：e0160454. doi：10.1371/journal.pone.0160454. 2016.

2) 鈴木秀典，田口敏彦．椎間関節性腰痛．MB Orthop 2017；30：71-6.

3) 朴　基彦，表　圭一．腰椎椎間関節ブロック，脊髄神経後枝内側枝ブロック．表　圭一 編．神経ブロックに必要な画像解剖．東京：文光堂；2014, p156-65.

4) 加藤幸子，奥田泰久．腰椎椎間関節ブロック．大瀬戸清寄 編　透視下神経ブロック法．東京：医学書院；2009, p120-2.

5) Kanchiku T, Imajo Y, Suzuki H, et al. Percutaneous radiofrequency facet joint denervation with monitoring of compound muscle action potential of the multifidus muscle group for treating chronic low back pain：a preliminary report. J Spinal Disord Tech 2014；27：E262-7.

腰部

椎間関節ブロック

6 上・中殿皮神経ブロック

青田洋一 ふれあい横浜ホスピタル整形外科

適応

ブロック療法は，腰痛のoriginを探す目的を兼ねた診断的治療である。トリガーポイントブロックは，圧迫により疼痛が再現される過敏となった筋・筋膜に局所麻酔薬を注入する手法であり，効果は短期的なことが多い[1]。上殿皮神経（superior cluneal nerve；SCN）や中殿皮神経（middle cluneal nerve；MCN）のブロックも手技は同様であるが，絞扼により過敏になった神経を直接狙って行うものである。重症例でも，ブロックを繰り返すことで手術が回避できることが多い[2-4]。
- SCN絞扼[2]，Maigne症候群[6-7]
- MCN絞扼[8]

刺入部位の周辺解剖

　SCNとMCNは，殿部を支配する皮神経である。腰背筋膜深層となる仙棘筋筋膜の外縁からSCN内側枝は立ち上がる。MCNは殿筋筋膜を貫通し，頭側寄りの枝は皮下でSCNと吻合している（図1）。SCNは腸骨稜上を4～8本の枝が通過するが，外側寄りの枝とは対照的に，内側寄りの枝（内側枝）には腸骨稜よりも尾側で腰背筋膜を貫通する[9]。osteofibrous tunnel[5]とよばれるSCN絞扼好発部位は，腰背筋膜の浅層と深層，さらには尾側から中殿筋の筋膜が腸骨稜へ密に付着する領域であり，筋膜が神経を絞扼する（図2[3]，3）。

　仙腸関節の後方支持性を担う後仙腸靭帯（long posterior sacroiliac ligament；LPSL）は，大きな機械的ストレスが加わる靭帯である。MCNにも複数の枝があるが，16％はLPSLを貫通するため，ここで絞扼される[8, 10]。MCNからは仙腸関節内に出ていく枝もしばしば分枝し，この枝も同様にLPSLで絞扼されやすい。

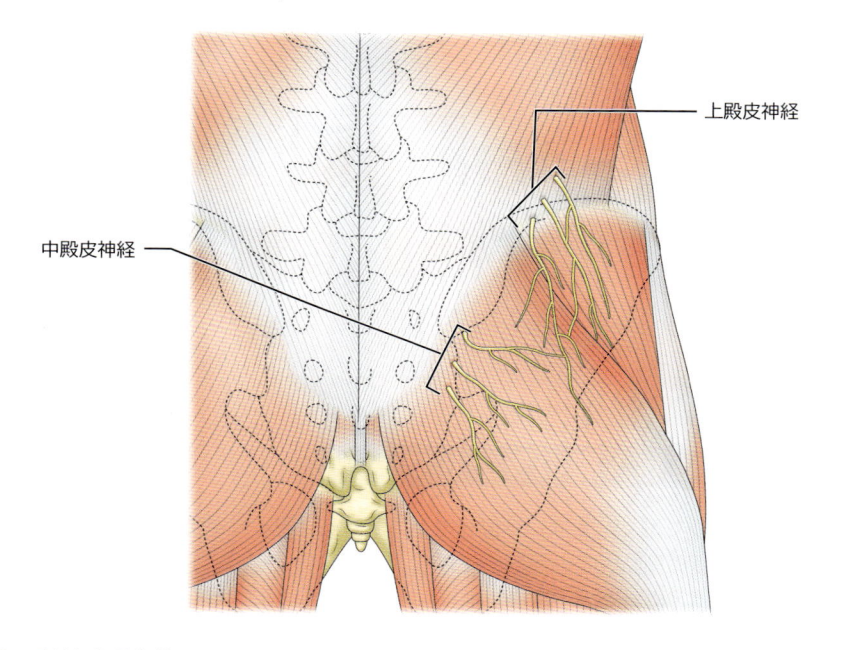

上殿皮神経

中殿皮神経

図2／絞扼好発部位

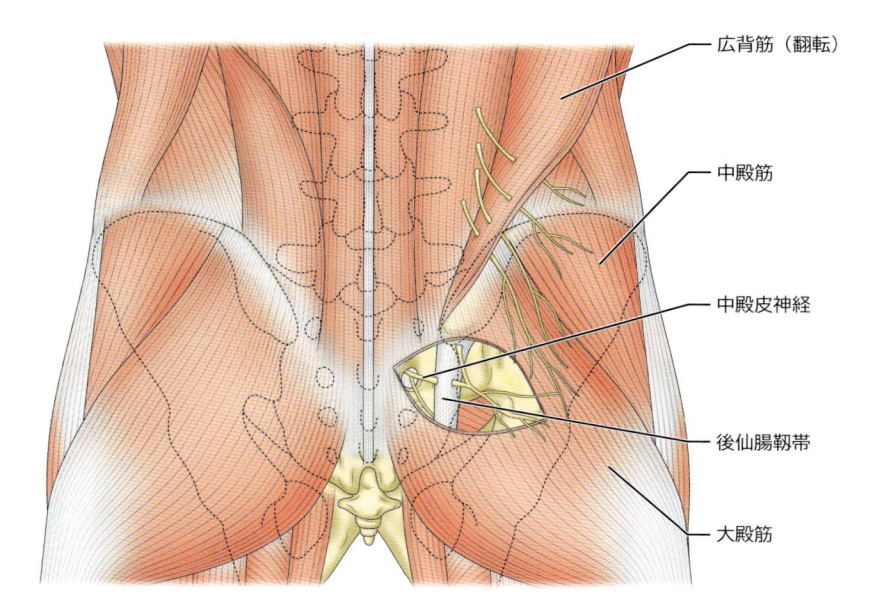

広背筋（翻転）

中殿筋

中殿皮神経

後仙腸靭帯

大殿筋

図3 / 上殿皮神経の絞扼範囲

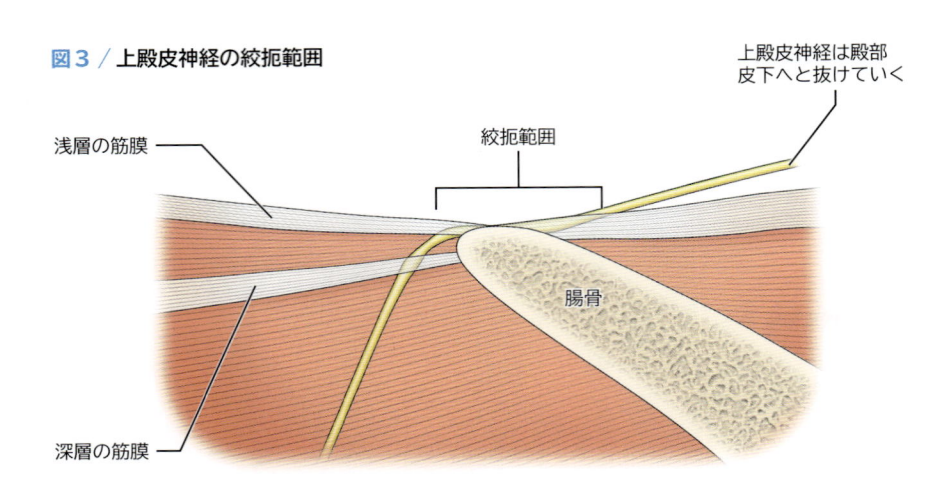

浅層の筋膜

絞扼範囲

上殿皮神経は殿部
皮下へと抜けていく

腸骨

深層の筋膜

患者体位と刺入時のランドマーク

● ランドマークを触知しやすい伏臥位を基本とする（図4）。伏臥位がとれない症例
では，患側上の側臥位で行うこともある。
● ランドマーク：腸骨稜，上後腸骨棘

図4 / 患者体位と刺入時のランドマーク

[a] 患者体位

[b] ランドマーク

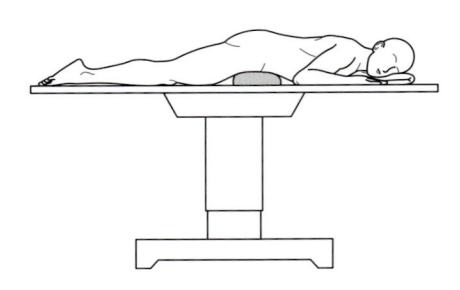

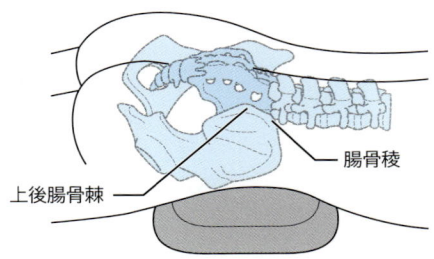

上後腸骨棘

腸骨稜

手技の流れ

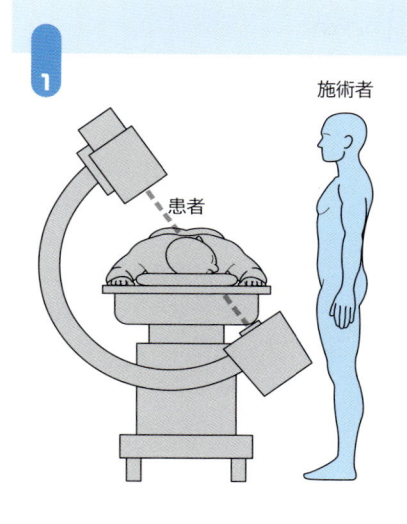

施術者

患者

患者体位を確認する。針は23Gあるいは25Gを用いる。極端な肥満例ではカテラン針を用いる。

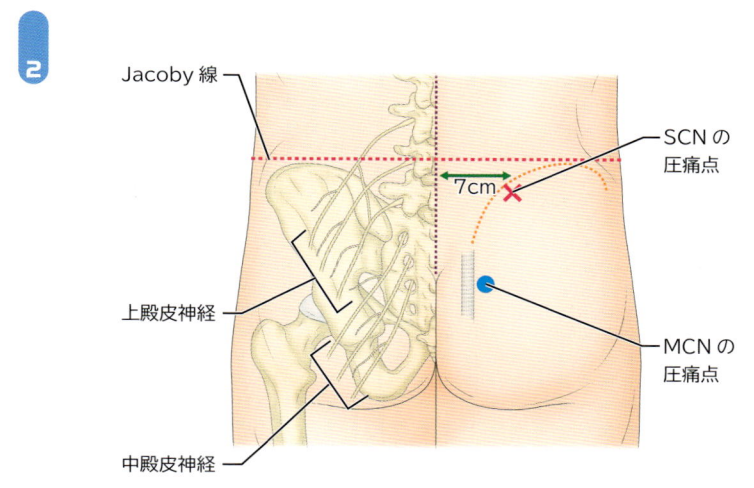

Jacoby線

SCNの圧痛点

7cm

上殿皮神経

MCNの圧痛点

中殿皮神経

Jacoby線から腸骨稜上縁の高さを知る。SCNの絞扼好発部位は正中から6〜7cmの腸骨稜上縁にあり，そこでの圧痛を確認する。MCNの絞扼好発部位は，PSISの尾側2〜3cm，正中から3〜4cmの位置にある。やせた症例ではLPSLは触知できる。LPSLそのものより，外縁よりに圧痛を確認しやすい。

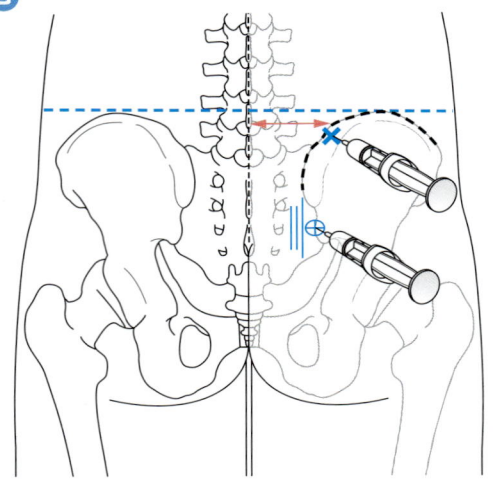

圧痛点に直接針を刺入する。SCNでは針先が腸骨稜に触れる点まで，MCNでは針先がLPSLを貫通する感触が得られるまで進める。絞扼部位に太い血管はないので，吸引テストはせずにそのまま注入する。

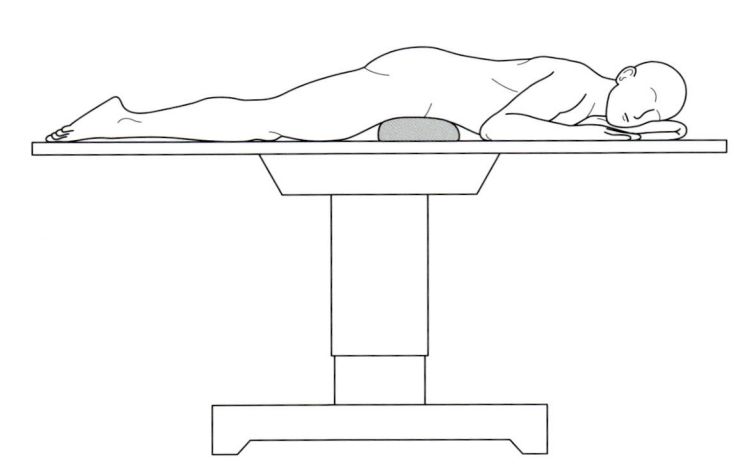

4

仰臥位で20分間安静にする。

※ブロック効果の持続期間は手術成績にも関連するので，効果の判定は1～2週後に行う。手術による完治が期待できるのは，3日以上の効果がある症例である[3]。

使用する器具・薬剤と投与量

【器　具】

● 23Gあるいは25G注射針（極端な肥満例ではカテラン針）

【薬　剤】

● 1箇所あたりリドカイン（キシロカイン®）または
ロピバカイン（アナペイン®）5mL
● 圧痛点が多く絞り切れない場合も，2箇所までとしている。手術では筋膜による絞扼を複数の枝に認めることが多く，また神経に沿って2cm程度の広い範囲で周囲組織との癒着を認める。周囲に浸潤させること，癒着をはがすことも目的とし，多めの量を用いている。治療よりも診断的要素が強いのであれば，量を2～3mLと少なめにする。トリガーポイント注射として行うため，ステロイドの使用は保険診療非適応である[1]。

本手技に特異的に生じる合併症とその対処法

　これまで1,500例以上の症例に対し平均6.3回の殿皮神経ブロックを施行してきたが，感染，血種はない。時に腰痛の増悪を経験するが，一過性である。まれに下肢の筋力低下を生じるが，1時間ほどで軽快する。機序は不明であるが，SCNブロック後のインポテンツが2例あり，60歳台の1例は回復しなかった[3]。

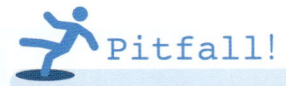

Pitfall!

- 絞扼されやすい SCN 内側枝は L3-L5，MCN は S1-S3 後肢である[10, 11]（手技の流れ 3 参照）。そのため，下肢に関連痛を呈することがあり[12, 13]，注入時に下肢痛が再現されることがある。

- SCN の MCN との絞扼合併例，仙腸関節障害との合併や，脊椎病変に伴って出現する殿皮神経痛も多い[12]。そのため，ブロックが効かないと訴える例のなかには，疼痛が他部位に移動して局所の疼痛は消失していることがある。ブロックを繰り返す際にも，触診によって局所の圧痛の有無を再確認することが必要である。

こうすればうまくいく！

絞扼部位の触診に慣れるまでは，エコーで神経絞扼を観察することも有用であろう。

【文献】

1） 慢性疼痛治療ガイドライン作成ワーキンググループ．インターベンショナル治療．慢性疼痛治療ガイドライン．慢性疼痛治療ガイドライン作成ワーキンググループ 編．東京：東興交易 (株) 医書出版部；2018. p75-112.

2） Maigne JY, Maigne R. Trigger point of the posterior iliac crest：painful iliolumbar ligament or cutaneous dorsal ramus pain？ An anatomic study. Arch Phys Med Rehabil 1991；72：734-7.

3） Kuniya H, Aota Y, Kawai T, et al. Prospective study of superior cluneal nerve disorder as a potential cause of low back pain and leg symptoms. J Orthop Surg Res 2014；9：422.

4） 青田洋一，國谷　洋，紺野智之 ほか．殿皮神経障害の臨床像と手術成績．J Spine Res 2014；5：951-55.

5） Maigne JY, Doursounian L. Entrapment neuropathy of the medial superior cluneal nerve. Nineteen cases surgically treated, with a minimum of 2 years' follow-up. Spine (Phila Pa 1976) 1997；22：1156-9.

6） Maigne R. Low back pain of thoracolumbar origin. Back pain - An International review. 1st ed. Ed by Paterson JK　& Burn L. Lancaster：Kluwer Academic Publishers；1990. p96-101.

7） 國谷　洋，青田洋一，河井卓也 ほか．椎体骨折を有する患者における上殿皮神経障害の調査．J Spine Res 2016；7：731-36.

8） Aota Y. Entrapment of middle cluneal nerves as an unknown cause of low back pain. World J Orthop 2016；7：167-70.

9） Kuniya H, Aota Y, Saito T, et al. Anatomical study of superior cluneal nerve entrapment. J Neurosurg Spine 2013；19：76-80.

10） Konno T, Aota Y, Kuniya H, et al. The anatomical etiology of "pseudo-sciatica" from superior cluneal nerve entrapment：a laboratory investigation. J Pain Res 2017；10：2539-45.

11） Konno T, Aota Y, Saito T, et al. Anatomical study of middle cluneal nerve entrapment. J Pain Res 2017；10：1431-5.

12） 青田洋一，河井卓也，小林洋介 ほか．腰痛診断のpitfallとなりやすい上・中殿皮神経の絞扼について．関節外科 2018；37：1322-9.

13） Trescot AM. Cryoanalgesia in interventional pain management. Pain Physician 2003；6：345-60.

腰部

上・中殿皮神経ブロック

7 仙腸関節ブロック

黒澤大輔 JCHO仙台病院腰痛・仙腸関節センター
村上栄一 JCHO仙台病院

適応

・仙腸関節障害の診断と治療
仙腸関節ブロックは仙腸関節由来の腰殿部痛の確定診断に必須であり，数回のブロックで段階的に疼痛が軽減する例が多く，保存療法の主軸でもある。仙腸関節ブロックには後方靱帯ブロックと関節腔内ブロックの2種類があるが，後方靱帯ブロックのほうがはるかに簡便であり，発痛源の多くが後方靱帯領域にあることから，診断と治療には後方靱帯ブロックが優先される。

刺入部位の周辺解剖

　仙腸関節は前方の関節腔領域と後方の骨間靱帯・後仙腸靱帯領域から構成される（図1）。針刺入は後方から行うが，後仙腸靱帯の奥に骨間靱帯があり，そのさらに深部に関節腔がある（図2）。

図1／仙腸関節の解剖

a 横から見た図

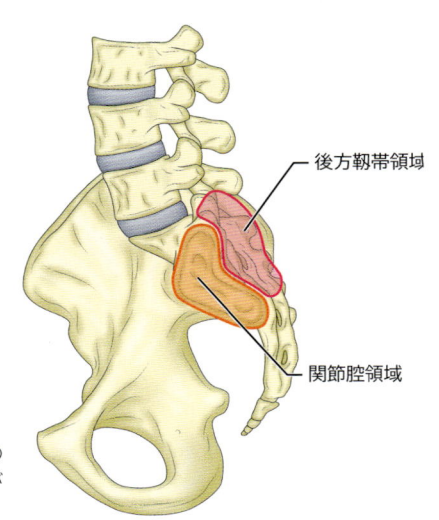

後方靱帯領域

関節腔領域

前方の関節腔領域と後方の
靱帯領域を合わせた構造が
仙腸関節である

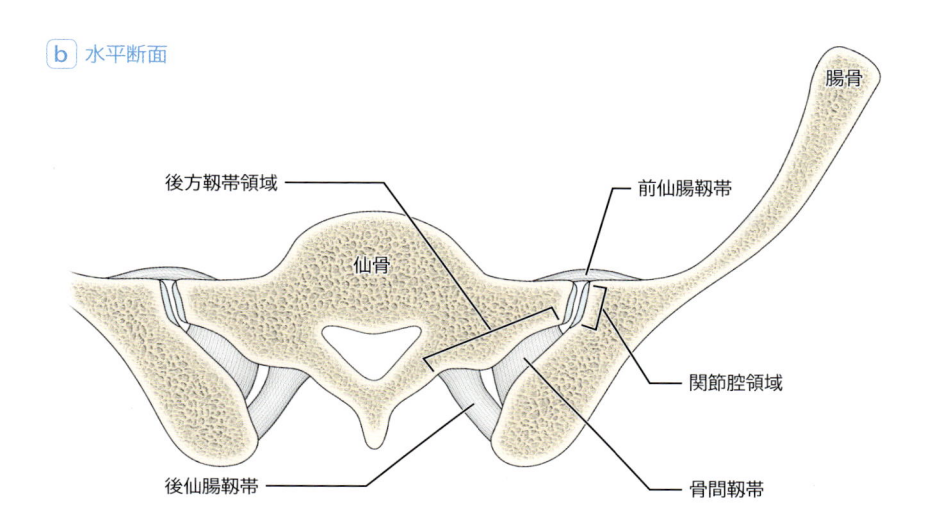

図中ラベル：
- 後方靱帯領域
- 仙骨
- 前仙腸靱帯
- 腸骨
- 関節腔領域
- 後仙腸靱帯
- 骨間靱帯

図2 / 仙腸関節後方の靱帯

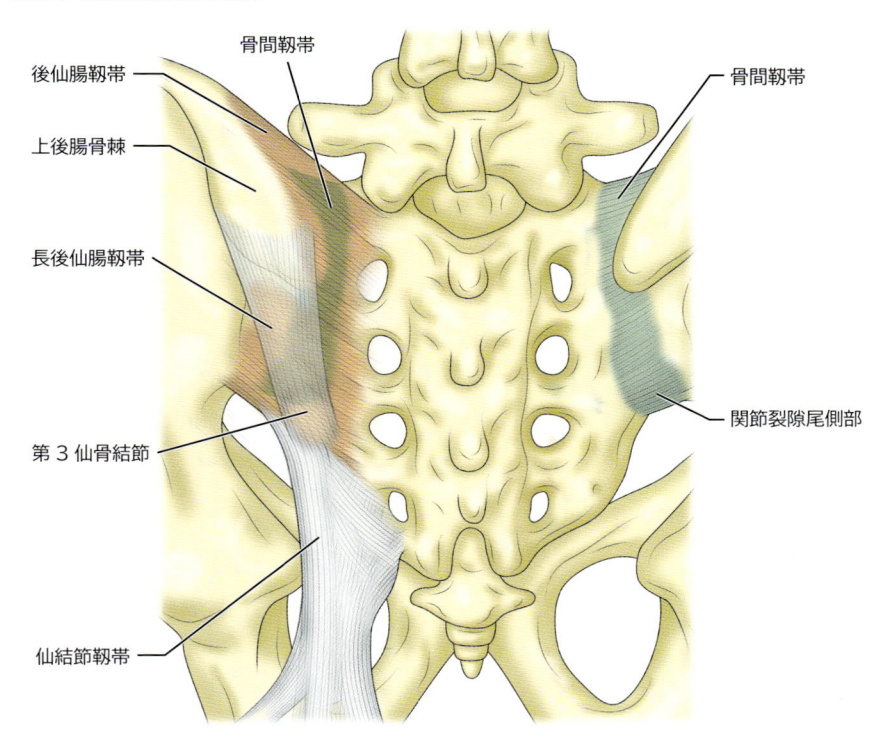

図中ラベル：
- 骨間靱帯
- 後仙腸靱帯
- 上後腸骨棘
- 長後仙腸靱帯
- 第3仙骨結節
- 仙結節靱帯
- 骨間靱帯
- 関節裂隙尾側部

後仙腸靱帯の奥に骨間靱帯がある。関節尾側部では，その上に長後仙腸靱帯が覆っている

腰部

仙腸関節ブロック

仙腸関節の神経支配

　仙腸関節の後方はL5，S1-3神経後枝，前方はL4，5，S1からの直接枝に支配されるが，さまざまなバリエーションがある（図3）。組織学的には，神経終末の侵害受容器は主に後方の靭帯領域に認められる。

図3 ／ 仙腸関節への神経支配

a 背部から見た図

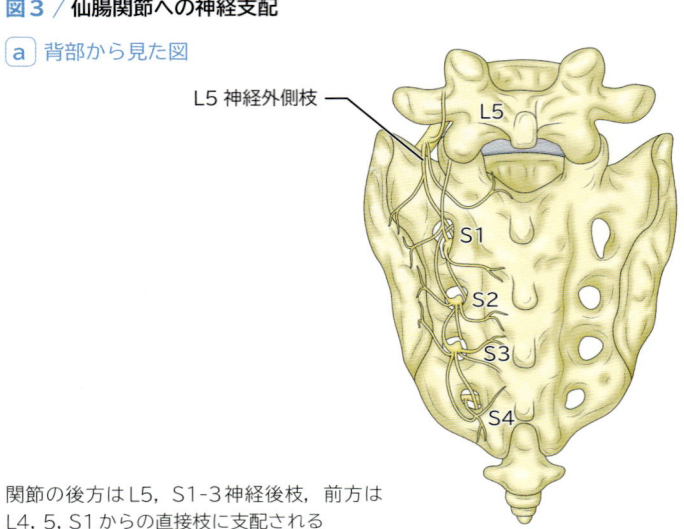

関節の後方はL5，S1-3神経後枝，前方は
L4，5，S1からの直接枝に支配される

b 横から見た図

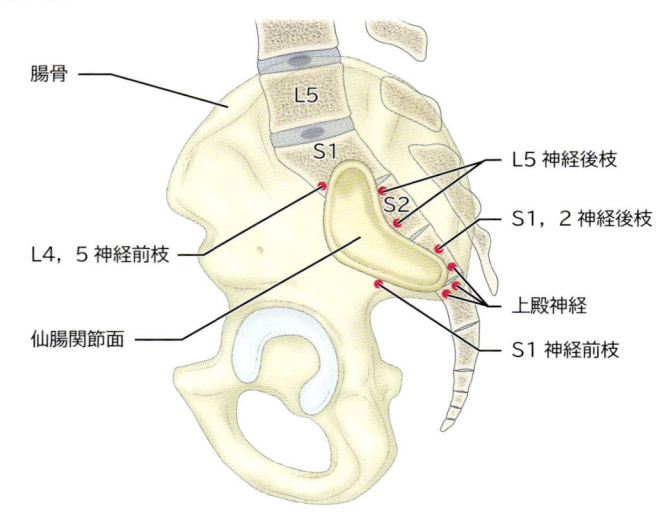

　後方靭帯ブロックには，ベッドサイド簡便型と，透視下，エコー下での方法がある（患者体位はそれぞれの「手技の流れ」を参照）。関節腔内ブロックには透視が必須で，中央アプローチと尾側アプローチがある（表1）。

表1／仙腸関節ブロックの患者体位と刺入時のランドマーク

			患者体位	刺入時のランドマーク
後方靭帯ブロック		ベッドサイド簡便型	立位で前屈30〜45°	PSISの位置に指を当てて確認する
		透視下	透視台の上で，腹臥位，患側下で斜めになってもらう	－
		エコー下	診察ベッドに腹臥位	－
関節腔内ブロック		中央アプローチ	透視台で腹臥位，患側下の斜位	－
		尾側アプローチ	透視台の上で腹臥位	－

手技の流れ

後方靭帯ブロック：ベッドサイド簡便型

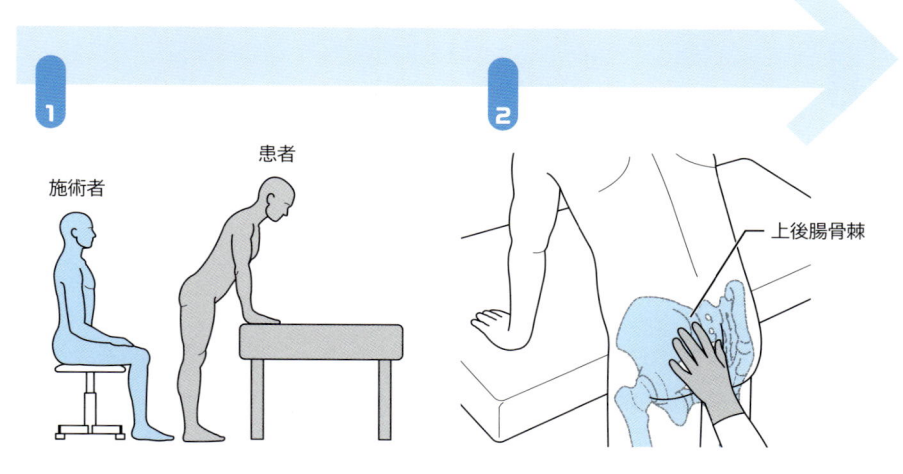

1 患者に立位で前屈30〜45°の姿勢をとらせる。施術者は患者の後方に座位をとる。

2 刺入時のランドマークとして，上後腸骨棘（posterior superior iliac spine；PSIS）の位置に指を当てて確認する

腰部

仙腸関節ブロック

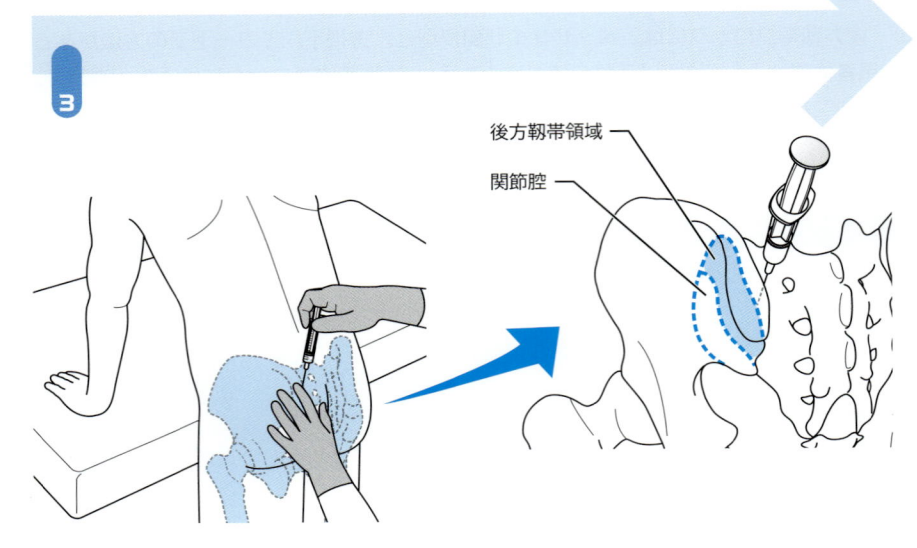

後方靭帯領域
関節腔

PSISの内側1〜2cm，頭側2cmの位置から，23Gカテラン針（60mm）をPSIS の下に向けて刺入する。

深さは気にせず，発痛源近くに針先が到達すると患者は「来た来た」と訴えるため，そこで1％リドカイン2〜3mLを注入する。

こうすれば うまくいく！

・頭側から尾側方向への針刺入では骨盤腔内には絶対に入らないため，カテラン針の根元まで刺入しても問題はない。深部で発痛源を探してブロックすると，効果が得られやすい。
・針先が浅い位置で骨に当たるときは，PSISの内側に引っかかっていることが多いため，刺入点を内側にずらして再度行う。

後方靱帯ブロック：透視下

1

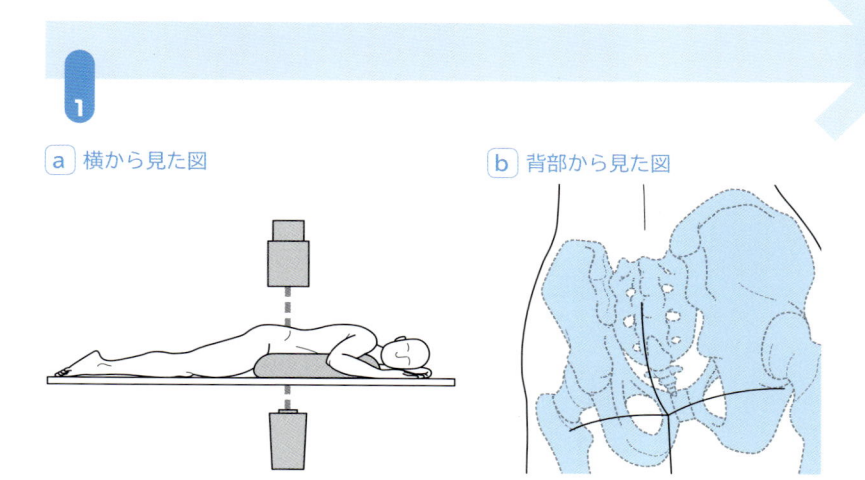

a 横から見た図　　　　　　　　b 背部から見た図

患者に透視台の上で腹臥位，患側下で斜位姿勢をとらせる。

2

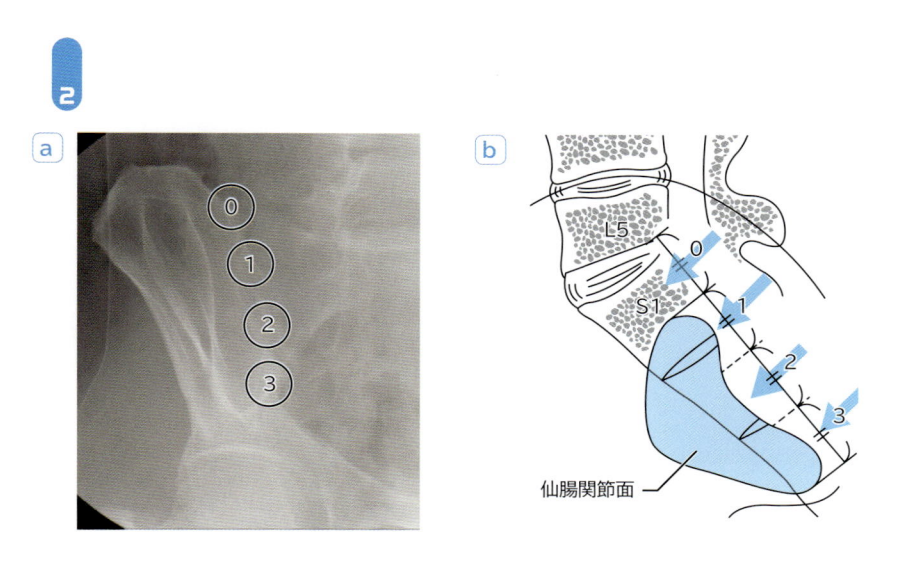

a

b

L5

S1

0

1

2

3

仙腸関節面

X線透視の斜位像で関節裂隙が明瞭に描出される位置で，後方靱帯領域を4つの区画
に分ける。

a 区画 0

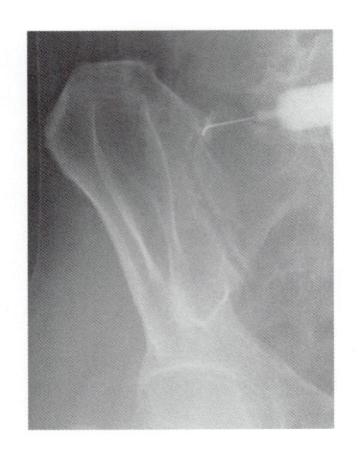

b 区画 1

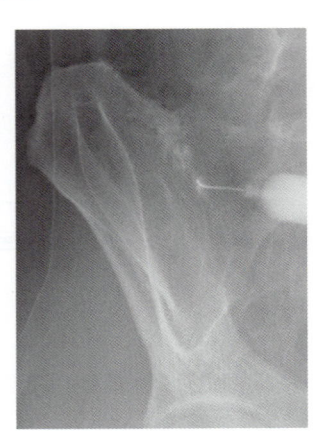

c 区画 2

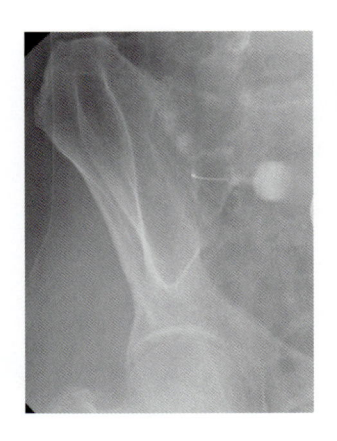

d 区画 3

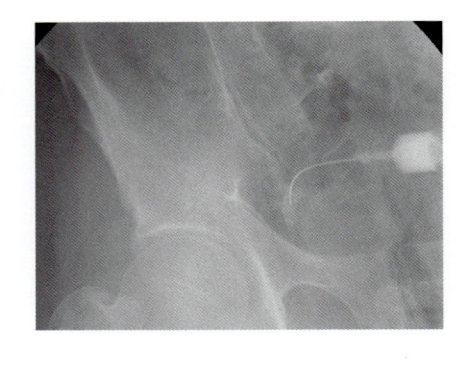

頭側の区画0から順次針を刺入し，再現痛が得られた領域で1％リドカイン0.5〜1.0mLを注入する。診断のために，後方靱帯へ局所麻酔薬が留まっていることを厳密に判定する場合には，造影剤2mLと2％リドカイン2mLの混合液を準備し，それを用いて再現痛のあった部位へ0.5〜1.0mL注入する。

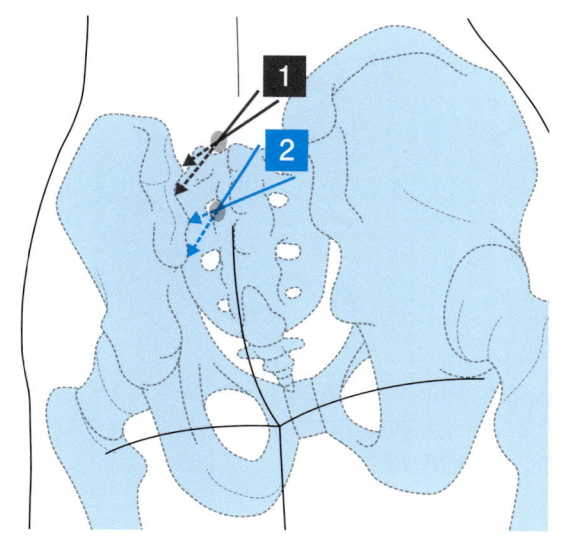

1 ：区画 0 への麻酔薬注入が完了
　したら，針が皮膚から出ない
　程度に引き戻し，針先の方向
　を変えて区画 1 へ刺入し，麻
　酔薬を注入する。

2 ：同様に，皮膚への 1 箇所の刺
　入で，区画 2，区画 3 へ麻酔
　薬を注入する。

区画0と1，区画2と3それぞれに対して，皮膚への針刺入を1回ずつ，計2回とする。

2回目以降のブロックでは，再現痛が得られた区画を中心にブロックを行うと効率がよい。

後方靱帯ブロック：エコー下

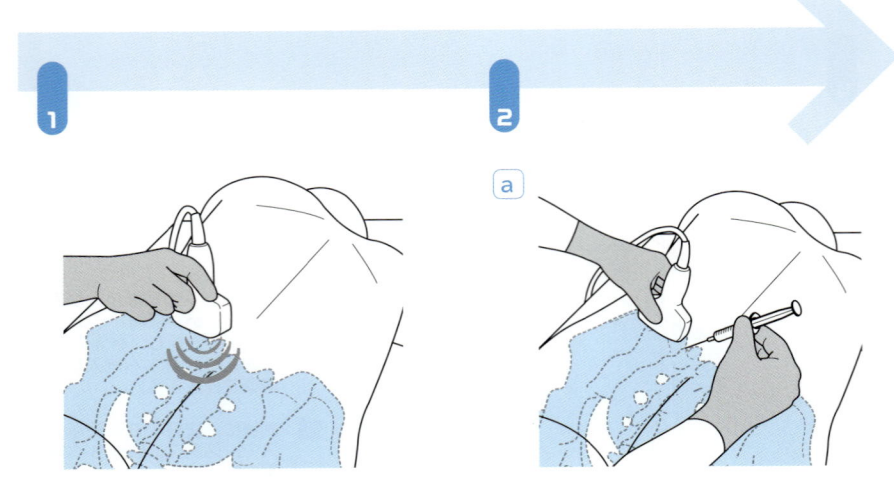

患者に診察ベッド上で腹臥位をとらせ，PSISと仙骨がエコー像に入るようにプローブを当てる。プローブはリニア，コンベックスいずれでもよいが，コンベックスのほうが全体の位置関係を把握しやすいため頻用している。

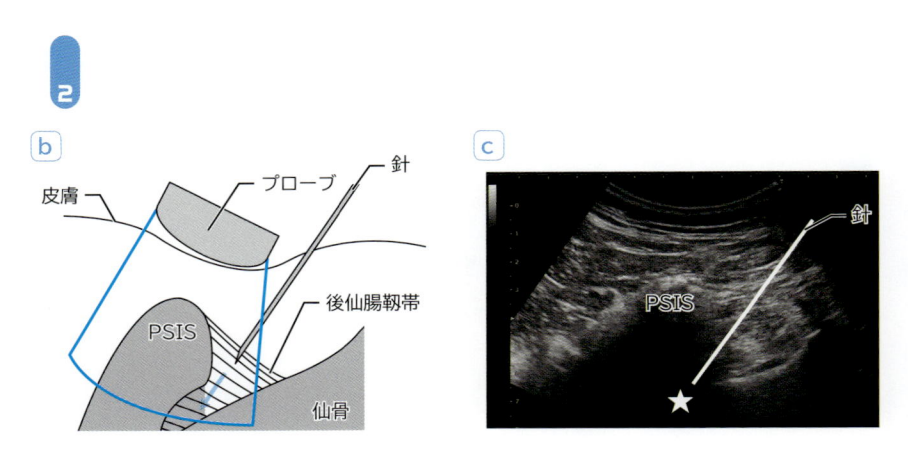

プローブを傾斜させてPSISと仙骨を描出する。プローブの内側を消毒し，針先がPSISの奥に到達するように刺入する。PSISの深部（上図c☆）で再現痛が得られることが多い。

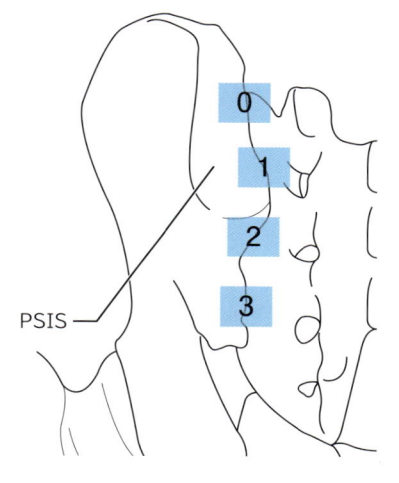

透視下での方法と同様に4区画に分けて針を刺入し，再現痛が確認できた領域に1％リドカインを1mLずつ注射する。

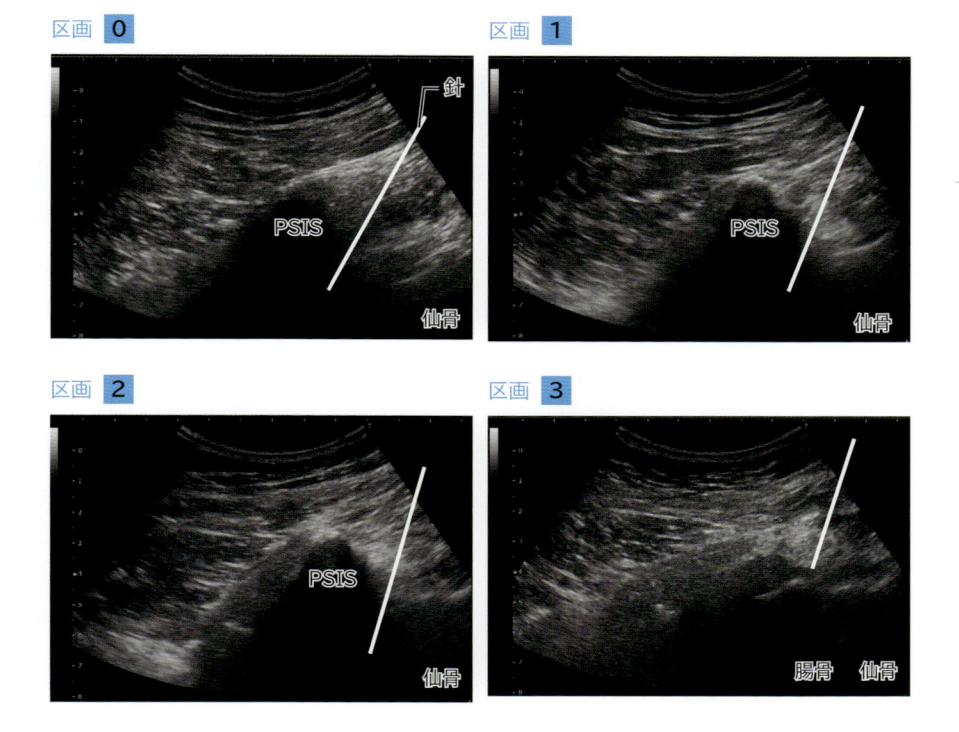

区画 **0**

区画 **1**

区画 **2**

区画 **3**

関節腔内ブロック：中央アプローチ

関節腔内ブロックでは透視が必須である。

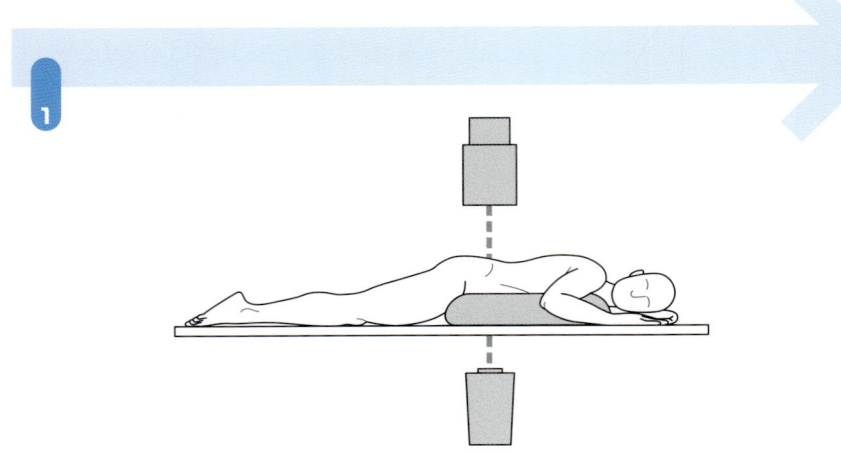

患者に透視台上で腹臥位，患側下の斜位姿勢をとらせる。

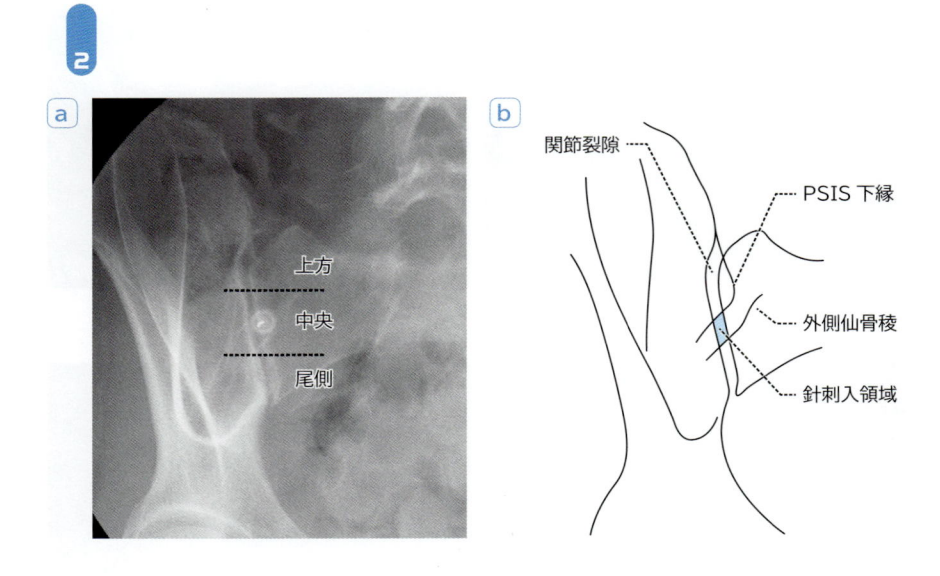

X線透視斜位像で，関節裂隙のラインとPSIS下縁と外側仙骨稜で構成されるラインの交点が四角形で描出される。この部位が針刺入領域である。

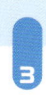

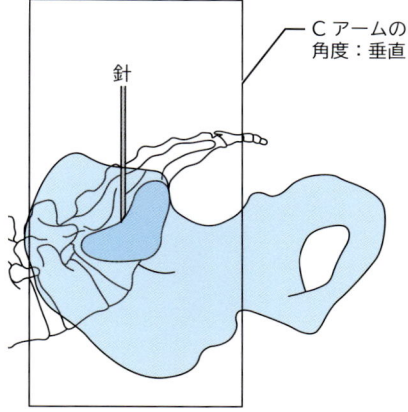

C アームの
角度：垂直

針

b 垂直透視像における針の見え方

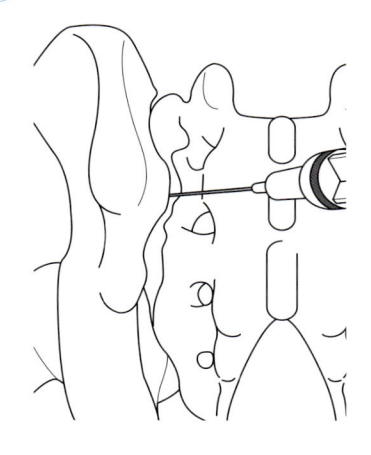

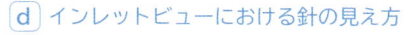

c

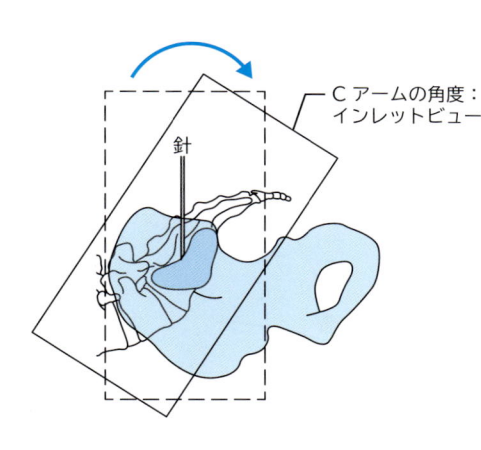

C アームの角度：
インレットビュー

針

d インレットビューにおける針の見え方

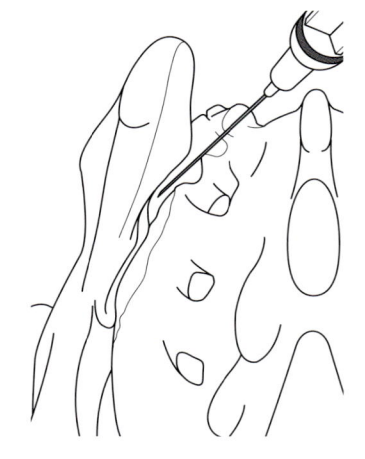

垂直か，やや内側から外側に向けて23Gカテラン針（60mm）を骨に当たるまで刺
入したら，Cアームを25〜30°尾側へ傾けてインレットビューとし，腸骨と仙骨の
間の裂隙内で，針先の位置と方向を確認する。

仙腸関節ブロック

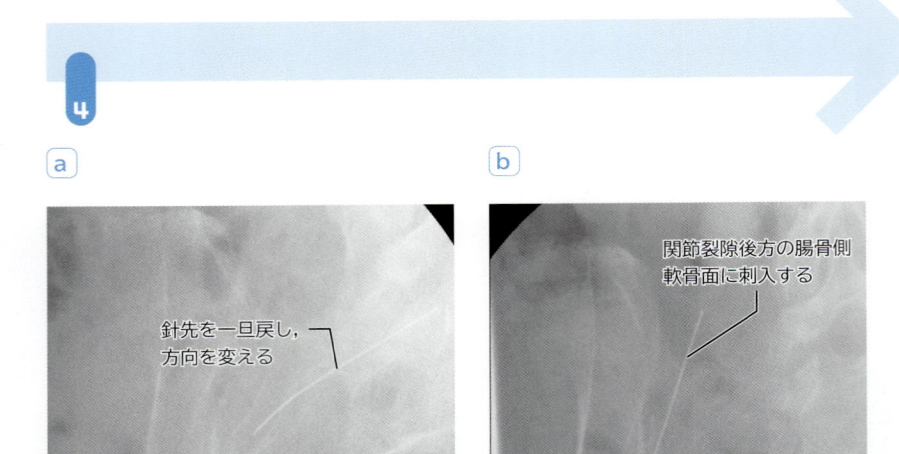

a

針先を一旦戻し，
方向を変える

b

関節裂隙後方の腸骨側
軟骨面に刺入する

c

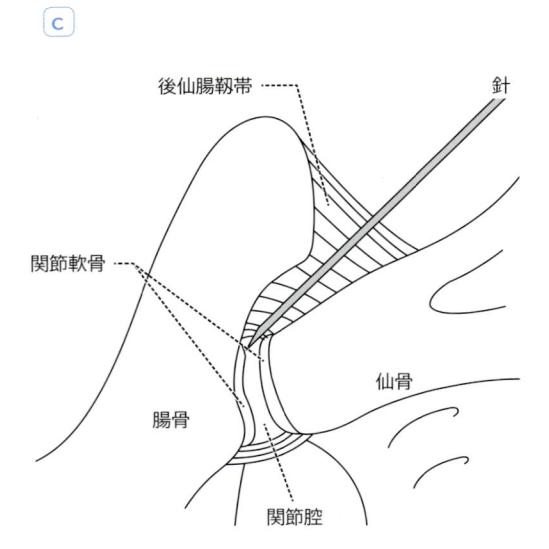

後仙腸靱帯

針

関節軟骨

仙骨

腸骨

関節腔

インレットビューで針をいったん戻し，針先の方向を変えて，関節裂隙後方の腸骨側
軟骨面に針先が到達するように調整する。

5

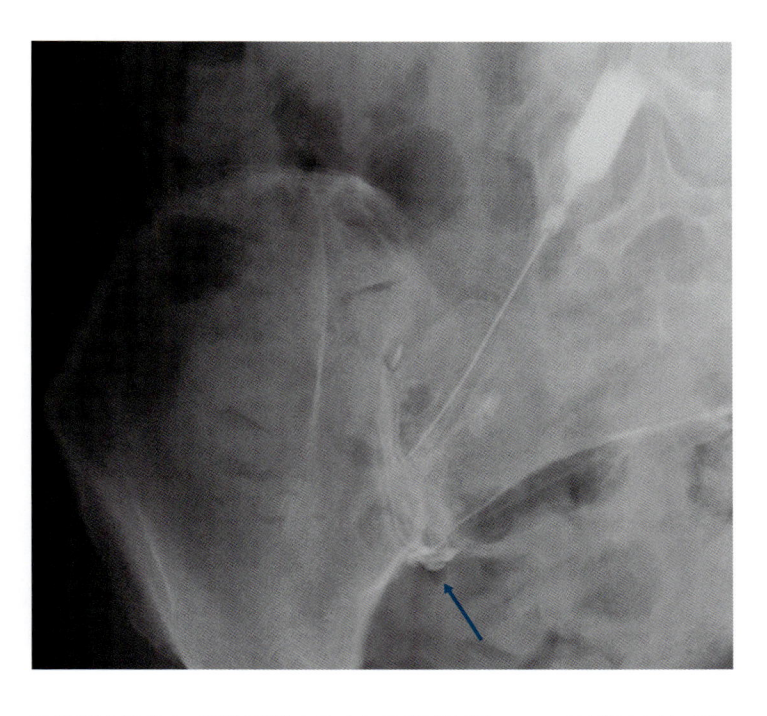

造影剤を注入し，関節裂隙の前方に造影剤が入っていけば（上図矢印），針先が関節腔内にあるとわかる。

6　2％リドカイン1.5～2.0mLを注入する。場合によってはステロイド（オルガドロン®1.9mg）も混注する。

> **こうすれば
> うまくいく！**
>
> ・関節裂隙内で裂隙後方の腸骨軟骨側に針を進め，造影剤を注入しても裂隙に漏れてくる場合，もう一度針先の方向を変えて腸骨側の別の部位に達すると，関節内が造影されることがある。針先の角度を変えて何度かトライすることが重要である。
> ・高齢女性で事前にCTで仙腸関節内バキューム像を認める症例は，特に関節の中央領域で関節裂隙が開大しており，関節腔の造影が容易である。造影剤が関節腔に入りやすい症例から始めて，手技に習熟するのがよい。

関節腔内ブロック：尾側アプローチ

1

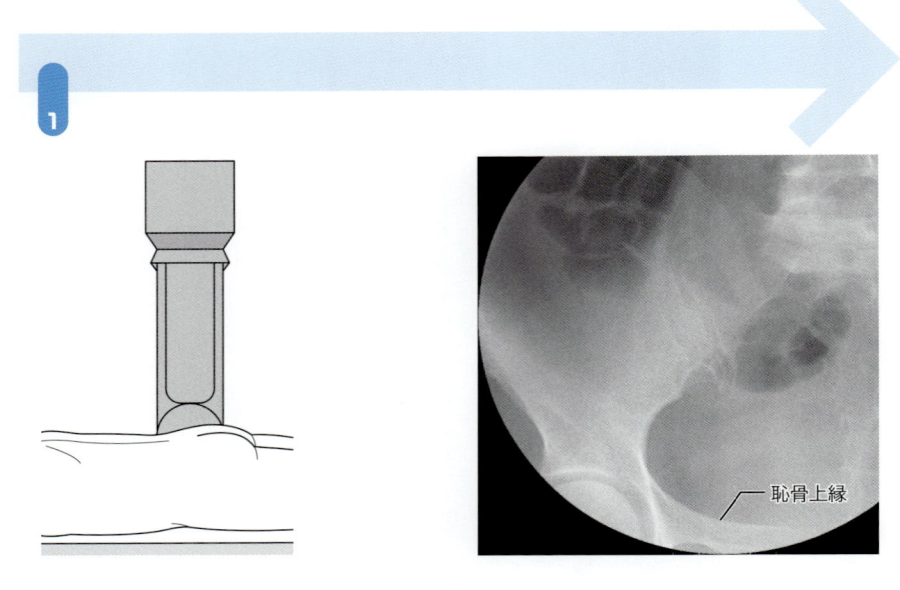

患者に透視台上で腹臥位をとらせる（右：透視像）。

2

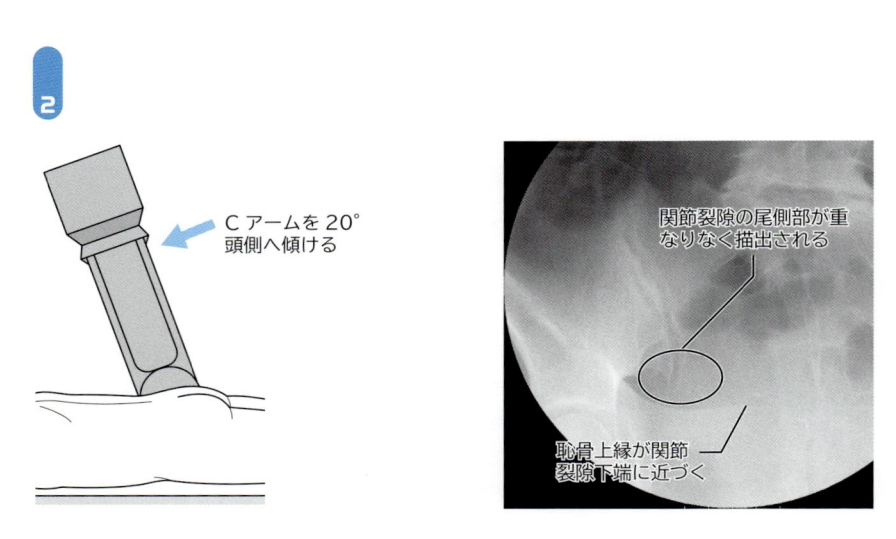

Cアームを20°頭側に傾けると，恥骨の上縁が関節裂隙下端に近づく。すると，関節裂隙の尾側部が重なりなく描出される（右：透視像）。

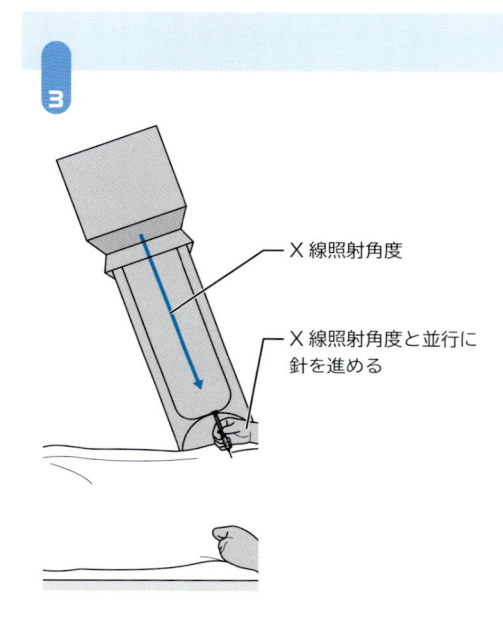

X線照射角度

X線照射角度と並行に
針を進める

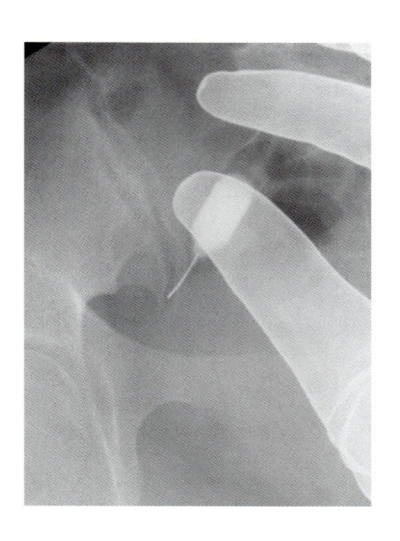

Cアームのx線照射角度と平行になるように，針先を裂隙尾側部に進める（右：透視像）。

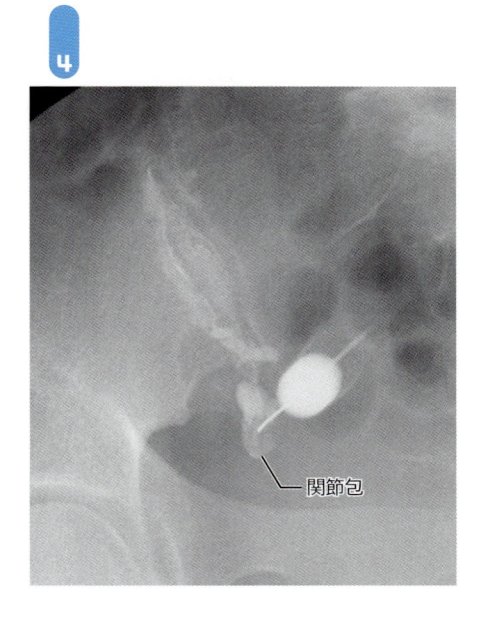

関節包

関節包を貫く感触のところで2.5mLシリンジに入れた造影剤を少量，緩徐に注入する。関節腔内が造影されたら針先の位置を保持しながら2％キシロカイン2mLを入れたシリンジに付け変え，関節腔内に薬液を注入する。関節腔内の造影剤の濃度が薄くなることで，関節腔内ブロックが成功したことを確認する。

こうすれば
うまくいく！

・関節裂隙に針を深く突き刺そうとすると針先が途中で腸骨か仙骨の関節軟骨に埋まってしまい，造影剤を注入しても関節腔内が描出されないことが多い。針先から，関節包を貫いた感触をとらえ，その位置を保持して造影剤と局所麻酔薬を注入する。2.5mLシリンジを用いて，注入圧が上がらないようにジェントルに施行することが成功のコツである。

使用する器具・薬剤と投与量

【器　具】
- 5.0mLシリンジ，2.5mLシリンジ
- 23Gカテラン針（60mm）

【薬　剤】
- 後方靱帯ブロック：1％リドカイン（キシロカイン®）2〜4mL
- 仙腸関節ブロックによる除痛効果は麻酔効果時間を大きく上回り，1週間以上持続する例が少なくない。これは局所麻酔薬による効果だけでは説明し難く，狭い関節後方の裂隙に液が注入されることで，関節がわずかに広がり，関節の不適合が改善している可能性がある。
- 関節腔内ブロックを要す症例が全体の2割程度おり，関節炎の病態を想定し，2％リドカイン2mL＋ステロイド（オルガドロン®1.9mg）の混合液を使用している。

本手技に特異的に生じる合併症とその対処法

仙腸関節ブロックで生じる合併症を表2に示す。

表2 / 仙腸関節ブロックに特異的な合併症とその対処法

	合併症	症 状	原 因	対 応	予 防
後方靱帯ブロック	神経根麻痺	下肢脱力	局所麻酔薬の注入量が多いと，背側のS1孔から神経根へ浸潤する	特に高齢者では転倒の危険があるので，脱力が改善するまで安静にしてもらう	エコーや透視下で少量の局所麻酔薬を用いてブロックを行うとよい
関節腔内ブロック	坐骨神経麻痺	下肢脱力	もともと関節包の尾側に裂孔が生じている例で，関節腔内に注入した局所麻酔薬が大坐骨孔部に浸潤して生じる	ブロック側の下肢に頼らずに車椅子に移乗してもらい，麻痺が改善するまで安静にしてもらう	関節外への造影剤漏出が確認された場合は，関節腔内への局所麻酔薬の量を少量にする

【文献】

1) Bernard TN, Classidy JD. The sacroiliac joint syndrome. Pathophysiology, diagnosis and management. In：Frymoyer JW, ed. The Adult Spine：Principles and Practice. Philadelphia：Lippincott-Raven Publishers；1997. p2343-63.
2) Murakami E. Sacroiliac Joint Disorder. Accurately Diagnosing Low Back pain. Singapore；Springer：2018.
3) Kurosawa D, Murakami E, Aizawa T. Fluoroscopy-guided sacroiliac intraarticular injection via the middle portion of the joint. Pain Med 2017；18：1642-8.

腰部

仙腸関節ブロック

膝関節・足関節

1 膝関節内麻酔（注射）法

吉田明生 所沢第一病院整形外科

適応

- ・疼痛の原因となる関節内病変の有無を診断する場合
- ・関節内病変の疼痛を和らげる場合
- ・関節ロッキングを解除する場合
- ・関節内麻酔を用いて関節鏡視下手術を行う場合
- ・全身麻酔下での関節鏡視下手術時に術後疼痛緩和を目的とする場合

刺入部位の周辺解剖

- ・外側・内側穿刺：一般的な刺入部位を図1aに示す（膝関節伸展位）。
- ・外側・内側膝蓋下穿刺：外側膝蓋下穿刺は関節鏡手術の外側ポータル部位に，内側膝蓋下穿刺は内側ポータルの部位に一致する（膝関節屈曲，図1b）。

患者体位と刺入時のランドマーク

外側・内側穿刺

- ●大腿四頭筋の緊張があると膝蓋大腿関節が狭くなり穿刺が難しくなるので，なるべくリラックスさせ仰臥位とする（図2）。
- ●膝関節は伸展中間位とする。下肢の外旋傾向が強い場合は，膝蓋骨が天井を向くようにする。
- ●変形性膝関節症末期など可動域制限がある場合，小さい枕を膝窩部の下に置くのもよい。
- ●ランドマーク：膝関節伸展位で膝蓋骨上極，大腿膝蓋関節外側縁

図1 ／ 膝関節刺入部位の周辺解剖

a 伸展位

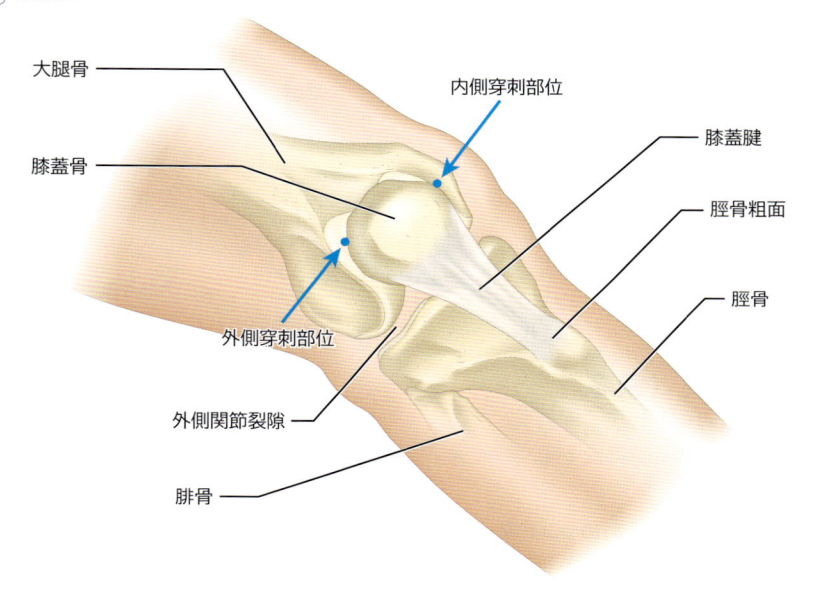

大腿骨
内側穿刺部位
膝蓋骨
膝蓋腱
脛骨粗面
脛骨
外側穿刺部位
外側関節裂隙
腓骨

b 屈曲位（関節鏡視下手術の肢位）

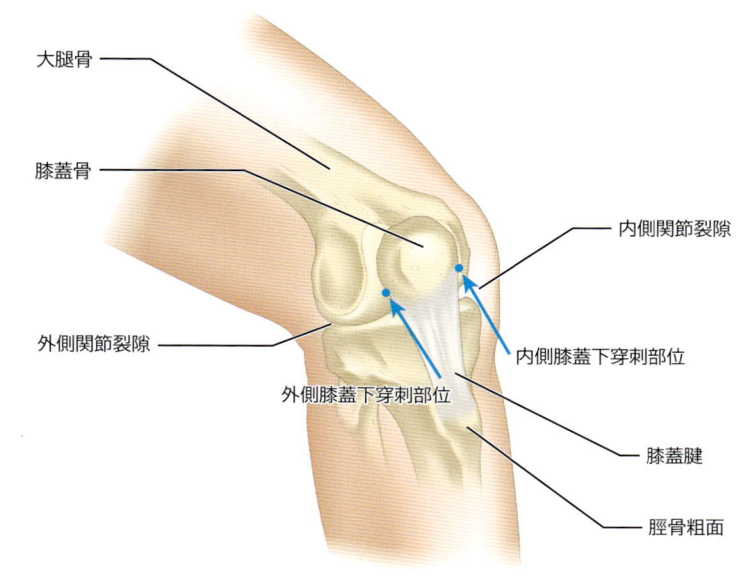

大腿骨
膝蓋骨
内側関節裂隙
外側関節裂隙
内側膝蓋下穿刺部位
外側膝蓋下穿刺部位
膝蓋腱
脛骨粗面

図2／患者体位と刺入時のランドマーク：外側・内側穿刺

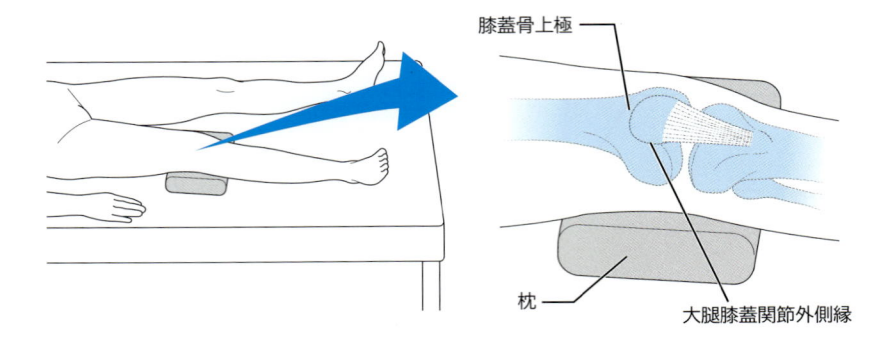

膝蓋骨上極

枕

大腿膝蓋関節外側縁

膝蓋下穿刺（図3）

●膝関節屈曲60°程度で穿刺を行う。

●ランドマーク：膝蓋骨下縁，膝蓋腱，膝関節裂隙

図3／患者体位と刺入時のランドマーク：膝蓋下穿刺

a 患者体位　　　　　　　　　　　　b ランドマーク

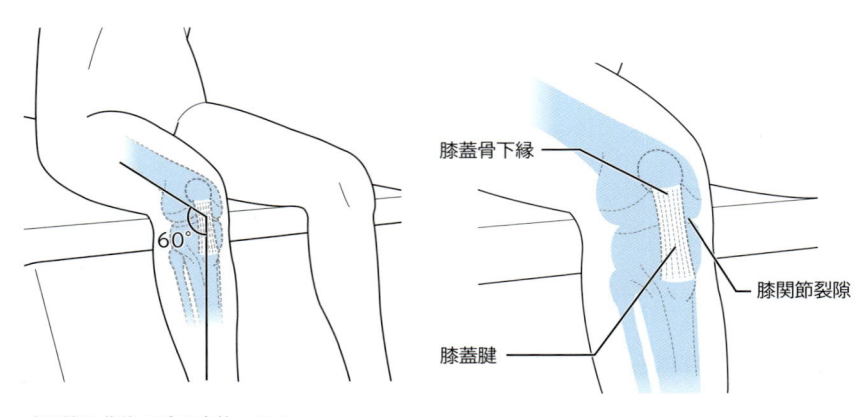

膝関節屈曲約60°の座位とする

膝蓋骨下縁

膝関節裂隙

膝蓋腱

手技の流れ

　膝蓋骨，関節裂隙，膝蓋腱といったランドマークをよく触診する。膝関節Ｘ線像で膝蓋骨の傾き，関節症性変化をよくイメージしておく。

外側・内側穿刺（外側穿刺を例に解説）

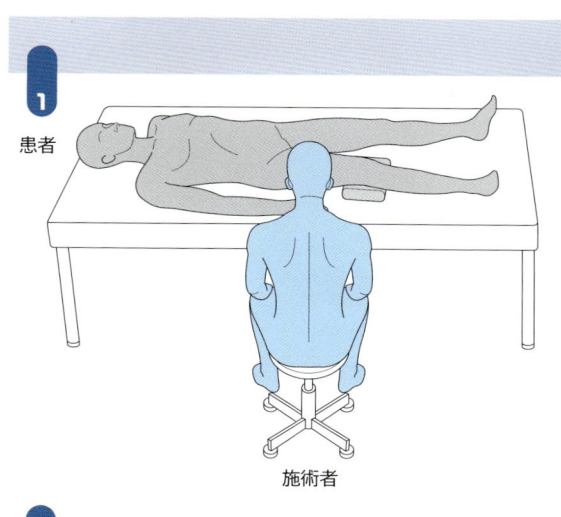

患者

施術者

施術者は患者の膝関節外側に位置し，刺入部位に対して利き手が正面に来るように座る。

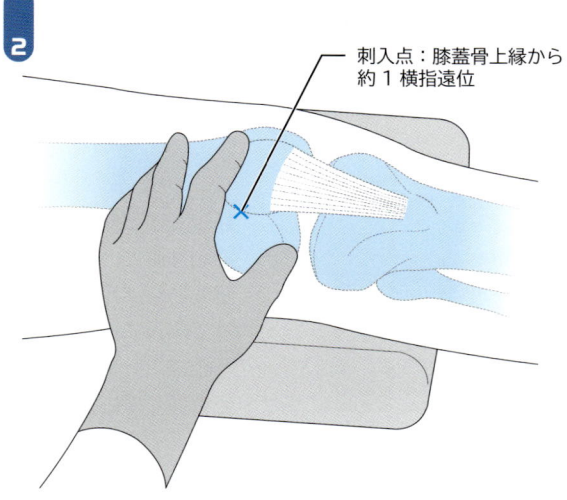

刺入点：膝蓋骨上縁から約1横指遠位

膝蓋骨上縁から約1横指遠位を刺入点の目安とする。

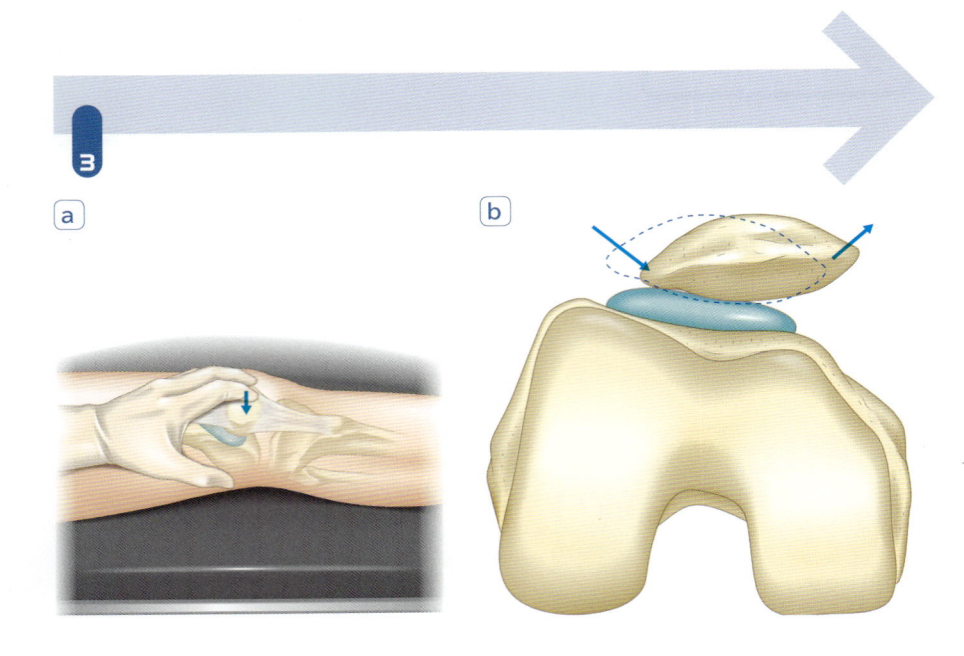

3

a **b**

非利き手を膝蓋骨の内側から外側へ押し当て，外側膝蓋大腿関節裂隙を開く。

4

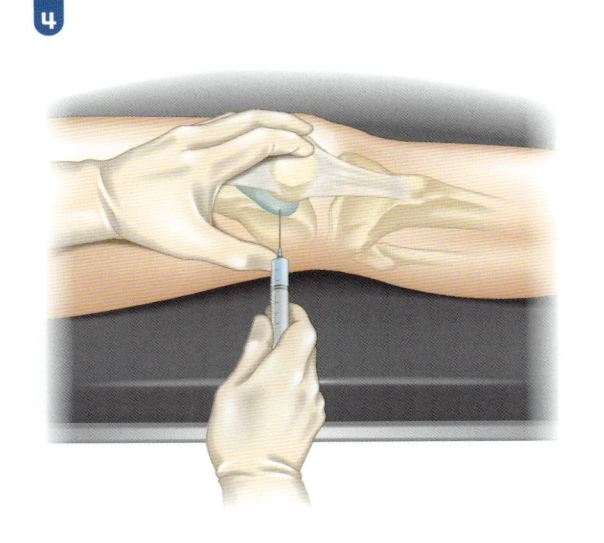

目視できる皮静脈からの穿刺は避け，外側膝蓋大腿関節裂隙から上囊に向けて刺入する。皮膚，皮下組織に針を進め，関節包を貫く際に抵抗を感じたら，そこから少し針を進める。

5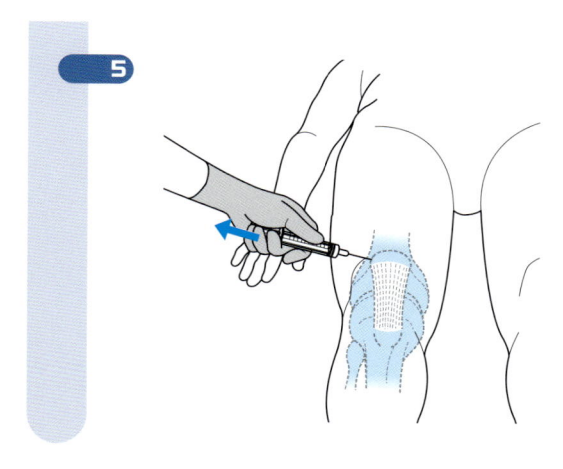

シリンジに陰圧をかけ，関節液の逆流を確かめる。関節液の逆流が認められれば，針が抜けないよう慎重に薬液を注入する。関節包を貫いた感覚があったにもかかわらず関節液の逆流を認めない場合，針先が滑膜内にある可能性がある。少し針を引き抜いて薬液を少量注入し，痛みを訴えなければ全量を入れる。

膝蓋下穿刺

1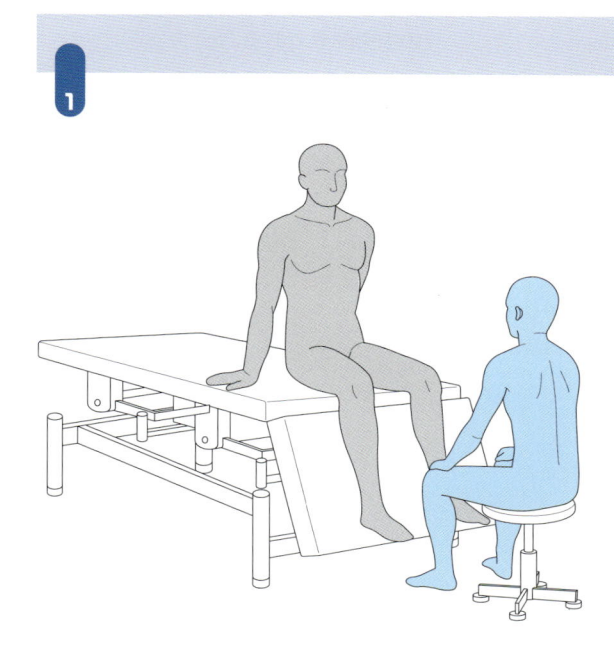

施術者は，約60°屈曲させた膝関節の正面に座る。

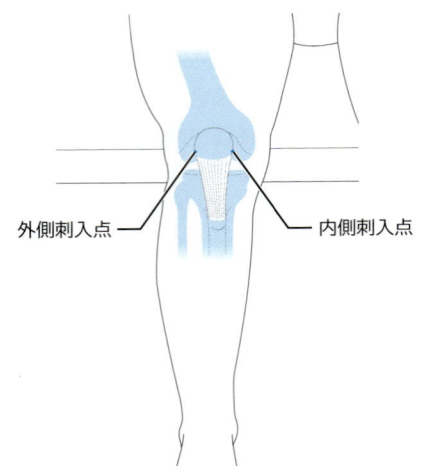

外側刺入点 ——　　　　　—— 内側刺入点

外側刺入点は膝蓋骨下縁，膝蓋腱外側
のできるだけ近位で，内側刺入点は膝
蓋腱内側にある内側関節裂隙のくぼみ
の中央部分である。

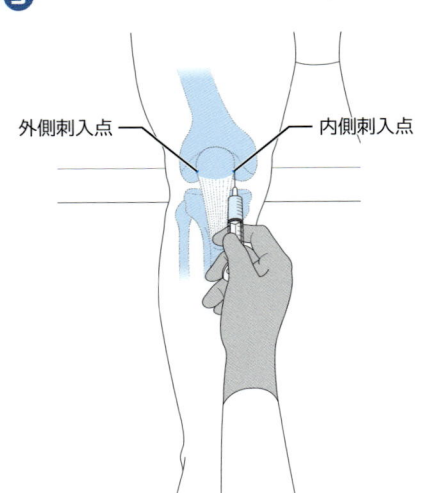

外側刺入点 ——　　　　　—— 内側刺入点

皮下に局所麻酔薬を注射し，さらに顆
間窩中央に向けて針を進める。抵抗を
感じれば慎重に刺入方向を修正する。

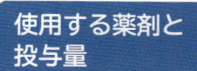 膝蓋下脂肪体→関節包→皮下→皮膚の順に，局所麻酔薬を浸潤させる。

使用する薬剤と投与量

使用する薬剤の用法・容量は，施術者の経験によりさまざまであるが，ここでは1例を紹介する。

● 0.5%塩酸リドカイン（キシロカイン®）：4〜20mL
→短時間の関節内麻酔，キシロカイン®テストとして使用している。通常は4〜15mL使用するが，膝関節ロッキング解除する目的の場合は，20mL程度注入している。

● 0.25%塩酸レボブピバカイン（ポプスカイン®）：1〜2mL
→長時間作用型の局所麻酔薬，術後疼痛管理に使用している。

● ヒアルロン酸ナトリウム：1A
→変形性膝関節症の疼痛に対して使用する。

● トリアムシノロンアセトニド関節腔内用水懸注（ケナコルト-A®）4〜10mg＋1%塩酸リドカイン（キシロカイン®）2〜4mL
→繰り返す関節水腫，結晶沈着性関節炎に対して使用する。ただし，化膿性膝関節炎には禁忌。

膝関節・足関節

膝関節内麻酔（注射）法

本手技に特異的に生じる合併症とその対処法

膝関節内麻酔（注射）法の合併症を**表1**に示す。

表1 ／ 膝関節内麻酔（注射）に特異的な合併症とその対処法

合併症	症 状	原 因	対 応	予 防
薬剤注入時の痛み	痛み	針刺入時の痛みをなくすことは難しいが，薬剤注入時の痛みは関節内に薬液が入っていないか，滑膜内に注入している可能性がある	注入時に少しでも抵抗を感じ，痛みを訴えた場合は，針を少し引き抜いて方向修正し，刺入する	より確実な関節内注射を行うには，エコーガイド下の穿刺が有用である（**図4**）
化膿性膝関節炎	関節穿刺後（1〜5日後）に発熱，局所の発赤，疼痛，腫脹を訴えた場合に疑う	細菌感染	・可及的速やかに関節穿刺を行い，関節液（黄色混濁〜ミルクティー様）を吸引する ・塗抹で菌が検出されれば確定。菌が検出されない場合，関節液内細胞数 $50,000/mm^3$ 以上で感染の可能性が高い[1] ・結晶性膝関節炎（偽痛風，痛風）の鑑別のため，関節液中の結晶成分（ピロリン酸カルシウム結晶，尿酸結晶）を同時に調べるとよい ・緊急疾患のため，少しでも疑いがあれば緊急洗浄・デブリードマンの適応である	・皮膚病変（アトピー性皮膚炎，湿疹，かぶれなど）からの刺入を避ける ・薬剤を作り置きしない ・ステロイド関節注射は可能な限り避ける

図4 / エコーガイド下での膝関節外側穿刺

a 平行法での刺入

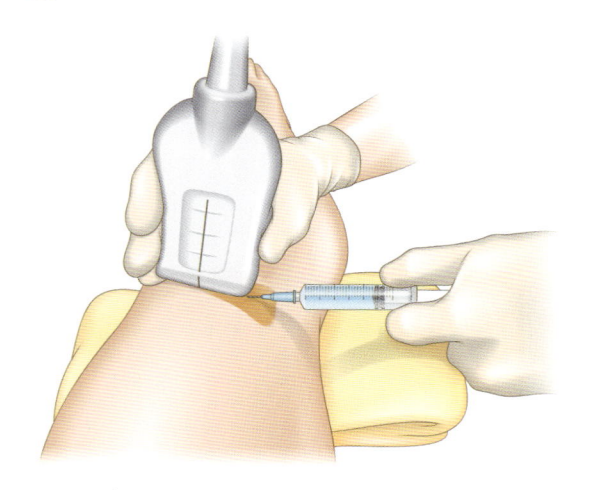

b エコー像

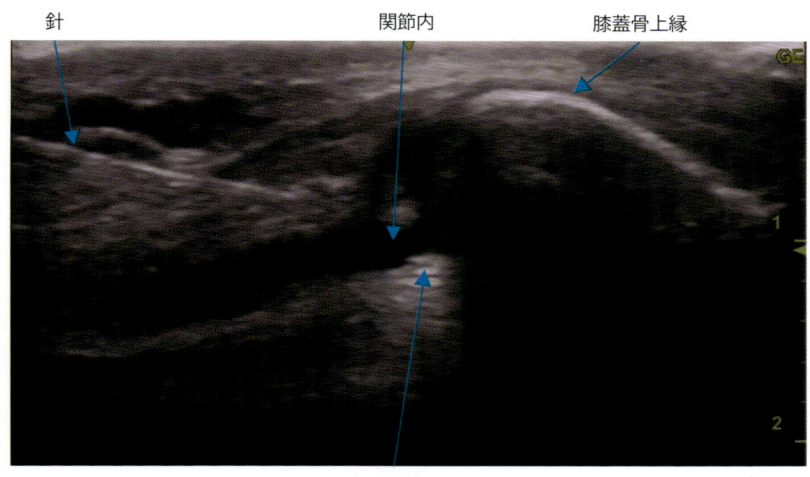

針　　　　　　　　　　　関節内　　　　　膝蓋骨上縁

大腿骨外顆

【文献】

1) Margaretten ME, Kohlwes J, Moore D, et al. Does this adult patient have septic arthritis ? JAMA 2007 ; 297 : 1478-88.

2 腱周囲炎に対するブロック（膝蓋腱，アキレス腱）

吉田明生 所沢第一病院整形外科

適応

・疼痛の原因となる病変の有無を診断する場合。

・疼痛を和らげる場合。

【対象疾患】

・膝蓋腱炎（ジャンパー膝），膝蓋下脂肪体炎　　・アキレス腱炎

刺入部位の周辺解剖

膝蓋腱の解剖を図1に示す。

アキレス腱の外側には腓腹神経，内側には後脛骨神経が走行している（図2）。アキレス腱背側正中からの穿刺が最も安全である。

図1／膝蓋腱の周辺解剖

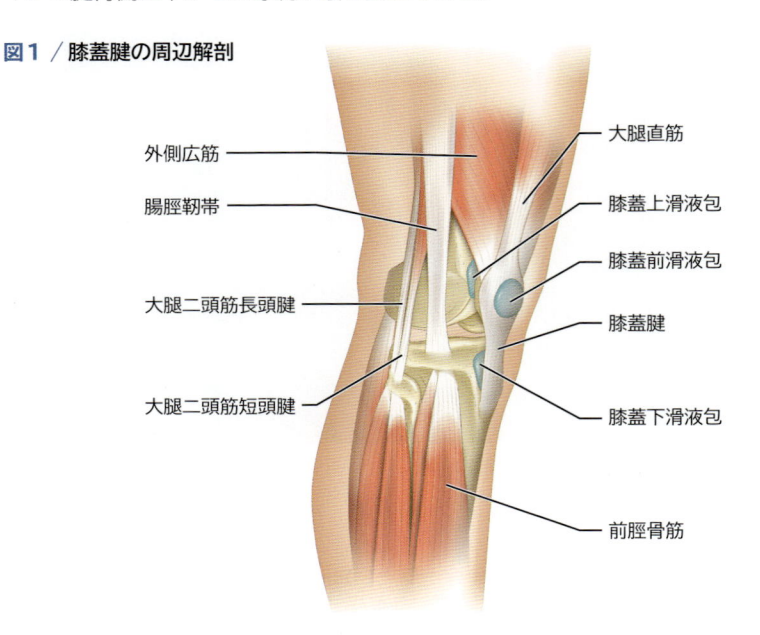

外側広筋

腸脛靭帯

大腿二頭筋長頭腱

大腿二頭筋短頭腱

大腿直筋

膝蓋上滑液包

膝蓋前滑液包

膝蓋腱

膝蓋下滑液包

前脛骨筋

図2 / アキレス腱の周辺解剖

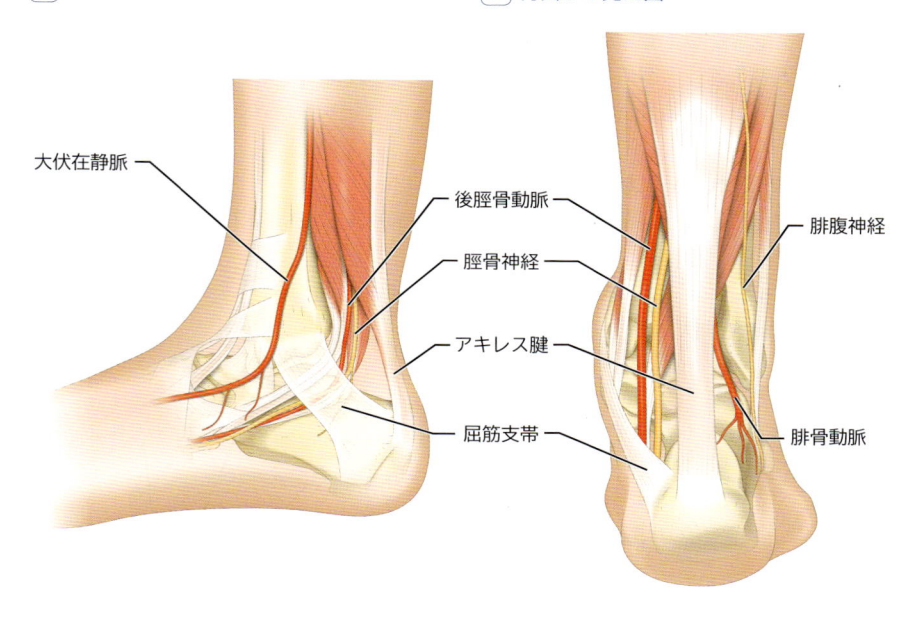

a 外側から見た図

大伏在静脈

後脛骨動脈

脛骨神経

アキレス腱

屈筋支帯

b 背面から見た図

腓腹神経

腓骨動脈

c 内側から見た図

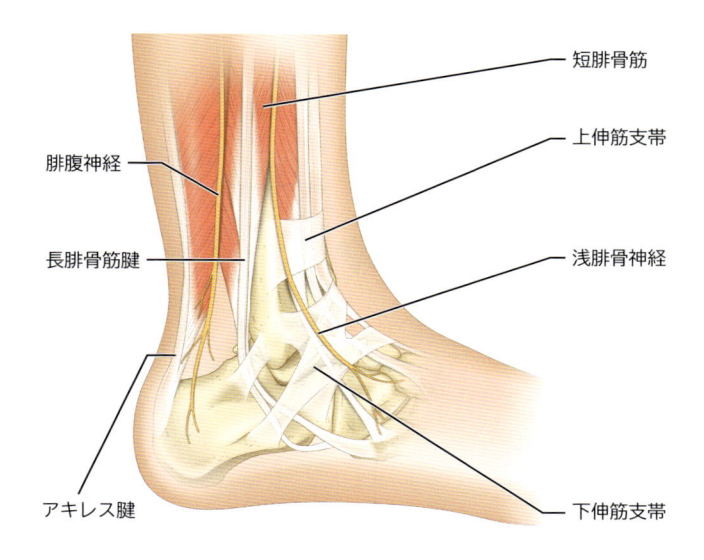

短腓骨筋

上伸筋支帯

腓腹神経

浅腓骨神経

長腓骨筋腱

アキレス腱

下伸筋支帯

患者体位と刺入時のランドマーク

膝蓋腱への注射（図3a）
● 患者を仰臥位とし，膝関節は伸展中間位とする。下肢の外旋傾向が強い場合は，膝蓋骨が天井を向くようにする。
● ランドマーク：膝蓋骨，脛骨粗面，膝蓋腱

アキレス腱への注射（図3b）
● 患者を腹臥位とし，足関節前面に巻いたバスタオルもしくはクッションを置く。
● ランドマーク：踵骨，アキレス腱

図3／患者体位と刺入時のランドマーク

a 膝蓋腱への注射

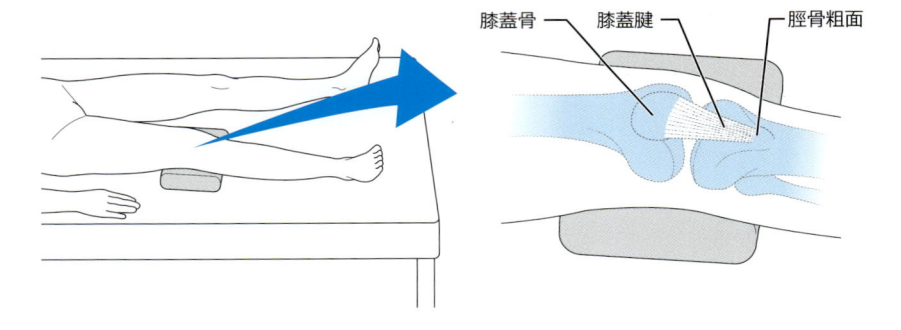

膝蓋骨　　膝蓋腱　　　脛骨粗面

b アキレス腱への注射

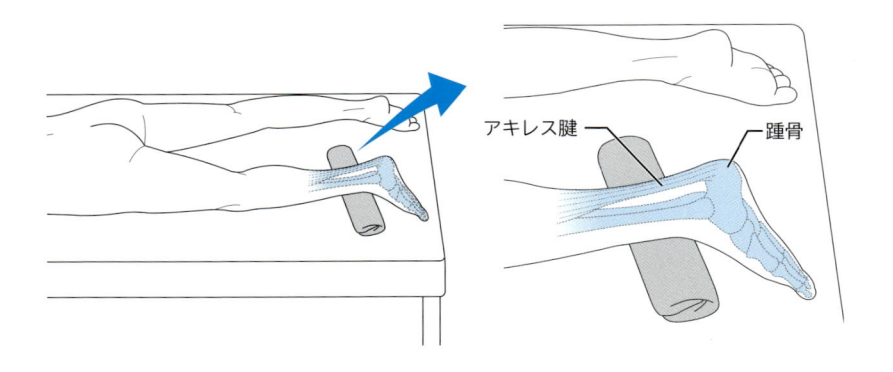

アキレス腱　　　踵骨

エコーガイド下膝蓋腱正中穿刺

1

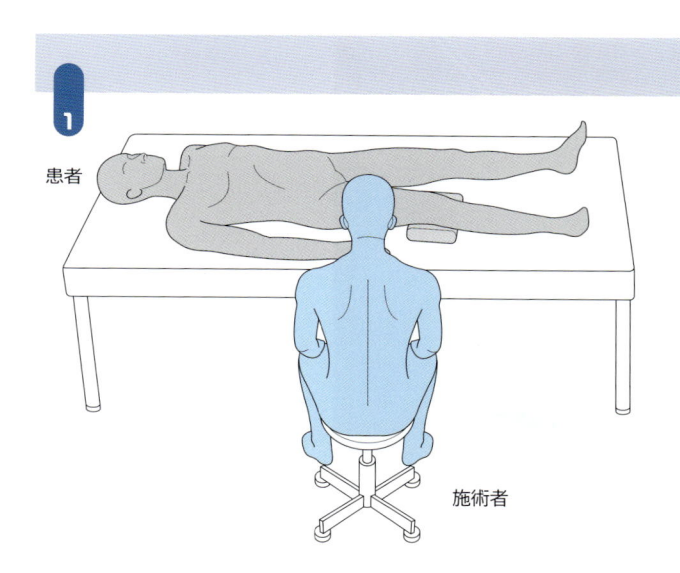

患者

施術者

施術者の利き手が患者の遠位（下腿）側に位置するように座る。

2 [a]

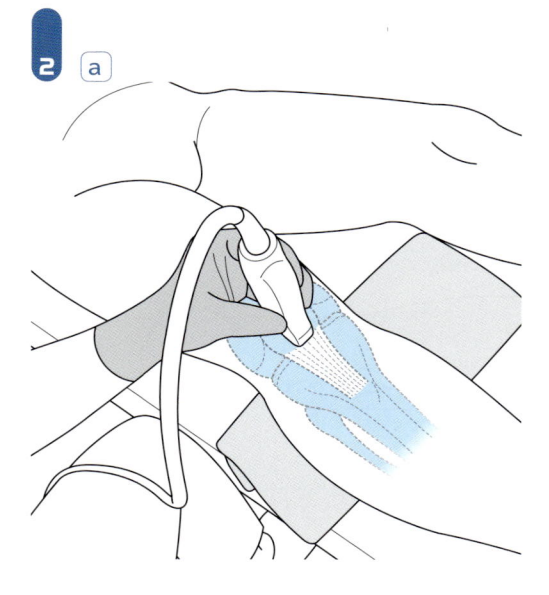

疼痛部を中心に，膝蓋腱長軸方向にプローブを当てる。

膝関節・足関節

腱周囲炎に対するブロック

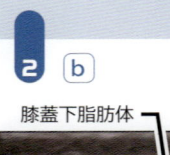

膝蓋下脂肪体　　　　　　　　　　　　膝蓋腱

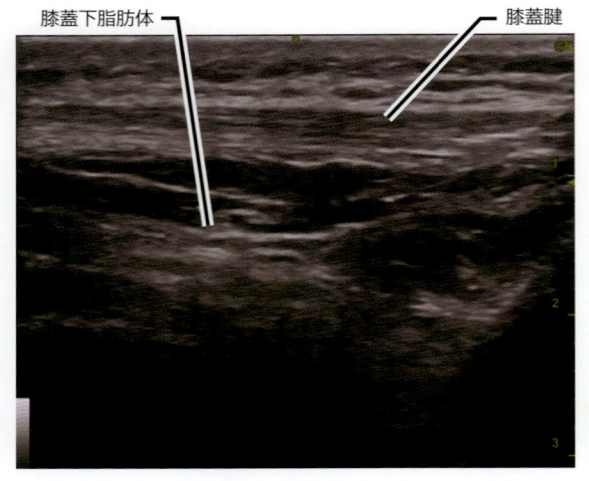

カラードプラの機能を用いて，血流の増加している部位を確認する。

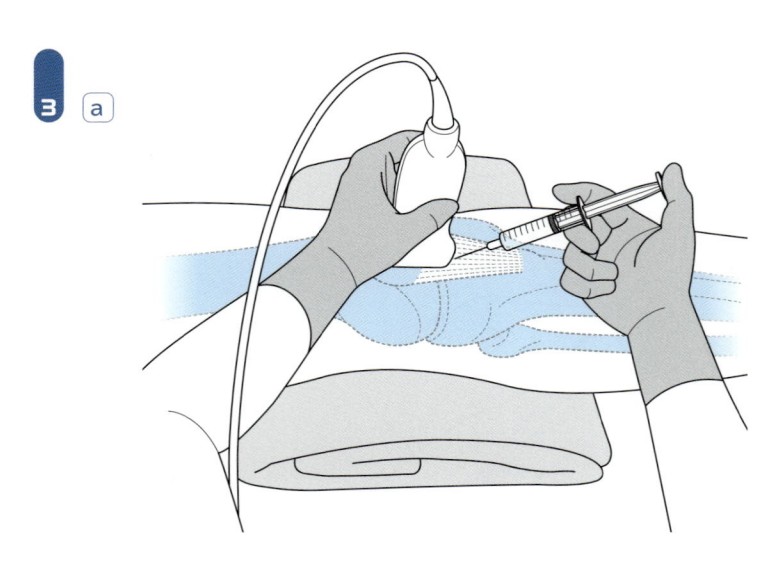

病変部が決まったら穿刺部をポビドンヨード（イソジン®）消毒し，エコーガイド下平行法で病変部に向けて25G針を用いて注射する（b：エコー像）。

b

膝蓋下脂肪体　　　　　　　　　　　膝蓋腱

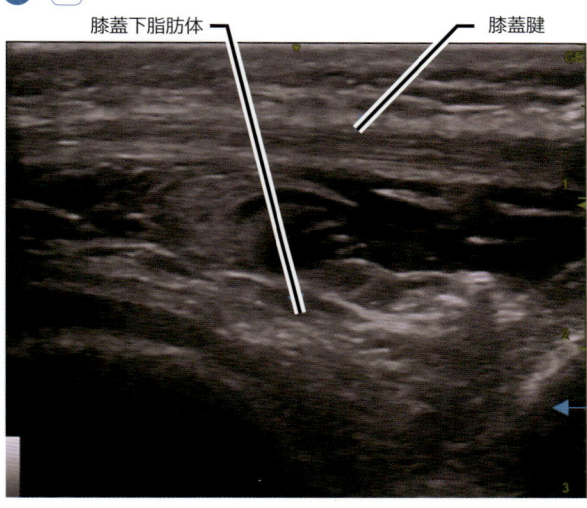

エコーガイド下アキレス腱背側正中穿刺

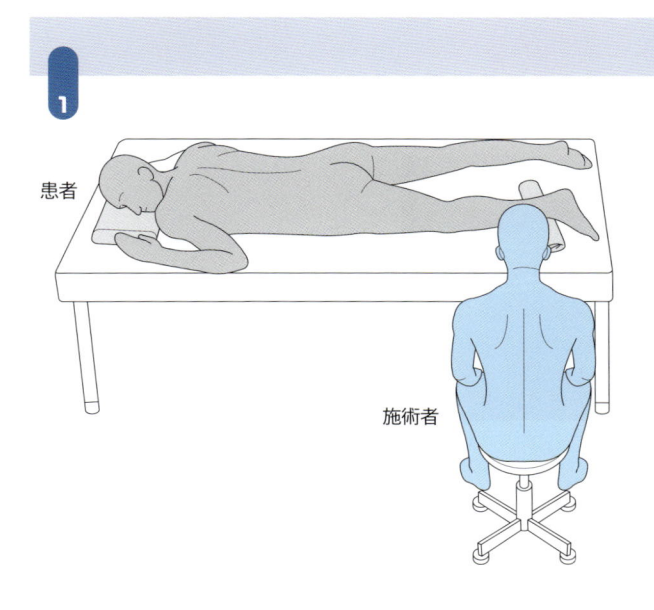

患者

施術者

施術者の利き手が患者
の遠位（踵）側に位置
するように座る。

a

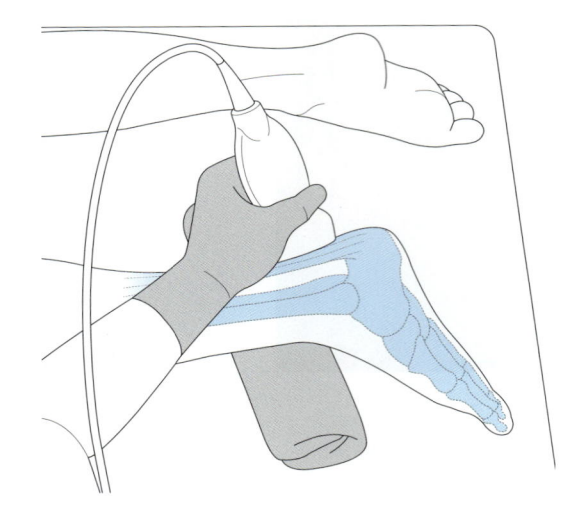

疼痛部を中心に，アキレス腱長軸方向にプローブを当てる。

b

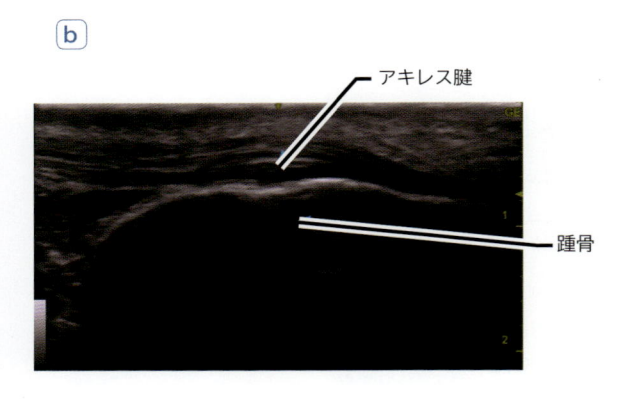

アキレス腱

踵骨

カラードプラの機能を用いて，血流の増加している部位を確認する。

a

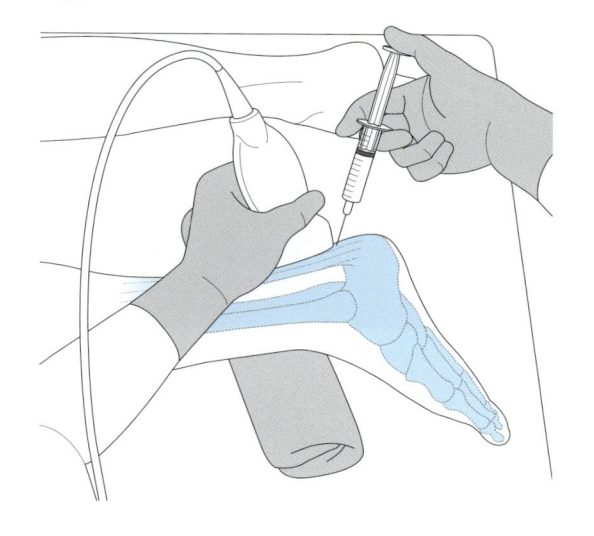

病変部が決まったら穿刺部を
ポビドンヨード（イソジン®）
消毒し，エコーガイド下平行
法で病変部に向けて25G針
を用いて注射する（b：エ
コー像）。

b 注射針の刺入

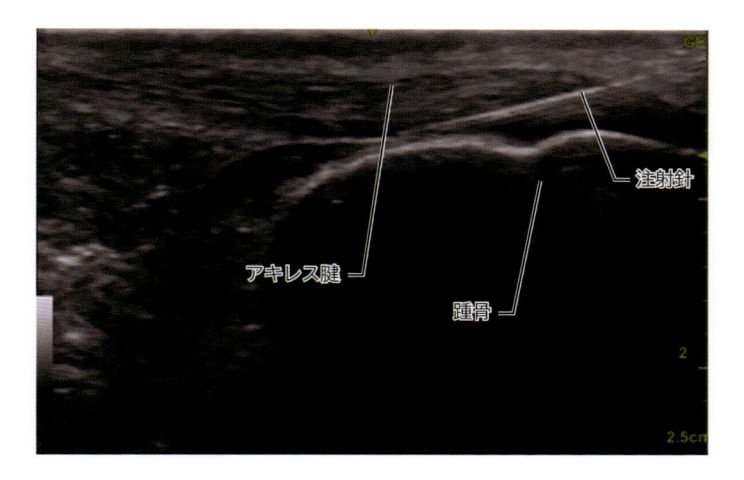

アキレス腱

踵骨

注射針

2

2.5cm

215

3 c 薬液の注入

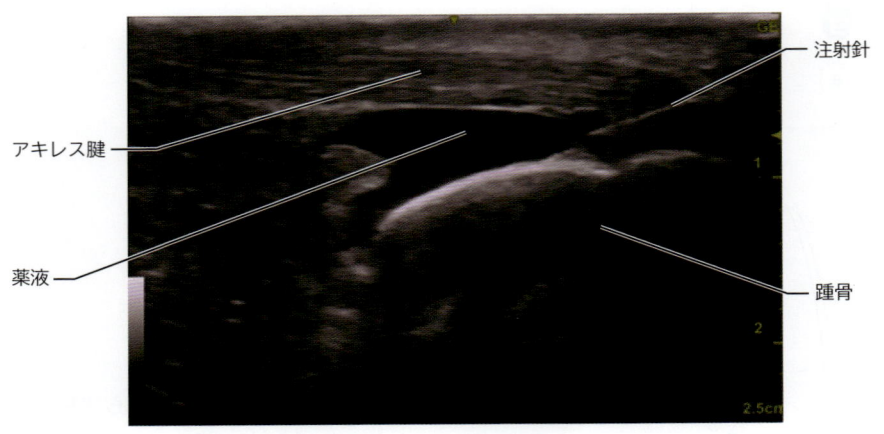

アキレス腱

薬液

注射針

踵骨

> ### 使用する器具・薬剤と投与量
>
> 【器　具】
>
> - 25G注射針
>
> ---
>
> 【薬　剤】
>
> 　使用する薬剤の用法・容量は，施術者の経験によりさまざまであるが，ここでは1例を紹介する。
> - 1%リドカイン（キシロカイン®）：1～2mL
>   →キシロカイン®テストの目的で使用する。
> - トリアムシノロンアセトニド筋注用水懸注（ケナコルト-A®）4mg
>   ＋1%リドカイン（キシロカイン®）1～2mL
>   →膝蓋下脂肪体炎の治療に使用する場合がある。

本手技に特異的に生じる合併症とその対処法

　ステロイド注射は膝蓋下脂肪体炎に有効であったという報告がある[1]が，ステロイドの腱内注射は膝蓋腱，アキレス腱ともに腱断裂を引き起こす可能性があるため推奨されていない[2,3]。超音波診断装置を用いて確実に腱内注射を避けるようにする。

【文献】
1) 山本洋介，山田信一，有川貴子 ほか. 膝蓋下脂肪体炎により下肢の痛みを生じていた1症例. 日本ペインクリニック学会誌 2010；17：488-90.
2) Kleinman M, Gross AE. Achilles tendon ruputure following steroid injection. Report of three cases. J Bone Joint surg 1983；65：1345-7.
3) Dean BJ, Lostis E, Oakley T, et al. The risks and benefits of glucocorticoid treatment for tendinopathy：asystematic review of the effects of local glucocorticoid on tendon. Semin Arthritis Rheum 2014；43：570-6.

3 足関節内注射法

森本祐介 日本大学医学部整形外科学系整形外科学分野

適応

足関節に対する注射は，炎症性疾患の治療のために関節内へステロイドを注入する場合がほとんどである。また，関節液の貯留や化膿性関節炎で膿を採取する場合，関節穿刺が行われる。

- 変形性足関節症
- 足関節滑膜炎
- 関節リウマチ
- 離断性骨軟骨炎
- 化膿性足関節炎

刺入部位の周辺解剖

　足関節前方には浅腓骨神経と深腓骨神経（図1a）が存在する。神経は前脛骨筋腱の外側にあるため（図1b），刺入部は前脛骨筋腱の内側で行うのが安全である。また，足関節は前方が広く後方が狭くなっているため，前方のスペースは容易に関節内へ針が刺入できる。

患者体位と刺入時のランドマーク

- 仰臥位または長座位（図2）。
- 脛骨遠位端の遠位で内果の外側，前脛骨筋の内側にできるくぼみ（内側関節裂隙）。足関節を底背屈しながら触知するとわかりやすい（図3）。

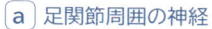

ⓐ 足関節周囲の神経

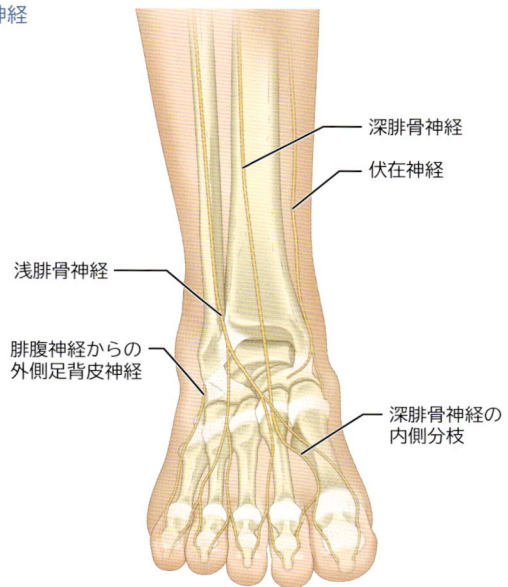

深腓骨神経

伏在神経

浅腓骨神経

腓腹神経からの
外側足背皮神経

深腓骨神経の
内側分枝

ⓑ 腱と神経の関係

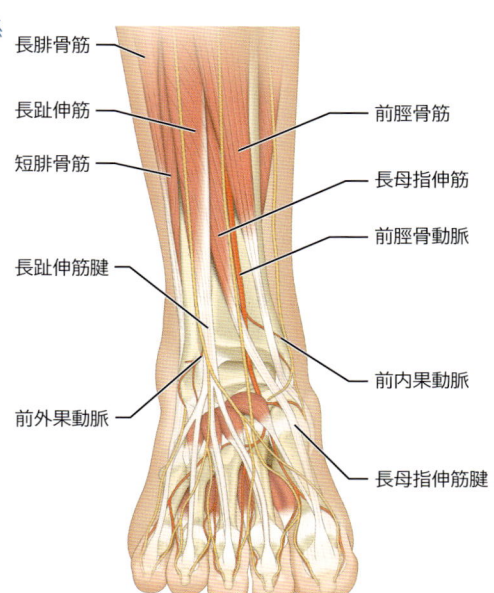

長腓骨筋

長趾伸筋

短腓骨筋

長趾伸筋腱

前外果動脈

前脛骨筋

長母指伸筋

前脛骨動脈

前内果動脈

長母指伸筋腱

図2 / 患者体位

a 仰臥位

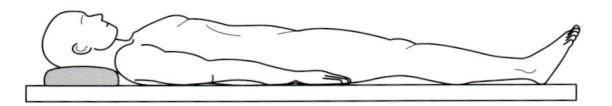

b 長座位

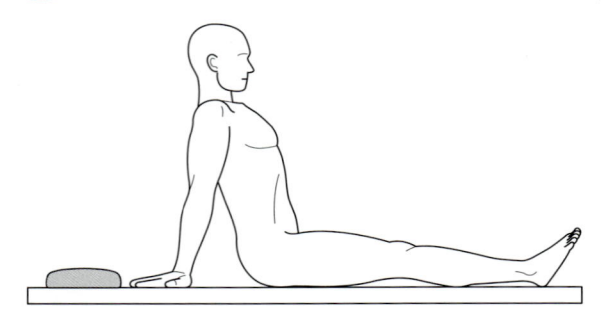

図3 / 刺入時のランドマーク

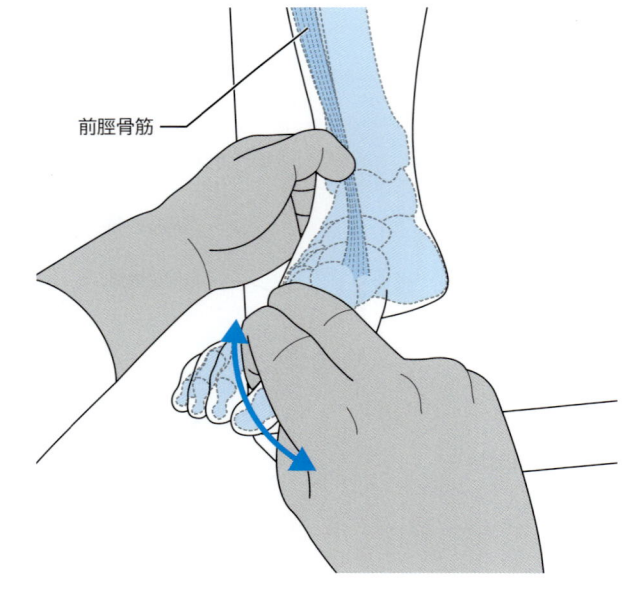

前脛骨筋

施術者の利き手で前足部を軽く持って足関節を底背屈させ，非利き手の母指で内側関節裂隙を触知して刺入点を確認する

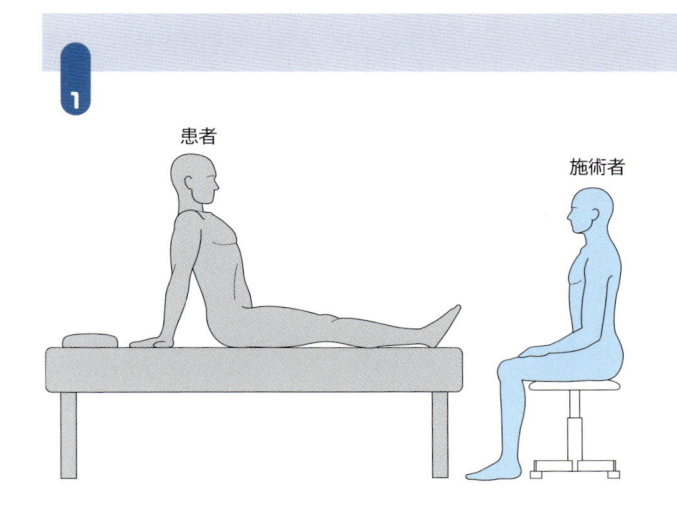

① 患者を仰臥位または長座位とする。

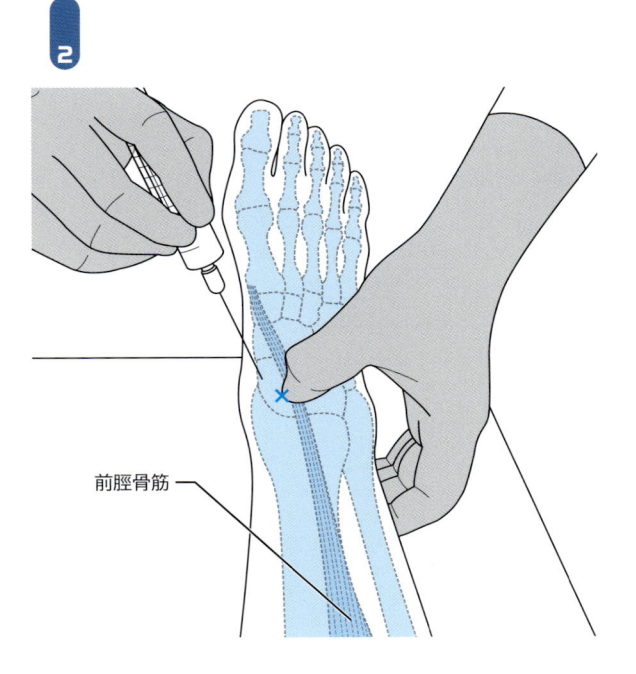

前脛骨筋

② 前脛骨筋, 脛骨遠位端, 内果を確認し, 刺入点を決定する。

膝関節・足関節

足関節内注射法

221

3

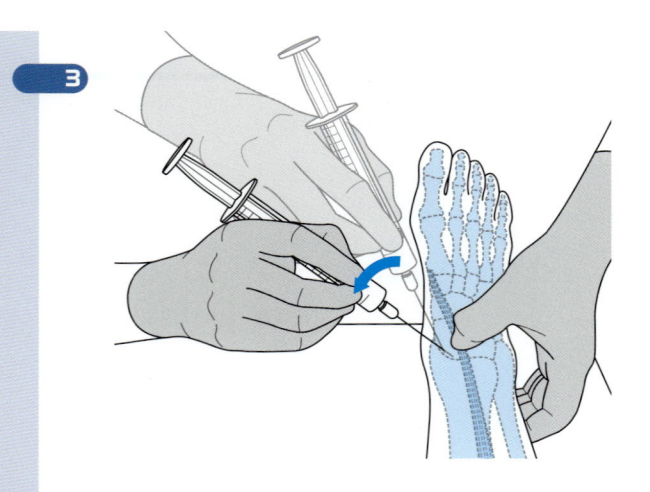

ペンホールドで注射器を持ち，皮膚に対して垂直に針を刺入する。関節包を穿破したところで針先を外側に傾け，足関節の前方部分に針を滑り込ませる。

4

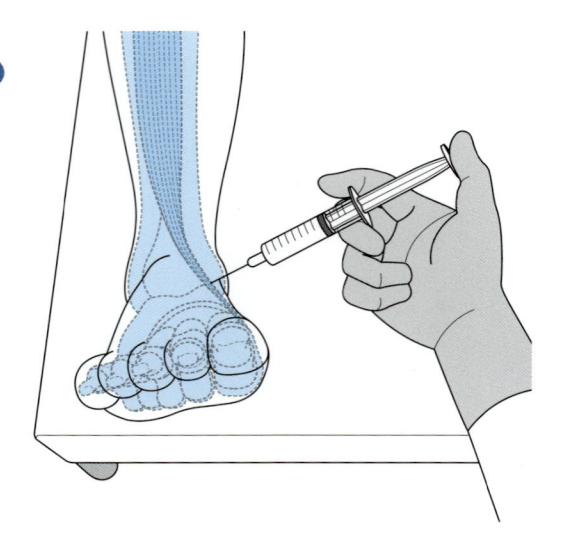

抵抗がないことを確認し，薬液を注入する。

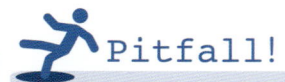

Pitfall!

● 刺入部位を誤ると，針が骨に刺さりうまく関節内へ刺入できない。関節裂隙を十分確認してから穿刺する。

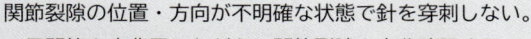

こうすれば
うまくいく！

関節裂隙の位置・方向が不明確な状態で針を穿刺しない。

・足関節を底背屈しながら，関節裂隙を十分確認する。

・下肢が外旋していると刺入方向を誤ることがあるので，第1・2趾間が正面を向くように回旋を調整する（図4）。

図4／下肢の回旋の調整

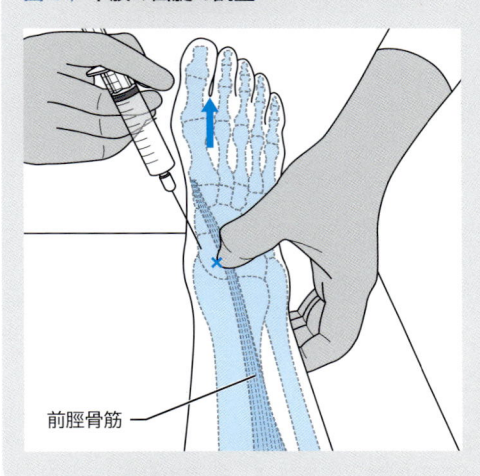

前脛骨筋

第1・2趾間（矢印）が床に対して垂直になるように，下肢の回旋を調整する。前脛骨筋と，内果外側の刺入点を確認する（×印）

使用する器具・薬剤と投与量

【器　具】

● 1〜5mL程度のシリンジ

● 23〜25G針

【薬　剤】

● 麻酔：1%リドカイン1〜2mL

● ステロイド：トリアムシノロン4〜5mg

本手技に特異的に生じる合併症とその対処法

・前脛骨筋腱の外側で注射針を刺入すると神経損傷を起こす可能性がある。

・前脛骨筋腱の内側，内果前方に伏在静脈があり，これを損傷することがある。

4 足根管内への注射法

森本祐介 日本大学医学部整形外科学系整形外科学分野

適応

足根管への注射は，その内部に存在する神経，血管，腱，占拠制病変（ガングリオンなど）の治療で用いられる。ガングリオンや神経周囲に対する注射は神経・血管の損傷を起こす可能性があり，ブラインドでの穿刺は行わない。必ずエコーで神経や血管の位置を確認してから穿刺を行う。

・足根管症候群
・ガングリオン穿刺
・関節リウマチ
・後脛骨筋機能不全症候群

刺入部位の周辺解剖

　足根管は，脛骨内果，距骨内側面，踵骨内側面と屈筋支帯により構成されるスペースで，この中に後脛骨筋，長趾屈筋，長母趾屈筋，脛骨神経，後脛骨動脈が走行している（図1）。

患者体位と刺入時のランドマーク（図2）

● 仰臥位，股関節外旋位，膝関節軽度屈曲位で，内果が上を向く状態とする。
● ランドマーク：脛骨内果から遠位方向にある舟状骨結節と載距突起を確認する。載距突起のやや後方に後脛骨動脈が触れ，足趾を動かすことで長趾屈筋腱，長母趾屈筋腱を確認する。

図1 ／ 足関節内側の解剖

a 内側から見た図

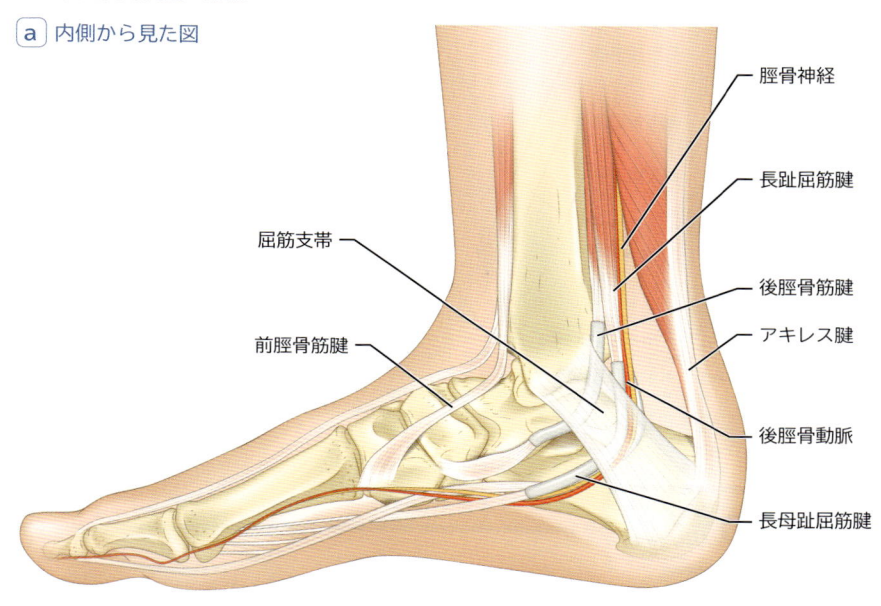

- 脛骨神経
- 長趾屈筋腱
- 後脛骨筋腱
- アキレス腱
- 後脛骨動脈
- 長母趾屈筋腱
- 屈筋支帯
- 前脛骨筋腱

b 斜め後方から内側を見た図

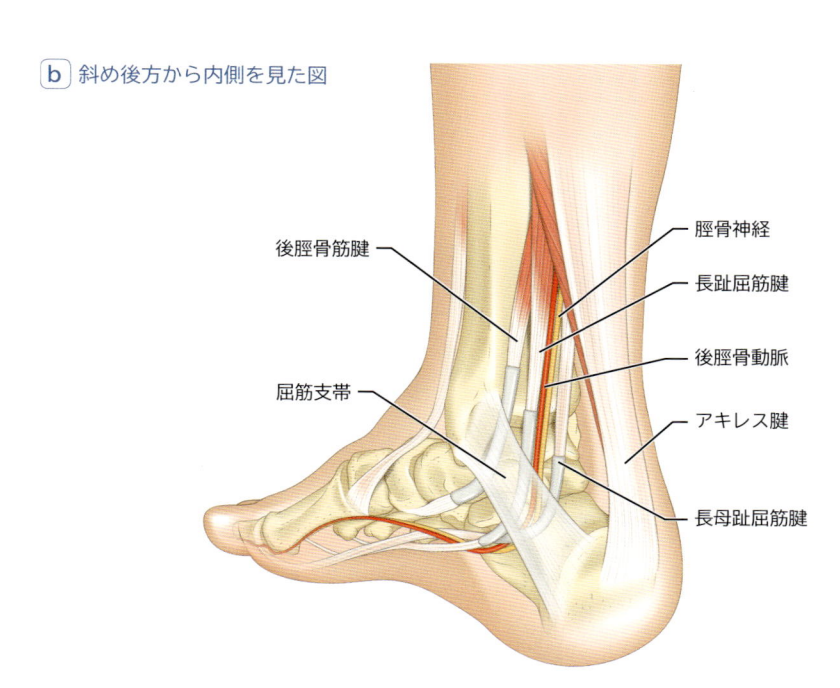

- 後脛骨筋腱
- 屈筋支帯
- 脛骨神経
- 長趾屈筋腱
- 後脛骨動脈
- アキレス腱
- 長母趾屈筋腱

図2／患者体位と刺入時のランドマーク

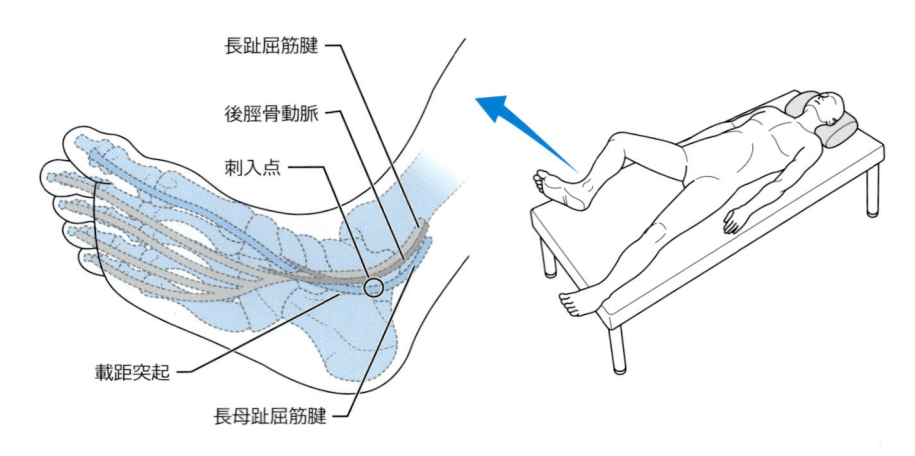

- 長趾屈筋腱
- 後脛骨動脈
- 刺入点
- 載距突起
- 長母趾屈筋腱

手技の流れ

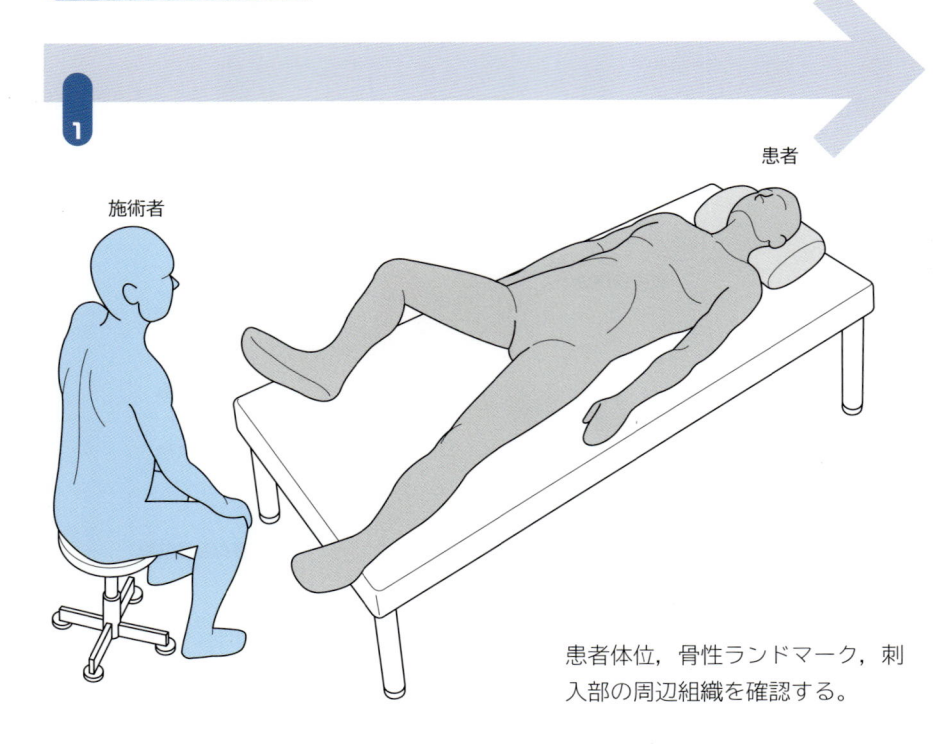

①

施術者

患者

患者体位，骨性ランドマーク，刺入部の周辺組織を確認する。

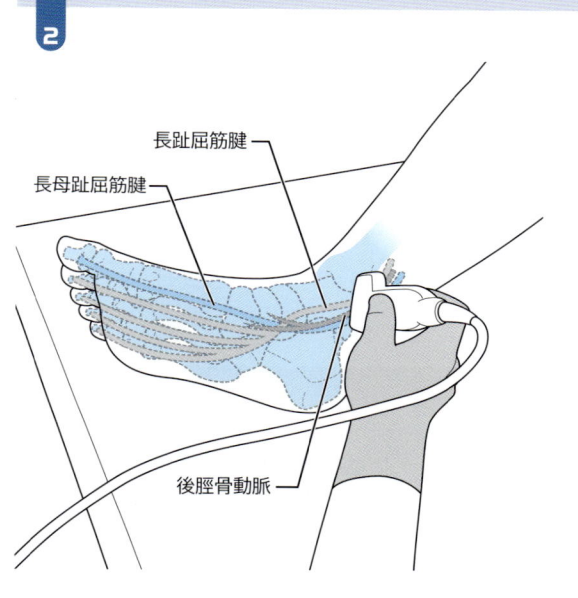

長趾屈筋腱

長母趾屈筋腱

後脛骨動脈

2

エコーの短軸像で，後脛骨動脈，後脛骨筋腱，長趾屈筋腱，長母趾屈筋腱を確認し，脛骨神経の位置を同定する。ガングリオンの穿刺や腱鞘周囲へ注射をする場合は，動脈・神経を避けて針を刺入する。

3

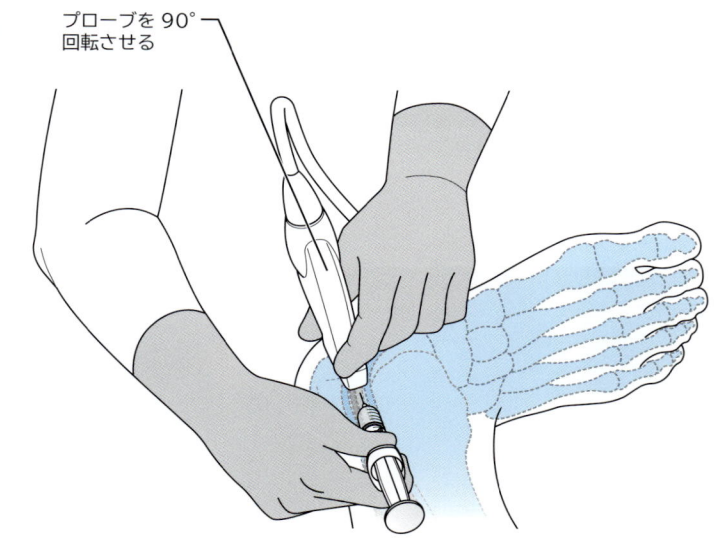

プローブを90°
回転させる

神経ブロックの場合は，短軸像で神経束の周囲に薬液を注入する。または，プローブを90°回転して縦軸像で神経の走行を確認し，頭側より注射針を刺入し，薬液を注入する。

こうすれば
うまくいく！

・エコー短軸像で脛骨神経を確認し（図3a），カラードプラで動脈も確認しておく（図3b）。
・脛骨神経を画面の中央に合わせてからプローブを 90°回転すると，脛骨神経に沿った長軸像を出しやすい（図4）。
・超音波診断装置が使えない場合は，骨性ランドマーク，腱の走行を十分確認し，後脛骨動脈を手掛かりにして慎重に針を刺入する（図5）。

図3 / 足根管のエコー像

a 短軸像

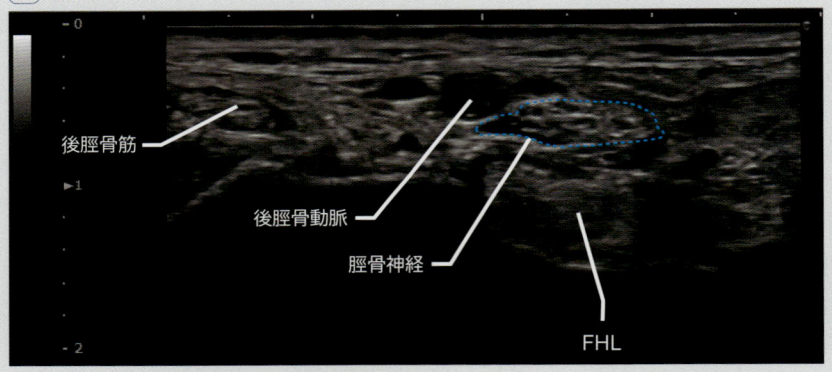

FHL：flexorhallucislongus（長母趾屈筋）

b 短軸像のカラードプラ

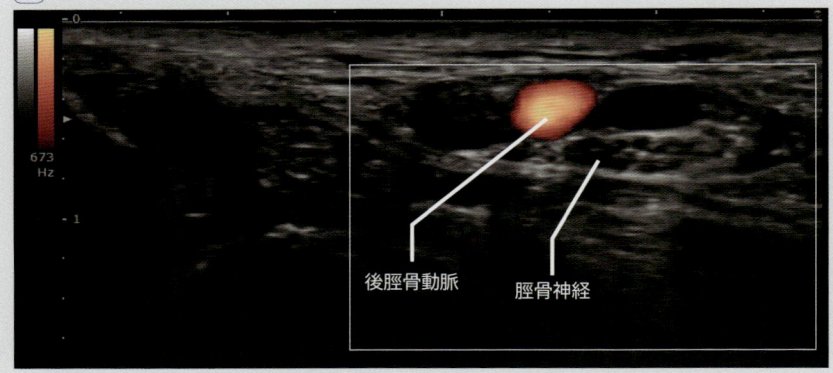

図4 / 脛骨神経のエコー短軸像および長軸像

a 脛骨神経を中央に合わせた短軸像

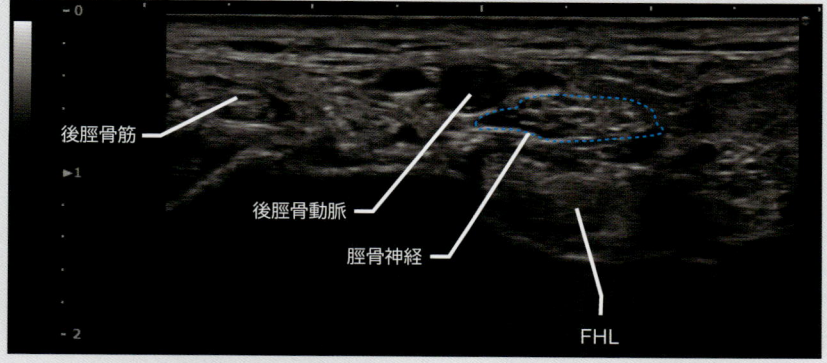

後脛骨筋

後脛骨動脈

脛骨神経

FHL

FHL：flexorhallucislongus（長母趾屈筋）

b 脛骨神経に沿った長軸像

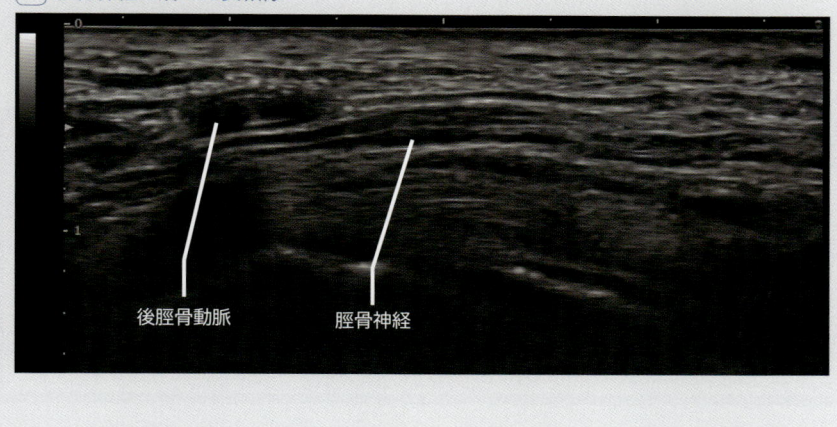

後脛骨動脈　　脛骨神経

膝関節・足関節

足根管内への注射法

骨性ランドマーク，腱の走行を十分確認し，後脛骨動脈を手掛かりにして慎重に針を刺入する

使用する器具・薬剤と投与量

【器　具】	【薬　剤】
● 超音波診断装置	● 麻酔：1％リドカイン1〜2mL
● 1〜5mL程度のシリンジ	● ステロイド：トリアムシノロン 4〜5mg
● 23〜25G針	

本手技に特異的に生じる合併症とその対処法

　ガングリオンを穿刺する場合は，すぐそばに神経が走行していることがあるため，盲目的に針を刺入することで神経損傷を引き起こす可能性がある。

索　引

改訂第2版　整形外科医のための局所麻酔法・ブロック療法

2001 年 2 月 1 日　　第 1 版第 1 刷発行
2019 年 12 月 30 日　　第 2 版第 1 刷発行
2023 年 6 月 10 日　　　　第 2 刷発行

- ■編　集　　徳橋泰明　とくはし やすあき
　　　　　　　加藤　実　かとう じつ

- ■発行者　　吉田富生

- ■発行所　　株式会社メジカルビュー社
　　　　　　　〒162−0845　東京都新宿区市谷本村町2−30
　　　　　　　電話　03 (5228) 2050 (代表)
　　　　　　　ホームページ　http://www.medicalview.co.jp/

　　　　　　　営 業 部　FAX 03 (5228) 2059
　　　　　　　　　　　　　E−mail　eigyo @ medicalview.co.jp

　　　　　　　編集部　FAX 03 (5228) 2062
　　　　　　　　　　　　　E−mail　ed @ medicalview.co.jp

- ■印刷所　　公和印刷株式会社

ISBN978-4-7583-1870-9　C3047

©MEDICAL VIEW, 2019.　Printed in Japan